Alter und Prävention

Stefan Pohlmann (Hrsg.)

Alter und Prävention

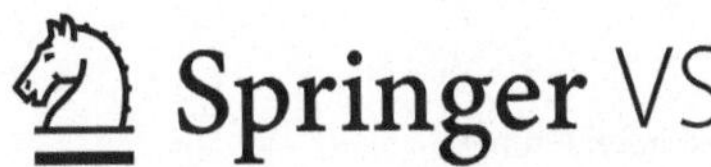 Springer VS

Herausgeber
Stefan Pohlmann
Hochschule München
München, Deutschland

Das Buch ist im Rahmen des vom BMBF geförderten Projekts PrimA mit dem Förderkennzeichen 03FH002SX2 entstanden

ISBN 978-3-658-11990-4   ISBN 978-3-658-11991-1   (eBook)
DOI 10.1007/978-3-658-11991-1

Die Deutsche Nationalbibliothek verzeichnet diese Publikation in der Deutschen National-bibliografie; detaillierte bibliografische Daten sind im Internet über http://dnb.d-nb.de abrufbar.

Springer VS
© Springer Fachmedien Wiesbaden 2016

Gedruckt auf säurefreiem und chlorfrei gebleichtem Papier

Springer VS ist Teil von Springer Nature
Die eingetragene Gesellschaft ist Springer Fachmedien Wiesbaden GmbH

Inhalt

1 Prävention im Alter verstehen – eine Einführung

Stefan Pohlmann

Auf die Frage, was Prävention im Alter bedeutet, lassen sich sehr unterschiedliche Antworten konstruieren. Diese Antworten können ebenso auf das höhere Lebensalter des Einzelnen wie auf alternde Bevölkerungsgruppen in bestimmten Regionen oder auch auf die Gesamtgesellschaft abzielen. Sie lassen relativ kurzfristige wie auch sehr langfristige Maßnahmen und Ziele vermuten und können dazu diverse Zuständigkeiten, Defizite oder Musterbeispiele mit sich bringen. Alle Aussagen hängen schließlich davon ab, wie genau Prävention auf der einen und Alter auf der anderen Seite ausgelegt werden und auf welche Fachdiskurse man sich dabei beruft. Es bedarf daher zunächst einer genaueren Begriffsbestimmung, wenn man in diesem Kontext solide Einschätzungen vornehmen und konkrete Herangehensweisen ausfindig machen und bewerten will. Das nachfolgende Einführungskapitel soll deshalb zunächst zur Klärung beitragen, welches Verständnis von Prävention im Alter den verschiedenen Aussagen der in dieser Publikation vereinten Kolleginnen und Kollegen zugrunde liegt, welche Akzente und Schwerpunkte in den einzelnen Beiträgen gewählt wurden und welche Herausforderungen sich daraus für unterschiedliche Handlungsfelder und Professionen ergeben.

1.1 Präventionslogik

Angestoßen wurde dieser Band durch ein Forschungsprojekt, das mit dem Titel „Prävention im Alter" unter Leitung des Herausgebers im Auftrag des Bundesministeriums für Bildung und Forschung durchgeführt wurde. Die beteiligten Autorinnen und Autoren in diesem Band haben neben anderen Personen und Institutionen das Projekt als Kooperationspartner unterstützt und bereichert. Ein derzeit in Vorbereitung befindlicher Abschlussbericht unter dem Titel *Alter und Resilienz* gibt dazu gesondert und detailliert Aufschluss über die verschiedenen Arbeitspakete, empirischen Erhebungen, Auswertungen und daraus resultierender Schlussfolgerungen dieser wissenschaftlichen Studie und wird ebenfalls im Springer VS-Verlag erscheinen. Im Zuge der Kooperationen mit den sehr zahlreichen Partnern haben sich auch jenseits der durchgeführten Untersuchungen viele gewinnbringende Erkenntnisse eingestellt. In der nunmehr hier vorgelegten Schrift sollen diese Ergebnisse vorgestellt werden. Entsprechend kommen Expertinnen und Experten zu Wort, die aus ganz unterschiedlicher Warte die Potenziale von Präventionsmaßnahmen zunächst grundsätzlich veranschaulichen und dabei wesentliche Forschungs- und Praxisfragen herausarbeiten, die für das genannte Forschungsprojekt wegweisend waren. Die Leserinnen und Leser erwartet eine ausführliche Lektüre über Voraussetzungen und Gestaltungsmöglichkeiten eines gelingenden Alterns (vgl. Hammerschmidt, Pohlmann & Sagebiel, 2014), das dazu beiträgt, vorhandene Potenziale zu aktivieren, erwartbare Risiken zu reduzieren und bereits eingetretene Krisen abzumildern. Es sei angemerkt, dass die jeweils aufgeführten Autoren und Autorinnen die ihnen zugeordneten Beiträge eigenständig und unabhängig voneinander verfasst haben. Sie sind damit auch für etwaige Urheberrechte und Quellenverweise in ihren Kapiteln verantwortlich. Die Ausführungen in diesem Band geben insofern stets die jeweilige Sicht und Denkweise der Verfasser wider. Hypothesen, Konzepte, Befunde, Modelle und Handlungsfelder der Prävention werden daher auch nicht in allen Punkten gleichermaßen beschrieben, bewertet und eingeordnet. Genau dies macht den vorliegenden Sammelband umso reizvoller, da er die Komplexität, Spannbreite und Deutungsvielfalt der Prävention veranschaulicht. Gleichwohl sollen zu Beginn zunächst einige wesentliche Aspekte einführend herausgestellt werden, die zum besseren Verständnis der weiteren Beiträge und als gemeinsame Grundlage für alle weiteren Überlegungen dienen sollen.

1.1.1   Prävention und Gesundheitsförderung

Die in unserer Gesellschaft auftretenden Veränderungen erfordern eine Reihe von Anpassungsleistungen und Neuorientierungen. Technologische Errungenschaften erzwingen den Gebrauch und die Etablierung neuer Fähig- und Fertigkeiten auf Seiten ihrer Nutzerinnen und Nutzern (vgl. Pohlmann, 2010b). Die Diversifizierung sozialer Lebens- und Arbeitsgemeinschaften verlangt neue Verbindlichkeiten und Engagementformen. Globale Auswirkungen im Bereich von grenzüberschreitend wirksamen Gesetzen, aber auch Fragen der Sozial-, Gesundheits-, Umwelt-, Wirtschafts- und Sicherheitspolitik bringen transnationale Zusammenhänge, Abhängigkeiten und Verantwortungen mit sich. Das Wissen um all diese und weitere nichtgenannte Entwicklungen nötigt uns nicht nur ein anderes Verständnis, sondern auch anders gelagerte Anstrengungen ab, mit diesen Trends Schritt zu halten. Die Vorbeugung von Problemen und die antizipative Beurteilung von Handlungskonsequenzen gewinnen in diesem Zusammenhang besonders an Bedeutung (vgl. Pohlmann, 2011). Insbesondere Erkenntnisse über die demografischen und epidemiologischen Entwicklungen machen zum einen auf kollektiver Ebene zum anderen auf individueller Basis die Verhütung oder Abmilderung unerwünschter Effekte möglich. Gemeinsames Ziel ist ein langes und möglichst beeinträchtigungsfreies und sinnerfülltes Leben. Der langfristige

Erhalt von Gesundheit und Funktionsfähigkeit erhält vor diesem Hintergrund sowohl für den Einzelnen als auch für die Gesellschaft eine besondere Priorität. Grundlegende Frage ist hierbei, welche Spielräume zur Verfügung stehen, um den Erhalt von Gesundheit und die Vermeidung von Krankheiten zu optimieren. Darauf zielen auch die von dem indischen Ökonom Amartya Sen (2000, S. 29) beschriebenen Verwirklichungschancen ab, die zum einen die Rahmenbedingungen und zum andern die persönlichen Fähigkeiten von Menschen umfassen, die notwendig sind, um das Leben nach eigenen Wünschen und nach persönlichen Wertmaßstäben führen zu können. Ein Konglomerat aus genetischen Dispositionen, situativen Anforderungen, strukturellen Umweltbedingungen, erlernten Bewältigungsverhalten und zugrundeliegenden Persönlichkeitsmerkmalen kann diese Spielräume in die eine oder andere Richtung erweitern oder einengen. Aus gesellschaftlicher Perspektive fußen diese Thesen ganz erheblich auf den grundlegenden Arbeiten von Gerhard Weisser (1978), der bereits in den 1950er-Jahren die politisch auszugestaltenden Spielräume für Personen oder Gruppen beschrieben hat, um die äußeren Umstände nachhaltig für die Befriedigung eigenerInteressen zu verändern. Auf individueller Ebene erscheint hingegen der Ansatz von Ingeborg Nahnsen bemerkenswert, die vier Gestaltungsbereiche differenziert. Dabei handelt es sich um den Versorgungs- und Einkommensspielraum, den Kontakt- und Kooperationsspielraum, den Lern- und Erfahrungsspielraum und schließlich den Dispositionsspielraum (Nahnsen, 1975, S. 145 ff). Die Soziologin hat damit die Vielseitigkeit von Partizipationsoptionen einerseits und Teilhabebeschränkungen anderseits plastisch aufgezeigt.

Eine zentrale theoretische Grundlage zum Verständnis der gesundheitlichen Gestaltungsoptionen hat der Medizinsoziologe Aaron Antonovsky entwickelt (vgl. auch Kapitel 11 in diesem Band). Sein Ansatz gehört heute zu den meist zitierten Ansätzen in den Gesundheitswissenschaften. Ausgangsüberlegung seines visionären Modells war die Beeinflussbarkeit von Gesundheit. Dabei nutzte er die klinische Erkenntnis, dass Menschen mit vergleichbaren Krankheitsrisiken keineswegs einheitliche Krankheitsverläufe aufweisen und selbst bei identischen Beeinträchtigungen unterschiedliche Grade von Pflegebedürftigkeit aufweisen und ein unterschiedliches Maß an Unterstützung benötigen. Ihn beschäftigte, wie und warum Menschen krank werden und unter welchen Umständen sie auch trotz potenziell gesundheitsgefährdender Einflüsse gesund bleiben. Er folgerte daraus, dass nicht nur Krankheit, sondern auch Gesundheit ein zu beeinflussendes Gut darstellt. Der Schlüssel zum Verständnis dieser Einflussnahme wird nach seinem Dafürhalten durch drei Komponenten bestimmt (vgl. Abb. 1.1):

Die Wahrung von Gesundheit hängt demnach von der Fähigkeit einer Person ab, eine Situation auf ihre Ursachen hin zu analysieren (*Verstehbarkeit* – Comprehensibility). Hinzu kommt das Wissen um die eigenen Ressourcen und Bewältigungskompetenzen (*Handhabbarkeit* – Manageability). Ergänzt werden diese beiden Komponenten durch die Einschätzung über den Erfolg und den Nutzen eigener Bewältigungsversuche (*Sinnhaftigkeit* – Meaningfulness). Die zugrundliegenden Fähigkeiten sind kompatibel mit den in der Lernpsychologie gängigen Begriffen der Selbsteffizienz und Kontrollüberzeugung. Hinzu kommen die in der Sozialen Arbeit geforderte Selbstbefähigung (Empowerment) und das in der Entwicklungspsychologie gebräuchliche Konstrukt der Resilienz (vgl. Pohlmann, 2015). Die von Antonovsky gewählten drei Faktoren formieren die Ausprägung eines von ihm postulierten *Kohärenzsinnes* (Sense of Coherence), der bei einer hohen Ausprägung als wichtige Determinante fungiert, um einen Organismus vor Schaden und Stress zu schützen und trotz auftretender Belastungen eine Erkrankung nicht grundsätzlich ausschließen aber durchaus positiv zu verändern vermag. Er definiert den Kohärenzsinn als:

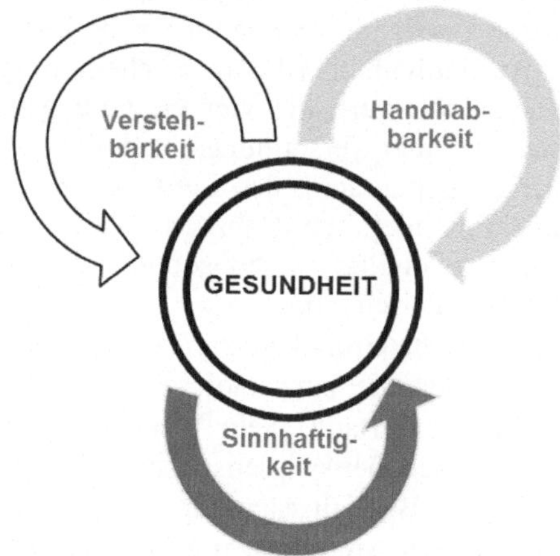

Abb. 1.1: Gestaltungsoptionen der Gesundheit nach Antonovsky (s.o.)

"A global orientation that expresses the extent to which one has a pervasive, enduring, though dynamic feeling of confidence that one's internal and external environments predictable and that there is a high probability that things will work out as well as can reasonably be expected." (Antonovsky, 1979, S. 172)

Kohärenzsinn stellt eine endogen angelegte aber durch externe Bedingungen zu beeinflussende Fähigkeit eines Menschen dar, die eine Stimmigkeit zwischen uns selbst und unserer Umwelt herzustellen vermag. Daraus abgeleitet wurde das Modell der *Salutogenese* im Sinne eines Erhalts von Gesundheit. Der Begriff bildet einen Komplementäransatz zur *Pathogenese*, die sich aus der medizinischen Tradition heraus mit der Entstehung von Krankheit befasst. Eng verbunden ist damit auch die Unterscheidung von Gesundheitsförderung und Prävention. Während Gesundheitsförderung diejenigen Bedingungen unterstützt, die zu einer gesunden Entwicklung beitragen, befasst sich die Prävention mit der Vermeidung und Bekämpfung von krankheitsauslösenden Faktoren. Vielfach wird behauptet, dass sich Antonovsky damit von Risikofaktorenmodellen abgewandt habe. Er setzt sich in seinen Arbeiten ausdrücklich mit drei gesundheitsgefährdenden Einflussfaktoren auseinander, die mit vermehrten Belastungen und Beeinträchtigungen einhergehen. Zu den Einflussfaktoren gehören demnach chemische Giftstoffe, Biologika wie Bakterien, Viren oder Pilze wie auch psychosoziale Stressoren durch Leistungsdruck, verminderte soziale Bindungen und fehlende Kontakte. Tatsächlich handelt es sich allerdings bei seinen Überlegungen nicht um eine Abgrenzung, sondern vielmehr um eine Erweiterung und Integration des ehemals alleinigen Präventionsgedankens. Das Wissen um Risiken wie Übergewicht, Nikotin- und Drogenkonsum oder die Auswirkung anderer Noxen stellt eine elementare Quelle der Gesundheit dar. Hinzu kommen aber all jene Komponenten, die unsere Gesundheit stärken, wie eine angemessene körperliche Bewegung, gesunde Ernährung und geistige Aktivität. Damit bilden Prävention und Gesundheitsförderung zwei Seiten der gleichen Medaille, die jeweils unterschiedliche Aspekte des gleichen Phänomens berücksichtigen.

Indes hat die Salutogenese mittlerweile viele Anhänger gefunden, die diesen Begriff mehr als Schlagwort, denn als klares Bekenntnis zur Gesundheitsförderung benutzen. So kritisieren Bengel, Strittmatter und Willmann im Rahmen einer Expertise für die Bundeszentrale für gesundheitliche Aufklärung:

> *„Nicht alles, was wir unter den Schlagworten Salutogenese und Gesundheitsförderung finden konnten, setzt den damit verbundenen Anspruch auch um. So „basieren" klassische Programme zur Vermeidung von gesundheitlichen Risikofaktoren nun plötzlich auf dem Salutogenese-Modell; oder eine thematische Einheit bzw. ein Angebot zur sozialen Unterstützung oder zu Genußtraining genügt, um Antonovskys Modell in die Praxis umgesetzt zu haben. Die augenblickliche Situation in der Gesundheitsförderung ist dadurch gekennzeichnet, daß der Informationsstand der Anbieter gesundheitsfördernder Maßnahmen sehr unterschiedlich ist. Vielfach wird ohne genaue Kenntnis des Modells eine salutogenetische Wende gefordert bzw. bereits eingeführte Maßnahmen werden unter*

dem Etikett Salutogenese weitergeführt. " (Bengel, Strittmatter & Willmann 2001, S. 72)

Letztlich erweist sich die Unterscheidung von Gesundheitsförderung und Prävention weder in der Theorie noch in der Praxis als hinreichend trennscharf. In den

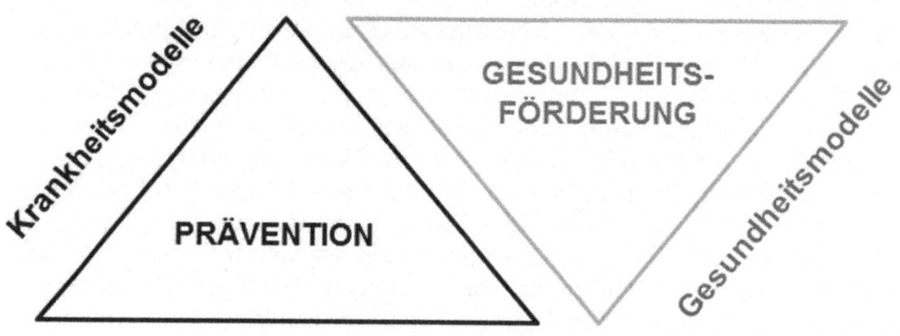

Abb. 1.2: Gesundheits- und Krankheitsverständnis

weiteren Ausführungen wird Prävention deshalb als Sammelbegriff verwendet,
der ausdrücklich Ansätze der Gesundheitsförderung integriert und Maßnahmen
einbezieht, die zur Aufrechterhaltung einer möglichst weitgehenden Selbstbestimmung und Funktionalität dienen. Damit wird Prävention als übergreifendes
Konstrukt verstanden, das sich nicht nur auf klassische Formen der Krankheitsvermeidung und -bewältigung beschränkt, sondern jegliche Option zur Aufrechterhaltung und Verbesserung der Gesundheit mit einbezieht. Gesundheit bleibt
insofern stets ein relativer Zustand.

Prävention im Alter zielt nach diesem Verständnis grundsätzlich darauf ab,
Menschen vor vermeidbaren Krisen und Belastungen im höheren Lebensalter zu
schützen, ihre Bewältigungspotenziale lebenslang zu stärken und bereits in Erscheinung getretenen Beeinträchtigungen möglichst effizient zu begegnen. Dies
ist angesichts schwerwiegender alterskorrelierter Erkrankungen eine mitunter
schwierige und nicht grundsätzlich von Erfolg gekrönte Ausrichtung. Mit zunehmendem Alter treten physiologische Veränderungen auf, die eine abnehmende
Vitalkapazität des gesamten Organismus mit sich bringen können. Alterskorre-
liert sind diese Erkrankungen deshalb, weil sie zwar einen klaren Zusammen-

hang nicht aber eine kausale Verbindung zum Alter haben. In der Regel wird niemand nur aufgrund seines Geburtstages krank, auch wenn der eine oder die andere sich vor dem Eintritt in ein neues Lebensjahr fürchten mag. Bislang konnte man bei gesunden Menschen kein biologisches Programm nachweisen, das zu einer vordefinierten vorbestimmten Alterserkrankung führen würde (vgl. Pohlmann, 2011). Unbestreitbar finden sich aber bei älteren Menschen überzufällige Häufungen bestimmter Krankheitsbilder bis hin zu multiplen Erkrankungen und interagierenden Syndromen. Eine nachlassende körperliche Leistungsfähigkeit wird in diesem Zusammenhang vor allem auf Beeinträchtigungen der inneren und äußeren Organe, des Skeletts und der Leitungssysteme zurückgeführt (vgl. RKI, 2002). Zu den besonders ausgeprägten und erkennbaren Beschwerdekomplexen im Alter gehören Störungen der Gangsicherheit und der allgemeinen Hirnleistung sowie Spätfolgen von Wirbelsäulen- und Gelenkerkrankungen, die deutliche Veränderungen der Wohn- und Lebenssituation, aber auch des individuellen Lebensgefühls mit sich bringen können. Studien zum geriatrisch-gerontologischen Screening lassen zudem vermuten, dass ein Teil relevanter Gesundheitsprobleme älteren Patienten gar nicht dokumentiert ist (vgl. Junius, Fischer & Kemmnitz, 1995), da viele Störungen in den regulären Routineüberprüfung nicht untersucht werden. Das Ausmaß körperlicher oder psychosomatischer Erkrankungen müssen wir vor diesem Hintergrund als größer ansehen, als es aus den herkömmlichen Statistiken hervorgeht.

Ältere Menschen sind bei der Gesundheitsförderung und Prävention auch dann zu unterstützen, wenn bereits Erkrankungen diagnostiziert oder Symptome eingetreten sind. Gesundheitsbewusste Lebensführung, frühzeitige Beteiligung an gesundheitlichen Vorsorgemaßnahmen sowie aktive Mitwirkung an Krankenbehandlung und Rehabilitation stellen Variablen dar, die den Eintritt von Krankheit und Behinderung vermeiden oder ihre Folgen lindern sollen. Da sich aufgrund des erhöhten Multimorbiditätsrisikos Erkrankungen eben nicht per se verhindern lassen, geht es nach Dafürhalten des Präventionsforschers Erich Lang (2014, S. 17) vor allem darum, das Alter so lange wie möglich als erträglich und lebenswert anzusehen und in diese Richtung auszugestalten. Eine besondere Herausforderung ist mit der Bewältigung chronischer Erkrankungen verbunden, die über viele Jahre oder auch lebenslang anhalten können. Hier gilt es, vor allem den Verlauf zu beeinflussen und insbesondere fortschreitende Verschlimmerungen zu verhindern. Grundsätzlich ist davon auszugehen, dass nahezu alle Erkrankungen im Alter auch präventive Potenziale aufweisen (vgl. Böhm, Tesch-Römer & Ziese, 2009). Das Ausmaß und die zugrundeliegenden Zeitfenster sind abhängig von der auftretenden Erkrankung einerseits und von dem Kohärenzvermögen der Betroffenen andererseits. Gerade für hochaltrige Personen stellen sich zunehmend

Anforderungen im Bereich der Sekundär- und Tertiärprävention. Auch bei schon bestehenden Einbußen lassen sich neben kurativ und rehabilitativ erforderlichen Akutleistungen dennoch auch primäre Präventionsanteile für noch nicht in Erscheinung getretene Symptome und Neuerkrankungen ausmachen (vgl. Pohlmann, 2015). Selbst bei chronischen Erkrankungen bleibt folglich stets Raum für eine bessere Bewältigung erlittener Einschränkungen sowie für die Vorbeugung noch drohender Veränderungen. Ebenso wie wir von einer Multimorbidität im Alter ausgehen, müssen wir auch eine Multivitalität unterstellen (vgl. Pohlmann, 2010), die eine Prävention langfristig auf unterschiedlichen Funktionsebenen und Zeitdimensionen gestattet. Bisweilen muss sich dazu dann aber auch das Anspruchsniveau der Prävention anpassen, das eben nicht den Vergleich mit jüngeren Generationen sucht, sondern das Optimum der individuell bestehenden Möglichkeiten nutzt (Pohlmann, 2015).

1.1.2   Verhaltens- und Verhältnisprävention

Anton Amann (2006) hat auf das Wechselverhältnis zwischen aktivem Verhalten (Lebensführung) und den kulturellen historischen Gegebenheiten (Lebenswelt) verwiesen. Beide Begriffe lassen sich den Bereichen der *Verhaltens-* und *Verhältnisprävention* (vgl. Schott & Hornberg, 2011) zuordnen. Beide Bereiche sollen im Weiteren näher ausgeführt werden:

Chronisch belastende Lebensstile im Sinne einer destruktiven Lebensgestaltung tragen nicht nur zu einem erhöhten Erkrankungsrisiko, sondern zudem dazu bei, dass wir auf uns selbst und andere verlebt und vorzeitig gealtert wirken. Dies ist für eine falsche Ernährung, Drogenkonsum, Alkoholabhängigkeit, unzureichende Bewegung, hohe körperliche und psychische Beanspruchung oder auch die Einnahme toxischer Substanzen empirisch gut belegt. Sie bringen ein erhöhtes pathologisches Alterungsrisiko mit sich. Daten des Robert-Koch-Instituts zufolge führt beispielsweise der Konsum von Zigaretten zu einer signifikanten Verkürzung der Lebenserwartung. Wer bereits im Alter von 14 Jahren mit dem Rauchen beginnt und langfristig einen hohen Nikotinkonsum aufweist, verliert rund zwei Jahrzehnte seines Lebens (RKI, 2007). Hier ist die Verhaltensprävention gefordert. Diese erfordert oftmals Überzeugungsarbeit durch Eltern, Bildungs- und Forschungsinstitutionen, Politik und Medien, um Zusammenhänge zwischen Verhalten und Gesundheit verständlich und publik zu machen. Nach dem Prinzip der Eigenverantwortung ist jede Person für ihre Gesundheit mitverantwortlich und kann diese durch ein angemessenes Gesundheitsverhalten verbessern. Sie muss dazu allerdings auch in die Lage versetzt werden, genau dies zu tun. Dazu gehören Informationen und Anreize. Wenngleich sich Krankheiten selbst bei einem maximalen Gesundheitsverhalten weiterhin einstellen können, ist mit einem späteren Erkrankungszeitpunkt, einer geringeren Symptomausprägung, besseren Heilungschancen oder einem produktiveren Umgang mit den Krankheitsfolgen zu rechnen. In größeren Populationen wirkt sich dies entsprechend auf Mortalitäts- und Morbiditätsraten aus.

Im Rahmen der PREFER-Studie (Personal Ressources of Elderly People with Multimorbidity) wurde der Frage nachgegangen, was älteren Menschen mit Mehrfacherkrankungen dabei helfen kann, trotz gesundheitlichen Einschränkungen ein selbstständiges Leben mit hoher Lebensqualität und Autonomie zu führen. Hierzu wurden persönliche Ressourcen (Einstellungen und Gedanken wie z.B. Selbstwirksamkeit, Autonomieerleben, Altersbilder) sowie Gesundheit und Gesundheitsverhalten untersucht und hinsichtlich ihrer Wechselwirkungen geprüft. Mittels zwei randomisierter, kontrollierter Erhebungen wurden zudem Interventionsmodule entwickelt und evaluiert, um ältere, mehrfach erkrankte Menschen zu körperlicher Aktivität zu motivieren und konkret darin zu unterstützen, körperlich aktiv zu bleiben oder zu werden. Schüz et al. (2013, S. 106) kommen auf der Grundlage dieser Untersuchungen zu dem Schluss:

> *„Durch die gezielte Förderung von personalen Ressourcen, hier insbesondere Selbstwirksamkeitserwartungen, individuelle Altersbilder, Überzeugungen und soziale Unterstützung können nachhaltige Veränderungen in individuellen Verhaltensweisen erzielt werden, die sich förderlich auf Gesundheit und damit auf Autonomie und Lebensqualität mehrfach erkrankter Personen auswirken können."*

Je mehr wir umgekehrt über ungesundes Verhalten wissen, umso mehr sind wir entsprechend gefordert, risikobehaftete Handlungen zu unterlassen. Das zumindest wäre ein gesundheitspolitisches Ideal. Leider ist dieses Ideal nicht leicht in der Praxis umzusetzen. Dafür lassen sich verschiedene Gründe anführen. So ist allein das Wissen um Zusammenhänge zwischen Verhalten und Gesundheit noch lange nicht mit einer konsequenten Umsetzung notwendiger Handlungen verbunden. Gerade diejenigen, die als besonders vulnerabel gelten, zeigen oftmals ausgeprägte Widerstände, wenn es um ein gesundheitsorientiertes Verhalten geht. Raucher wissen spätestens nach einem Blick auf die Verpackung der Rauchwaren um die damit verbundenen Risiken. Da aber die problematischen Auswirkungen nicht immer unmittelbar sichtbar überwiegen der kurzfristige Genuss, gegebenenfalls verbunden mit Routinen und Abhängigkeiten. Wäre das Rauchen mit der Gefahr von Spontanamputationen verbunden, würde vermutlich der Anteil der Raucher sinken. Doch selbst derart drastische Auswirkungen garantieren keine

Einsicht oder ausreichende Willensbildung und Verhaltensumsetzung, da die kausalen Zuschreibungen für Krankheit und Gesundheit auf eine Vielzahl von Variablen zurückzuführen sind. Viele Menschen tun sich schwer, wenn entsprechende Zuschreibungen mit der Aufgabe von Gewohnheiten verbunden ist. Vor allem dann, wenn diese Gewohnheiten real oder scheinbar zumindest kurzfristig eine Bedürfnisbefriedigung mit sich bringen. Verschiedene gesundheitswissenschaftliche Modelle machen Aussagen darüber, welche Voraussetzungen erfüllt sein müssen, damit eine Person tatsächlich gesundheitsbewusst handelt. Aufschlussreich erscheint in diesem Zusammenhang das von Reuter und Schwarzer (2009) propagierte Prozessmodell des Gesundheitsverhaltens (*Health Actions Process Approach*). Sie unterscheiden Motivationsanreize, die die Planung und Aktivierung eines Gesundheitsverhaltens befördern und grenzen dies von Hürden und Barrieren ab, die ein solches Handeln erschweren oder unmöglich machen.

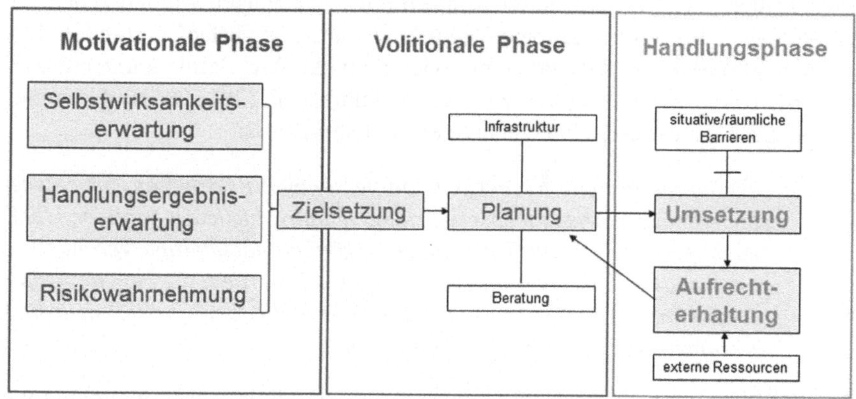

Abb. 1.3: Voraussetzungen für Gesundheitsverhalten in Anlehnung an Reuter & Schwarzer, 2009

Selbst ein subjektives Bewusstsein über Präventionsbedarfe muss sich insofern nicht zwangsläufig auf der Performanzebene niederschlagen. Anreize für ein bewusst gewähltes Gesundheitsverhalten sind dann gegeben, wenn sich die Person zutraut, diese Handlungen auch durchzuführen, die damit verbundenen Risiken gering erscheinen und die Konsequenzen des Verhaltens im Sinne einer Belohnung wirken. Diese Faktoren im Rahmen der motivationalen Phase sind in Lerntheorien bereits hinreichend untermauert worden (vgl. Mazur, 2006). Auf der nächsten Stufe der Willensbildung (volitionale Phase) wird der Handlungsimpuls strategisch geplant. Hier handelt es sich wie bereits in der ersten Stufe um einen kognitiven Vorgang. Er kann durch Beratungsangebote und andere infrastrukturelle Hilfe (Hilfsmittel, Assistenz etc.) flankiert werden. In der letzten Phase der Handlungsumsetzung kann das Gesundheitsverhalten noch sehr fragil erscheinen, wenn eigenen Ressourcen nicht für eine längerfristige Aufrechterhalten ausreichen und zudem situative oder räumliche Barrieren genau diese Handlungen empfindlich stören.

Das Modell veranschaulicht, dass für die Gesundheit nicht nur selbst initiiertes Verhalten, sondern auch externe Gegebenheiten zu berücksichtigen sind. Eine allgemeine positive Milieugestaltung trägt infolge dessen zur unmittelbaren Stärkung von Gesundheitschancen bei. Umweltbedingungen wie Gesundheitsversorgung, soziale Unterstützung, Arbeitsanforderungen, Bildungschancen, ökologische Lebensbedingungen, Infektionsrisiko, kriegerische Auseinandersetzungen und ökonomische Sicherung beeinflussen den Alterungsprozess auf vielfältige Weise. Der *Sozialraum*, der all diese Bedingungen umfasst, beeinflusst damit in erheblichem Ausmaß unsere Gesundheitschancen und Krankheitsrisiken. Betrachtet man die Lebenserwartung in unterschiedlichen Regionen dieser Welt, so lassen sich beispielswiese zwischen Europa und Afrika sehr deutliche Unterschiede ausmachen. Nach Angaben der Vereinten Nationen (UN, 2009) liegt die durchschnittliche Lebenserwartung in Äthiopien rund 23 Jahre niedriger als die Lebenserwartung in Deutschland. Neben der deutlich höheren Kindersterblichkeit verschärfen sich dort im Alter Risiken und Problemlagen und tragen zu einer vorzeitigen Alterung bei. So wirkt sich der Lebensraum einer Person zumindest mittelbar auf die Altersbeschleunigung aus. Nimmt man eine Rangreihe innerhalb der Bevölkerung nach den soziodemografischen Variablen Bildung, Beruf und Einkommen vor, so lässt sich anschaulich zeigen, dass für das unterste Fünftel einer derart geordneten Population ein statistisch mindestens doppelt so hohes Risiko besteht, ernsthaft zu erkranken, zu verunfallen oder vorzeitig zu sterben wie für das oberste Fünftel. Zudem haben arme Menschen eine um etwa sieben Jahre verkürzte Lebenserwartung (Vienken, 2010, S. 17). Dieses Wahrscheinlichkeitsgefälle verweist auf soziale Benachteiligungen mit erheblicher gesellschaftspolitischer Sprengkraft (vgl. Janssen, Swart & Lengerke, 2014). Neben der finanziellen und ausbildungsbezogenen Situation prägt ferner die Wohnsituation den Gesundheitsstatus.

Diese Zusammenhänge werden als sozialer Gradient der Gesundheit bezeichnet. Bereits in den 1970er Jahren ist auf den sozialen Gradienten gesundheitlicher Lebenschancen hingewiesen worden (vgl. Cornia & Pannacia, 2000). Sind in einer Gesellschaft die Lebensbedingungen und die damit verbundenen Lasten und Nutzen ungleich verteilt, sprechen wir von sozialer Ungleichheit (Richter & Hurrelmann, 2006). Gesundheitsrisiken, Verringerung der Lebenserwartung, ökonomische, rechtliche und soziale Benachteiligung und Ausgrenzung finden sich vor allem für Bevölkerungsgruppen, für die ästhetische, kulturelle und soziale Normen zu einer sozialen Ungleichheit beitragen. Dabei sind all jene Lebensbedingungen auszumachen, die eine Lebenslage definieren und soziale Unterschiede mit sich bringen. Aufbauend auf den Arbeiten von Otto Neurath (1931) hat sich die Untersuchung der Lebenslage zur Analyse sozialer Ungleichheit seit den 1970er Jahren in der empirischen Soziologie fest etabliert.

> *„Beim Lebenslagenansatz geht es um das Auftreten von Unterversorgungslagen, die je nach Haushaltskonstellation und Dauer der Unterversorgung unterschiedliche Auswirkungen auf das Armutsrisiko haben und manifeste Tatbestände sozialer Ausgrenzung sichtbar machen, aber keineswegs damit gleich zu setzen sind. Defizite in der Theoriebildung und Konstruktion von Indikatoren haben bislang eine unmittelbare Umsetzung des Lebenslagenansatzes in die Sozialberichterstattung erschwert."* (Voges, 2006 S.5)

Lebenschancen werden beschnitten, sofern sich der Zugang zu Kapital, sozialen Gütern oder sozialen Positionen nicht nach Anstrengung und Leistung einer Person richtet, sondern nur die Gruppenzugehörigkeit den Ausschlag gibt. Soziale Ungleichheit besteht auch dann, wenn einzelne Personen trotz einer bestimmten Gruppenzugehörigkeit nicht prinzipiell davon ausgeschlossen sind, Chancen zu nutzen, sie aber prinzipiell mehr Aufwand dafür benötigen. Um die Potenziale einer Gesellschaft nutzbar zu machen, müssen sich Entscheidungen und Handlungen nach den Bedürfnissen aller Altersgruppen richten. Dies setzt die konsequente Einhaltung einer Generationengerechtigkeit voraus. Sie ist der Seismograf für die Belastbarkeit und Funktionstüchtigkeit einer Gesellschaft und macht die wohl schwerwiegendste Aufgabe für die Sozialgerontologie aus (vgl. Pohlmann, 2011). In Anlehnung an Immanuel Kants Kritik der reinen Vernunft (1787) ist Gerechtigkeit erst dann erreicht, wenn sie für alle gilt. Generationengerechtigkeit umfasst insofern die moralische Verantwortung gegenüber vergangenen und zukünftigen Generationen. Obgleich in der Forschung zahlreiche Faktoren isoliert werden konnten, die soziale Ungleichheit befördern, und obwohl deutliche Zusammenhänge zur Gesundheit aufgedeckt werden konnten (vgl. Kümpers, 2008), fehlen bis heute passgenaue Ansätze, die eine genaue Vorhersage und systematische Beeinflussung von Gesundheit im Alter erlauben würden. Zu dieser Interpretation gelangt auch der Hamburger Medizinsoziologe Olaf von dem Knesenbeck:

> *„Während in den letzten Jahren einige Arbeiten zur Beschreibung von gesundheitlicher Ungleichheit im höheren Lebensalter entstanden sind, besteht ein deutlicher Mangel an Studien, die sich damit beschäftigen, welche spezifischen Erklärungsansätze für den sozialen Gradienten von*

Morbidität und Mortalität im höheren Lebensalter in Frage kommen bzw. welchen Beitrag die vorwiegende in Bezug auf das mittlere Erwachsenenalter diskutierten Faktoren (soziale Selektion, materielle Lebensbedingungen, Gesundheitsverhalten, psychosoziale Faktoren) zur Erklärung von sozial bedingten Morbiditäts- und Mortalitätsunterschieden im höheren Lebensalter leisten." (von dem Knesenbeck 2008, S.129)

1.1.3   Biopsychosoziale Dimensionen der Prävention

Vielfach wird Prävention auf ihre somatischen Anteile hin reduziert. Demgemäß existieren diverse Programme, die sich mit der Aufrechterhaltung von Gesundheit in verschiedenen körperlichen Regionen von Kopf bis Fuß befassen – etwa von der Kariesprävention im Bereich der Mundgesundheit bis hin zur Vermeidung von Dermatophyten von Haut, Haaren und Nägeln. Diese Präventionsangebote leisten mit ihrer Fokussetzung einen wichtigen Beitrag zur Volksgesundheit. Gleichwohl geht Prävention über diese einzelnen Beiträge deutlich hinaus und muss zusätzlich weitere Dimensionen berücksichtigen, die auch im Hinblick auf ihre Wechselwirkungen stärker als bislang in die bestehenden Leistungspaketen einbezogen werden sollten.

Die Weltgesundheitsorganisation hat ihrer internationalen Klassifikation der Funktionsfähigkeit, Behinderung und Gesundheit (ICF) ein Orientierungsraster vorgelegt, das die Multidimensionalität von Gesundheit dingfest zu machen versucht. Damit wurde in einer einheitlichen, standardisierten Sprache eine Beschreibung von gesundheitsbezogenen Zuständen präsentiert (WHO, 2001). Als Zielsetzung dieser Klassifikation wird genannt:

„Die ICF wurde als Mehrzweckklassifikation für verschiedene Disziplinen und Anwendungsbereiche entwickelt. Ihre spezifischen Ziele können wie folgt zusammengefasst werden:
• Sie liefert eine wissenschaftliche Grundlage für das Verstehen und das Studium des Gesundheitszustands und der mit Gesundheit zusammen hängenden Zustände, der Ergebnisse und der Determinanten;
• Sie stellt eine gemeinsame Sprache für die Beschreibung des Gesundheitszustands und der mit Gesundheit zusammenhängenden Zustände zur Verfügung, um die Kommunikation zwischen verschiedenen Benutzern, wie Fachleuten im Gesundheitswesen, Forschern, Politikern

und der Öffentlichkeit, einschließlich Menschen mit Behinderungen, zu verbessern;
• Sie ermöglicht Datenvergleiche zwischen Ländern, Disziplinen im Gesundheitswesen, Gesundheitsdiensten sowie im Zeitverlauf;
• Sie stellt ein systematisches Verschlüsselungssystem für Gesundheitsinformationssysteme bereit.

Diese Ziele stehen miteinander in Beziehung, zumal der Bedarf an und die Anwendung der ICF die Entwicklung eines sinnvollen und praktikablen Systems erfordert, das von unterschiedlichen Anwendern auf den Gebieten der Gesundheitspolitik, Qualitätssicherung und Ergebnisevaluation in unterschiedlichen Kulturen genutzt werden kann." (DIMDI 2005, S. 11)

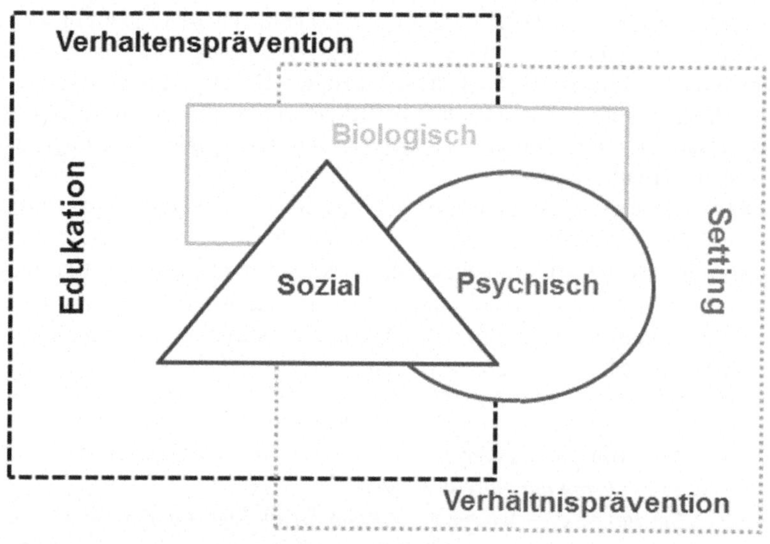

Abb. 1.4: Dimensionen von Gesundheit und Prävention

Das so genannte bio-psycho-soziale Modell der Funktionsfähigkeit und Behinderung bildet den Grundgedanken der ICF (vgl. Cieza & Stucki, 2005). Es integriert verschiedene Perspektiven der Funktionsfähigkeit und Gesundheit in einer einheitlichen, kohärenten Sichtweise. Sie verknüpft die Komponenten Gesundheit, Körperfunktionen- und -strukturen, Aktivitäten, Partizipation, Umweltfaktoren und personenbezogene Faktoren in einem komplexen dynamischen Interaktionsgeflecht miteinander und versteht den Menschen als handelndes und Einfluss nehmendes Subjekt. Zum Erhalt der individuellen Funktionsfähigkeit bedarf es im jeweiligen Kontext von Umwelt- und Personenfaktoren unterschiedlicher Unterstützung.

Das Modell beschreibt die wechselseitigen Beziehungen zwischen Krankheit und Behinderung auf der einen und biologischen, psychischen und sozialen Determinanten auf der anderen Seite. Abbildung 1.4 setzt diese Dimensionen zudem mit der oben genannten Unterscheidung von Verhaltens- und Verhältnisprävention in Beziehung und stärkt damit die Bedeutung einer gesundheitlichen Aufklärung und Beratung (Edukation) wie die Schaffung einer altersgerechten Umwelt (Setting). Erst durch die Berücksichtigung dieses komplexen Zusammenspiels lassen sich Vorgehensweisen für eine Prävention im Alter ableiten, die sich auf multimodale Interventionen stützen muss. Zugrunde liegt ein salutogenes und zugleich ganzheitliches Grundverständnis, das Gesundheit und Krankheit als Extrempunkte eines Kontinuums versteht und dem Individuum einen aktiven Part beim Erhalt und der Förderung von Gesundheit einräumt, ohne die Kontextbedingungen außer Acht zu lassen. Ralf Brinkmann fasst zusammen:

> *„Dem Modell entsprechend werden das Schmerzerleben, die Wahrnehmung von Krankheitssymptomen, die Bereitschaft den Arzt aufzusuchen und nach der Diagnose seinen Rat zu befolgen sowie vieles andere mehr von psychischen und sozialen Faktoren beeinflusst. Zu den psychischen Variablen zählen Emotionen (z.B. Ärger, chronische Angst, Depressionen, Schmerzwahrnehmung) und Kognitionen (z.B. Vorstellungen vom Krankheitsverlauf oder Verhaltensweisen, die zur Genesung führen). Die drei Bereiche des Modells sind miteinander verbunden und beeinflussen sich wechselseitig. Änderungen in einem Einzelbereich haben Wirkung auf alle anderen. Im biopsychosozialen Modell sind Krankheit oder Gesundheit keine Zustände, sondern ein dynamischer Prozess, der zu jeder Sekunde im Leben ‚erschaffen‘ werden muss. Insofern kann ein Ereignis, das zunächst in einer Dimension auftritt, die anderen Dimensionen zeitgleich oder zeitverzögert beeinflussen.“* (Brinkmann 2014, S. 31)

Es braucht vor diesem Hintergrund vermehrt Ansätze, die Gesundheitsthemen auch unter Berücksichtigung ihrer biopsychosozialen Dimensionen betrachten und dazu beitragen, Potenziale des Alterns verstärkt nutzbar zu machen und Krisen effizienter zu bewältigen (vgl. Pohlmann, 2010). Soziale Verluste wie der Tod eines nahen Angehörigen, Isolation und Zukunftsangst prägen insofern ebenso Gesundheitsoptionen, wie die Einbindung in ein soziales Netzwerk, Möglichkeiten zur politischen und kulturellen Teilhabe und die Hoffnung auf ein produktives Leben (Tesch-Römer & Wurm, 2009, S. 16). Insofern ist der Aufbau eines funktionierenden Nachbarschaftsnetzwerkes unter Umständen genauso wichtig wie eine effiziente Medikation oder die persönliche Einschätzung der persönlichen Situation. Der Gesundheitsstatus älter werdender Menschen lässt sich deshalb nicht allein an einer Diagnose oder den gegebenen äußeren Umständen ablesen.

Die psychische Gesundheit älterer Menschen wird nach wie vor zu selten im Hinblick auf Prävention hin beachtet. In dem renommierten Sammelband von Vern Bengtson und Warner Schaie, das als Handbuch der Alterstheorien zu den Standardwerken der Gerontologie zählt, konstatieren Gatz und Zarin in einem Beitrag über die Anwendung und Potenziale von Alterstheorien:

> *„We have posed and tried to answer the question of how to have a good old age. We argued that this question is fundamentally psychological, both because well-being is a psychological construct and because the development of good habits is built on psychological principles. We proposed the concept of the previously normal life for understanding psychopathology and the potential for treatment and prevention in late life. Although first onset of mental health problems in later life is more likely to be indicative of a biological source, older patients may have greater psychological, social, and economic resources that can be of assistance in confronting the problem."* (Gatz & Zarit, 1999 S. 411)

Die Akzentuierung psychischer Faktoren darf aber nicht darüber hinwegtäuschen, dass biosoziale Aspekte stetig auf die psychische Gesundheit einwirken. Schätzungsweise ein Viertel der über 65-Jährigen leidet unter einer psychischen Störung irgendeiner Art (Saß, Wurm & Ziese, 2009, S. 31). Abgesehen von Demenzen erkranken über 65-Jährige allerdings nicht häufiger an psychischen Störungen als jüngere Altersgruppen. Der Anteil entspricht in etwa der Prävalenz im mittleren Lebensalter. Die Gerontopsychiatrie als Handlungsfeld stellt die Verbindung zur psychosozialen und vorrangig ambulant orientierten Altenhilfe und zur eher stationär ausgerichteten medizinisch-pflegerischen Geriatrie her. Noch ist diese Verknüpfung nicht zufrieden stellend geglückt. So zeigt sich für die Unterstützung psychisch erkrankter Menschen im Alter ein eher desolates Bild (vgl. Jacoby & Oppenheimer, 2002). Die komplexen ambulanten und stationären Leistungen entsprechen in Teilen weder den erforderlichen Standards noch den aktuellen Anforderungen an eine bedarfsgerechte und an den individuellen Bedürfnissen orientierte Hilfe. In einigen Fällen erscheinen institutionell ausgebaute Heime eher als Aufbewahrungsorte ohne altersangemessene therapeutische Ausrichtung (Pohlmann, 2011). Weiterhin fehlen verbindlich koordinierte ambulante Angebote.

Lange Zeit hat man zudem viele krankheitswertige Veränderungen im Alter nicht hinreichend ernst und als naturgegebenes und gleichsam unabwendbares Schicksal abgetan. Erst mit der Unterscheidung von John Rowe und Robert Kahn (1998) konnte eine breitenwirksame Änderung dieser Sichtweise herbeigeführt werden. Mit ihrem Modell hat sich eine Differenzierung in drei Alternsentwicklungen durchgesetzt. Sie unterscheiden krankheitswertige Alterungsprozesse von einem normalen oder einem erfolgreichen Altern. Normales Altern wird zwar als krankheitsfrei verstanden – dennoch weist es einen relativ hohen Risikostatus auf. Prävention soll nun gerade zu einem erfolgreichen Altern beitragen und hierbei funktionale Beeinträchtigungen verhindern, ein hohes geistiges und körperliches Funktionsniveau erhalten und ein aktives Engagement im täglichen Leben ermöglichen. Erfolg im Altern definiert sich somit nicht nur über die Abwesenheit von Krankheit oder eine bestehende Alltagskompetenz, sondern gerade in der Kombination mit einer aktiven Lebensgestaltung. Jedoch sind eben nicht allein biologische Kriterien maßgeblich für ein erfolgreiches Alter(n). Stattdessen sind Konstrukte wie Lebensqualität und Wohlbefinden aussagekräftiger, weil sich in ihnen neben biologischen eben auch psychosoziale Komponenten vereinigen.

1.2 Präventionszielgruppen

Insgesamt sind Maßnahmen im Bereich der Prävention und Gesundheitsförderung für die Zielgruppe älterer Menschen bislang nur punktuell verankert. Der Wunsch nach einem Ausbau präventiver Interventionen zeigt sich sowohl bei den älteren Kunden solcher Angebote als auch bei den professionellen Akteuren dieser Dienstleistungen (vgl. Gerlinger et al., 2010). Der Bedarf ist hier bei weitem nicht abgedeckt, und Präventionspotenziale werden im Alter nur unzureichend ausgeschöpft. Die Maßnahmen erreichen besonders vulnerable Zielgruppen nicht oder nur mit gravierendem Zeitverzug. Dort wo erfolgreiche, gesundheitsfördernde Modelle existieren, ist es noch zu selten gelungen, diese zu verstetigen und überregional auszuweiten. Erst unter Berücksichtigung zielgruppenspezifischer Bedarfslagen, von Bedürfnissen und Risikofaktoren lassen sich passgenaue Präventionsansätze entwickeln. Aus diesen Gründen ist es ratsam, die heterogene Zielgruppe der Prävention im Alter genauer in den Blick zu fassen und einige Differenzierungen vorzunehmen.

Wie unterschiedlich sich das Alter(n) gestalten kann, hängt unter anderem von der Entwicklung der physischen und kognitiven Leistungsfähigkeit eines Menschen ab, aber auch von seinem Lebensstil sowie von seinen materiellen Ressourcen (Pohlmann, 2011). Unterschiedliche Formen des Alterns sind Ausdruck lebenslanger Entwicklungsprozesse, deren Verlauf – wie oben dargestellt – zu einem guten Teil durch biopsychosoziale Faktoren bestimmt und durch bewusstes Handeln beeinflussbar ist. Obgleich persönliche, biografische, kulturelle, gesundheitliche, genetische und historische Aspekte den Alternsprozess prägen, lassen sich systematische Benachteiligungen für bestimmt Subgruppen in unserer Gesellschaft nachweisen, die sich im Alter als besonders problematisch erweisen können. Besonders zu berücksichtigen sind an dieser Stelle geschlechts- und kulturspezifische Besonderheiten. Anpassungen der Präventionsleistungen sind hierbei aus vielerlei Gründen nötig. Die demografischen Entwicklungsunterschiede zwischen Männern und Frauen sind in der Fachdiskussion mit dem Slogan „Das Alter ist weiblich" zusammengefasst worden (vgl. Tews, 1999). Diese Formulierung hat zu einer Reihe von Missdeutungen beigetragen. Die höhere Lebenswartung von Frauen von durchschnittlich fünf Jahren bedeutet nicht, dass Alter(n)sfragen allein Frauen beträfen und politische Diskussion lediglich Frauen adressieren müssten. Vielmehr sind die Fragen zu stellen, ob Frauen und Männer unterschiedlich altern, wo sich geschlechterspezifische Unterschiede niederschlagen und inwiefern sie bezogen auf das höhere Lebensalter an Bedeutung gewinnen. Anders als im englischsprachigen Raum haben sich in Deutschland, Österreich und in der Schweiz alter(n)swissenschaftlich orientierte Forschungsansätze mit dem Themenschwerpunkt Gender erst sehr spät herausgebildet (vgl. Backes, 2002). Noch ist daher die Zahl von relevanten Arbeiten auf diesem Gebiet überschaubar. Es zeichnen sich dennoch trotz erheblicher Forschungslücken in bestimmten Feldern schon jetzt besorgniserregende Unterschiede zwischen Männern und Frauen ab, die auf eine systematische, geschlechterbezogene Benachteiligung im Alter hinweisen. Eine schlechtere Versorgungs- und Einkommenslage älterer Frauen macht sie vulnerabler. Gleichzeitig bestehen gerade für hochaltige Männer verschärfte Risikolagen (vgl. Trommer, 2010). Zudem bestehen bei Alleinstehenden Geschlechtsunterschiede in der Selbständigkeit der privaten Haushaltsführung und sozialen Partizipation (vgl. Baas, Schmitt & Wahl, 2008).

Ein besonderer Handlungsdruck im Feld der Prävention (vgl. Fraser, 2000) besteht durch folgende Situationsbeschreibung. Über 65-Jährige Frauen verfügen durchschnittlich über ein geringeres Niveau allgemeiner und beruflicher Bildung im Vergleich zu ihren männlichen Altersgenossen (vgl. Rosenbrock & Gerlinger, 2014). Aufgrund ihrer geringeren Qualifikationen haben sie einen schlechteren Zugang zu gut bezahlten Arbeitsplätzen erhalten. Vermehrte Familienarbeit sowohl für die eigenen Kinder und Enkelkinder als auch für betreuungsbedürftige Eltern hat Erwerbsbiografien unterbrochen oder beendet und Rentenanwartschaften systematisch in diesen Generationen verringert. Die begrenzte Beteiligung an Entscheidungsfindungen und in der politischen Interessenvertretung gibt älteren Frauen weniger Raum zur Artikulation eigener Bedürfnisse und Interessen. Während sich im Verlauf der Emanzipationsbewegung das Frauenbild erheblich gewandelt und zu einer deutlichen Erweiterung des Rollenbilds geführt hat, erscheinen dagegen männliche Rollenbilder eher zementiert und wenig wandlungsfreudig (vgl. Pohlmann, 2011).

Jede Kultur verfügt über eigene altersbezogene Symbole, Rituale und Einstellungen, die zu einer eigenen Interpretation des Alters und der damit zusammenhängenden Problemlagen beitragen. Ältere Migranten weisen in Deutschland ein mehr als dreifach höheres Armutsrisiko auf als die deutsche Bevölkerung im gleichen Alter (vgl. RKI, 2008). Darüber hinaus besteht ein erhöhtes Gesundheits- und Pflegeabhängigkeitsrisiko (vgl. Bauer & Büscher, 2008). Im nationalen Integrationsplan (NIP) wird die Frage der gesundheitlichen und pflegerischen Versorgung älterer Migrantinnen und Migranten als eine zentrale integrationspolitische Aufgabe hervorgehoben (vgl. Beauftragte der Bundesregierung für Migration, Flüchtlinge und Integration, 2007). Sprachbarrieren machen die Nutzung von Gesundheitsleistungen zudem komplizierter und erschweren die Information über gesundheitsförderndes Verhalten. Die derzeitigen Flüchtlingswellen in Europa führen auch in Deutschland zu enormen Herausforderungen. Nach Einschätzung des Bundesamts für Migration und Flüchtlinge (BAMF) müssen die bisherigen Prognose für die Zahl von Flüchtlingen deutlich nach oben korrigiert werden. Im Jahr 2014 stellten 173.000 Asylsuchende einen Erstantrag. Das waren 63.000 mehr als im Jahr zuvor (BAMF 2015, S. 5). Mit der später einsetzenden Flüchtlingswelle hat Niemand wirklich gerechnet. Für 2015 rechnet die Bundesregierung mit mehr als 800.000 Flüchtlingen für Deutschland. Diesen Zahlen geht über alle damaligen Vorhersagen hinaus und stellen Gesamteuropa vor dramatische Herausforderungen. Gleichzeitig liegt darin auch eine demografische Chance, denn der überwiegende Teil (70,5 Prozent) der Antragsteller ist jünger als 30 Jahre alt (BAMF 2015, S. 21). Wie sich die Zahlen für die weiteren Jahre entwickeln, bleibt abzuwarten. Damit stellen sich aber gerade für die Prävention verschärfte Anforderungen, die bislang in keiner Weise systematisch angegangen werden.

Das Etikett des Alters wird für ein höchst unterschiedliche Gruppe vergeben. Die damit zusammengefassten Personen unterscheiden sich auf individueller Ebene hinsichtlich ihrer Risiken und Chancen, und im Gruppenvergleich lassen sich unterschiedliche Generationen ausmachen. Insgesamt ist das Konstrukt des Alters schwerer zu fassen, als dies auf den ersten Blick erscheinen mag, da es über die rein kalendarische Unterscheidung hinausgeht. So wissen wir von vielfältigen anderen Einteilungsmöglichkeiten (vgl. dazu ausführlich Pohlmann, 2011). Die in einer Gesellschaft bestehenden impliziten Einstellungen gegenüber dem Alter und die explizit wirkenden und mitunter administrativ gestalteten Normierungen und Rollenbildern umfassen als Vorgaben des Lebenslaufs das *soziale* Alter. Das soziale Alter schreibt fest, ab wann und inwiefern sich eine Person alterskonform oder aber altersdiskonform verhält. Präventive Ansätze sollten bezogen auf das soziale Alter zu mehr Flexibilität und Toleranz beitragen, überall dort, wo ein soziales Korsett zu unnötigem Leidendruck und Frustration beiträgt. Dagegen bezeichnet das *psychische* Alter die interne Repräsentation und subjektive Wahrnehmung des jeweils eigenen Alters. Diese ist freilich nicht losgelöst von gesellschaftlichen Zuschreibungen – kann aber indes durchaus davon abweichen und auch vielerlei Schwankungen unterliegen. Präventive Maßnahmen sollten in diesem Feld vor allem zu einer realistischen Einschätzung beitragen, um langanhaltende Unter- und Überforderungssituationen zu vermeiden. Das *biologische* Alter stellt das Alterungssubstrat auf der Ebene des Organismus dar. Belegt ist, dass der Körper nicht gleichförmig altert, sondern Organsysteme und Zellen durchaus unterschiedliche Alterseinbußen aufweisen können, die wiederum mit einer hohen interindividuellen Varianz in Erscheinung treten. Die individuelle biologische Anfälligkeit sowie prototypische körperliche Verschleißerscheinungen frühzeitig zu erkennen und abzuschwächen ist eine besonders vordringliche Aufgabe der Prävention im Alter. Das *funktionale* Alter bildet dagegen die Leistungsfähigkeit eines Menschen ab. Diese kann sich auf Alltags- oder Berufskompetenzen beziehen, umfasst aber auch Kulturwissen und generelle Fähigkeiten der Informationsverarbeitung. Sie findet insofern in der kristallinen Pragmatik und der fluiden Mechanik der Intelligenz ihren Niederschlag (vgl. Cattell, 1971; Horn, 1970). Prävention im Alter berücksichtigt demnach auch Bildungsaufgaben und trägt der Forderung des lebenslangen Lernens Rechnung. Die spezifischen Grenzen der mentalen Plastizität zu erkennen und dennoch zu bewältigende geistige Anforderungen zu stellen, ist eine Gratwanderung zwischen Aktivierung und Rückzugswünschen. Unter dem Begriff des *induzierten* Alters werden schließlich all jene Umstände zusammengefasst, die sich durch äußere Kräfte oder individuelle Verhaltensweisen auf das Alter auswirken. Das induzierte Alter liegt im Spannungsfeld der Verhaltens- und Verhältnisprävention. Damit ist das kalendarische oder auch chronologische Alter, das alleinig auf das Geburtsdatum verweist, eine weitgehend unzureichende Orientierungsgröße für Präventionsmaßnahmen (vgl. Abb. 1.5).

Da allerdings bei größeren Altersgruppenvergleichen die Unterschiede zwischen Jung und Alt deutlich größer ausfallen als innerhalb der Gruppe Älterer machen Ansätze der Volksgesundheit sehr wohl Sinn. Dies darf aber nicht darüber hinwegtäuschen, dass auch innerhalb der Gruppe älterer Menschen weitere Unterteilungen unumgänglich sind und hier insbesondere die Bedarfslagen der

Hochaltrigen zu beachten sind. Zudem sind für passgenaue präventive Hilfen auch die übrigen Altersdefinitionen einzubeziehen.

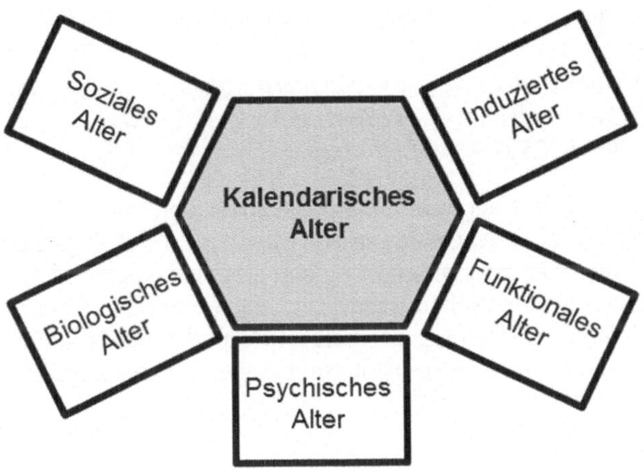

Abb. 1.5: Altersdefinitionen neben dem kalendarischen Alter

Präventive Ansätze im Alter müssen überdies die Auswirkungen historischer Veränderungen in verschiedenen Geburtskohorten antizipieren. Die Älteren von morgen und übermorgen unterscheiden sich stark von den vorangegangenen Generationen. Sie haben in weiten Teilen andere Bedürfnisse, und sie unterscheiden sich markant im Hinblick auf ihre Lebenserfahrungen und Lebenswelten. Die Gruppe der heute Älteren ist nicht nur sehr viel größer, sie ist auch anders gealtert als ihre Vorgänger. Wir müssen davon ausgehen, dass auch ihre Kinder und Enkelkinder erneut anders altern. Diese Veränderungen zu erkennen und darauf flexibel zu reagieren, ist eines der dringlichsten Erfordernisse einer effizienten Prävention im Alter. Damit sind gerade die Fachkräfte der Sozial- und Gesundheitsberufe gefordert, die von traditionellen Vorgehensweisen Abstand nehmen müssen, wenn es darum geht neue Zielgruppen in den Blick zu nehmen. Dies trifft nicht nur auf die Potenziale, sondern auch für die Gefährdungen zu, die im Bereich der offenen, ambulanten und stationären Altenhilfe mit grundlegend unterschiedlichen Bedarfslagen verbunden ist. Am Beispiel der Pflege greift Vjenka Garms-Homolová heraus:

„Das klinische Handeln der Pflegenden muss sich so verändern, dass diese die potenziellen Gefährdungen, die normalerweise von und in der

Pflege selbst erzeugt werden, selbst aufspüren, korrigieren oder vermeiden. Zugleich ist das präventive und gesundheitsfördernde Handeln professionelle Pflegender davon abhängig, dass sie ihre Arbeit nicht als ‚gesundheitsverschleißend' erleben. Aus diesem Grunde soll sich die Veränderung des Handelns [nicht nur] auf die alten Klienten, sondern auch die Mitarbeiter positiv auswirken. Mit anderen Worten: Gesundheitsfördernde und präventiv orientierte Pflege sollte mit einer von den Mitarbeitern erlebten Entlastung gekoppelt werden." (Garms-Homolová, 2009, S. 273)

Angesprochen sind damit auch die Leistungskapazitäten und Leistungsgrenzen von Fachkräften aber auch Angehörigen und bürgerschaftlich engagierten Laien, die mit älteren Menschen zusammen leben und arbeiten. Auch ihre Gesundheitsförderung ist angesichts der hohen Beanspruchung wesentlich. Angebote der betrieblichen Gesundheitsförderung, der Selbsthilfe und Weiterbildung, Beratung und Supervision bilden vor diesem Hintergrund ebenfalls wichtige Bausteine einer Prävention im Alter.

1.3   Präventionszugänge

In der gerontologischen Forschung wird immer wieder darauf verwiesen, dass die gesunde Lebenswartung seit den 1980er-Jahren Erkrankungen stetig zugenommen hat. Studien und verschiedene Indikatoren belegen, dass die heutigen Alten weniger Erkrankungen aufweisen als dies früher der Fall war (vgl. Palmore, Nowlin, Busse, Siegler & Maddox, 1985). Diese Ergebnisse werden als Kompression der Morbidität bezeichnet (vgl. Kroll & Ziese, 2009). Einschränkungen und Gebrechen setzen demnach zu einem späteren Zeitpunkt ein als dies in früheren Kohorten der Fall war. In Anbetracht lückenhafter Datenmaterialien ist eine genaue Abschätzung über die Qualität und auch über das Ausmaß einer solchen Verschiebung auf das höhere Lebensalter nicht ganz einfach. Selbst vorsichtige Schätzungen gehen immerhin davon aus, dass sich der Gesundheitsstatus der heute 70-Jährigen im Vergleich zu derselben Altersgruppe vor 30 Jahren um etwa fünf gute Altersjahre unterscheidet (vgl. Lehr und Thomae, 2000). Die gegenwärtig lebenden Senioren sind demnach zumindest in den meisten Industrienationen biologisch jünger als ihre Eltern und Großeltern gleichen Alters. In welchem Ausmaß sich dieser Trend fortsetzt – darüber gehen die Lehrmeinungen allerdings auseinander (vgl. Pohlmann, 2011). Inwieweit dies ein Verdienst der Verhaltens- oder der Verhältnisprävention ist, lässt sich nicht eindeutig bestimmen. Es ist von einer Kombination beider Faktoren auszugehen.

Externe Unterstützungen werden gerade von denjenigen stärker frequentiert, die weniger als andere Bevölkerungsgruppen darauf angewiesen wären. Gerade diejenigen, die von Präventionsmaßnahmen besonders profitieren würden, gelten oftmals als ausnehmend schwer zugänglich (vgl. Kruse, 2002). Daher sind effiziente Zugangswege zur Zielgruppe überaus bedeutsam. Dieser Zugang bezieht sich auf relevante Gesundheitsinformationen, Ansprechpartner, Institutionen und Hilfsmittel. Zugangsarten unterscheiden sich grundsätzlich in Abhängigkeit der Zielgruppen. Will man Kinder erreichen, braucht man andere Verfahren als bei der Ansprache und Gewinnung älterer Menschen. Für die letztgenannte Gruppe lassen sich sechs Zugangsarten differenzieren (vgl. Abb. 1.6).

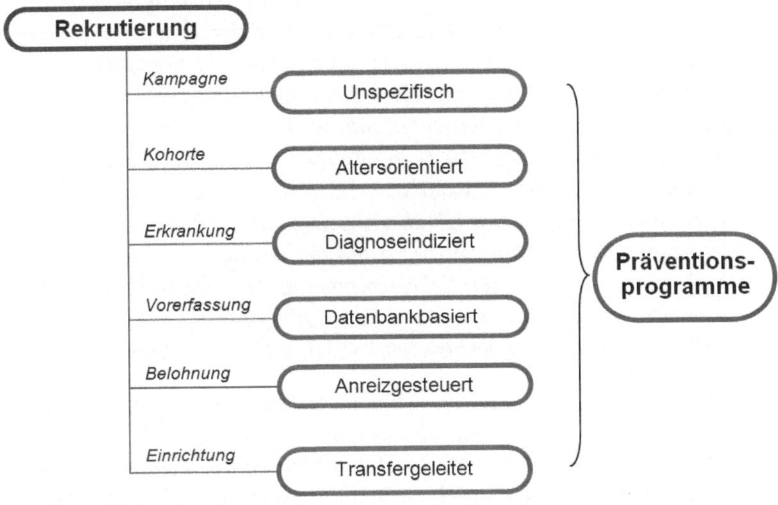

Abb. 1.6: Beispiele zur Gewinnung von älteren Klienten für Präventionsprogramme

Die in der Abbildung dargestellten Verfahren zur Rekrutierung können einzeln oder in Kombination realisiert werden. Präventive Informationskampagnen nehmen immer dann eine unspezifische Ansprache potentieller Kunden vor, wenn im Vorfeld keine genauen Aussagen darüber gemacht werden können, welche Stichproben tatsächlich auf diese Angebote reagieren. Altersorientierte Maßnahmen orientieren sich an dem kalendarischen Alter zukünftiger Klienten. Allerdings besteht hier das Problem, dass das chronologische Alter allein ein sehr ungenauer Prädiktor für den Präventionsbedarf darstellt. Diagnoseindizierte Versuche der Kundengewinnung nehmen pathologische Entwicklungen in den Blick und setzen voraus, dass Risiken rechtzeitig erkannt werden. Allerdings belegt die Fachliteratur im Bereich der Versorgungsforschung überzeugend eine starke Fehl- und Unterversorgung älterer Menschen (Böhm, Tesch-Römer & Ziese, 2009).

> *„Um die Versorgung chronisch kranker Menschen zu verbessern, wurden am 1. Januar 2002 mit dem ‚Gesetz zur Reform des Risikostrukturausgleichs in der gesetzlichen Krankenversicherung' die strukturierten Behandlungsprogramme für Menschen mit bestimmten chronischen Erkrankungen – so genannte Disease Management Programme (DMP) – eingeführt. DMP dienen der Koordination der Behandlung und Betreuung bei chronischer Erkrankung über die Grenzen der einzelnen Leistungssektoren hinweg. Dies geschieht auf der Grundlage von medizinischer Evidenz, um insgesamt gesehen die Behandlung der Erkrankung zu verbessern sowie Beeinträchtigungen und Folgeerkrankungen zu vermeiden bzw. zu reduzieren. Als weitere Ziele der DMP sind die Sicherstellung einer bedarfsgerechten und wirtschaftlichen Versorgung sowie der Abbau von Über-, Unter- und Fehlversorgung im Gesundheitssystem zu nennen [...]. Derzeit existieren DMP für Diabetes mellitus Typ 1 und 2, Brustkrebs, Koronare Herzkrankheit, Asthma und Chronisch obstruktive Lungenerkrankungen. Aufgrund der großen Zahl älterer und alter Menschen, die an diesen Erkrankungen leiden, haben Disease Management Programme das Potenzial die (ambulante) Versorgung dieser Bevölkerungsgruppe zu verbessern.“* (List, Ryl & Schelhase, 2009, S. 176)

Ursache für Versorgungsmängel im Alter ist neben einer unzureichenden Früherkennung auch das Fehlen geeigneter Präventionsangebote. Datenbankbasierte Rekrutierungen fußen auf bestehenden Dokumentationssystemen (z.B. Kundendateien) und werden teilweise durch zusätzliche Anreize (z.B. Vergünstigungen) verstärkt. Besteht bereits Kontakt zu den Kunden über zunächst präventionsunspezifische Anlaufstellen, kann zudem ein Transfer im Sinne von Lotsenfunktionen in Richtung spezialisierter Einrichtungen und Hilfen vorgenommen werden. Größere Populationen zielgenau zu erreichen erweist sich vielfach als sehr schwierig. Alle genannten Verfahren weisen eine mehr oder weniger hohe Schwundquote (drop out) auf und müssen jeweils prüfen, ob Kosten und Nutzen in einem angemessenen Verhältnis stehen. Dringend erwünscht ist die Einbindung beziehungsweise die Erweiterung bestehender Angebote unter Berücksichtigung zugehender Dienste und der Aufbau neuer Präventionsinstanzen (vgl. Kerr, Weitkunat & Moretti, 2007).

In der auch für Deutschland zuständigen regionalen Untergliederung der Vereinten Nationen, der Wirtschaftskommission für Europa – UNECE, wurden im Jahr 2002 verschiedene Verpflichtungen für die Mitgliedstaaten formuliert, um den völkerverbindenden Aktionsplans zu Fragen des Alterns zu erfüllen. Im für die Implementierung dieses Vorhabens entstandenen Empfehlungskatalog ist unter der Überschrift „Versuch der Sicherstellung von Lebensqualität in jedem Lebensalter und der Beibehaltung eines unabhängigen Lebens, einschließlich Gesundheit und Wohlbefinden" in Paragraf 67 (UNECE, 2002) nachzulesen:

> *„Der Zugang zu einem breiten Spektrum maßgeschneiderter, bezahlbarer sozialer Leistungen, bei denen berücksichtigt wird, dass ältere Menschen keine homogene Gruppe sind, sondern unterschiedliche soziale und kulturelle Bedürfnisse haben, ist entscheidend für ihr Wohlbefinden wie auch dafür, ob sie Unterstützung brauchen, um zu Hause leben zu können, oder ob sie Heimpflege benötigen. Ältere Menschen müssen über das Spektrum der verfügbaren Sozial- und Gesundheitsdienste in ihrem Land informiert werden. "*

Damit wird der zielgruppenspezifische Zugang zu Gesundheitsangeboten einschließlich der Prävention auch auf politischer Ebene anerkannt und mit der Weisung verbunden, dieses Ideal in den nationalen Gesundheitsmärkten anzustreben. Die Ausführungen machen außerdem deutlich, dass Prävention auch immer eine Bildungsaufgabe darstellt mit der Informationen über den Alterungsprozess und die Möglichkeiten seiner positiven Beeinflussung vermittelt werden (vgl. Expertenkommission Ziele der Altenpolitik, o.J.). Neben den genannten sozialen Leistungen braucht es nach den obigen Überlegungen aber auch diejenigen Leistungen, die sich auf biopsychische Faktoren beziehen. Notwendig ist letztlich eine *alterssensible Prävention*. Für eine alternde Gesellschaft hat die Ausdehnung beeinträchtigungsarmer Lebensjahre eine fundamentale Bedeutung. Individuelle wie kollektive Bestrebungen zielen darauf ab, zukünftige soziale Risiken und gesundheitliche Belastungen bereits frühzeitig spürbar zu reduzieren (vgl. Pohlmann, 2011, 2012). Vordringlich sind insofern erfolgversprechende Maßnahmen und Unterstützungsangebote in den Bereichen Prävention und Gesundheitsförderung, die nicht erst bei Hochaltrigen beginnen, die aber ebenso wenig mit einem bestimmten Alter erlöschen. (vgl. Werle, Woll & Tittlbach, 2006). Insofern ist für ein lebenslanges Recht auf Prävention einzutreten, das sich gegen schleichende Rationierungen von Gesundheitsleistungen und ökonomische Aufrechnungen im Generationenvergleich zu Wehr setzt. Eine alterssensible Prävention zielt darauf ab, alterskorrelierten Einschränkungen vorzubeugen, das Auftreten von biopsychosozialen Störungen zu verzögern, krankheitsbedingte Belastungen zu verringern, Lebensqualität zu erhöhen und Verschlechterungen des Allgemeinzustandes entgegenzuwirken. Dabei ist nicht allein das kalendarische Alter einzubeziehen, sondern auch andere soziodemografische Merkmale, die Ausdruck der individuellen Lebenslage sind.

Bei der Einschätzung der Wichtigkeit von Prävention im Alter kommen Schüz & Wurm (2009, S. 165) zu dem Resultat:

> *„Angesichts der beeindruckenden Zunahme der Lebenserwartung stellt sich die Frage, ob diese zusätzlichen Jahre längere Krankheit am Ende des Lebens oder einen Zugewinn an aktiven Jahren mit hoher Lebensqualität bedeuten. Verschiedene Studien legen nahe, dass auch noch im hohen Alter durchgeführte Präventionsmaßnahmen Krankheiten vermeiden und einen Zugewinn an aktiver Lebenserwartung bedeuten können. Dies macht die Potenziale für Prävention im Alter deutlich: Durch gesundheitsfördernde Verhaltensweisen, die in gut konzipierten Präventionsmaßnahmen gezielt gefördert werden, kann die Zunahme der Lebenserwartung auch wirklich ein Zugewinn an guten und gesunden Jahre sein. “*

Die Vielzahl von Ansätzen und Handlungsfeldern, die für Gesundheitsförderung und Krankheitsverhütung bei älteren Menschen bestehen, sowie die damit verbundenen stetigen Anstrengungen werden bislang in der Öffentlichkeit, in den ärztlichen und pflegerischen Berufen wie auch in der Politik in weiten Teilen unterschätzt. Gleichfalls wird aber auch unterschätzt, was noch zu tun ist, um die Potenziale des Alterns für die Gesellschaft und jeden Einzelnen zu aktivieren. Welche Betätigungsfelder sich für die Prävention im Alter namentlich als dringlich erweisen, zeigen die nachfolgenden Kapitel.

Andreas Kruse (2006, S. 10) grenzt die Prävention *im* Alter von einer Prävention *für* das Alter ab. Während sich Prävention für das Alter aus seiner Sicht auf jene Erkrankungen im hohen Alter bezieht, die sich durch gesunde Lebensführung in früheren Lebensjahren ganz vermeiden lassen oder die nach ihrem Ausbruch durch frühzeitige Diagnostik und Therapie hinausgezögert und in ihrem Verlauf positiv beeinflusst werden können, umfasst die Prävention im Alter auf alle Präventionsmaßnahmen, die erst im Alter einsetzen und positive Auswirkungen auf die Gesundheit und die Selbstständigkeit entfalten. Zur Prävention für das Alter gehören in der Diktion von Kruse im Sinne der Gesundheitsförderung eben auch körperliche und geistige Aktivität, durch die eine möglichst hohe Leistungskapazität bis in das hohe Alter gefördert wird. Nach seinem Dafürhalten sind damit auch Maßnahmen inkludiert die bereits im schulischen Unterricht – und dies in verschiedenen Schulfächern wie zum Beispiel in Biologie, Ethik, Deutsch, Sozialkunde – eine umfassende Sicht auf die Entwicklungsanforderungen in den verschiedenen Lebensaltern sowie auf die Verantwortung des Individuums für die

Vorbereitung auf diese Anforderungen und den kompetenten Umgang mit diesen zu vermitteln suchen (vgl. auch Kruse, 2011). Damit wird der Bogen der Prävention sehr weit gespannt und in Richtung einer lebenslangen Prävention als Vorbereitung auf Entwicklungsaufgaben und Belastungen im Lebenslauf angesehen. Eine solche Lebenslaufperspektive kommt auch in den nachfolgenden Beiträgen immer wieder zum Ausdruck.

1.4 Ausblick auf Präventionsschwerpunkte

Die in den letzten Jahren zu erkennende Zunahme an einschlägigen Forschungsansätzen und Praxismodellen in diesem Feld (vgl. Deneke & Brunett, 2009; Huber, 2014; BMG, 2010; BVPG, 2007; DFPG, 2004) ist ausdrücklich zu begrüßen. Gleichwohl bleibt festzuhalten, dass zentrale wissenschaftliche Erkenntnisse auf diesem Gebiet teilweise nur sehr bruchstückhaft Eingang in die Praxis gefunden haben und dass umgekehrt virulente Fragen aus den relevanten Handlungsfeldern in theoretischen Konzeptionen mitunter unzureichend beantwortet wurden. Erkennbar werden diese Probleme unter anderem daran, dass Vorsorgeprogramme für ältere Menschen teilweise isoliert umgesetzt werden und sich nur auf einzelne Facetten der Gesunderhaltung und Prävention konzentrieren (vgl. Böhm, Tesch-Römer & Ziese, 2009; Brinkmann, 2014). Trotz eines salutogenen Grundverständnisses (vgl. Antonovsky, 1997) im Hinblick auf gesundheitsfördernde Angebote (vgl. Schnabel, 2006) lassen sich zudem vor Ort vielfach eher krankheitsorientierte Initiativen oder Deeskalationsstrategien ausmachen (vgl. Naidoo & Wills, 2003). Außerdem fehlen Ansätze, die psychosoziale Ressourcen stärken, bevor erwartbare Problemlagen eintreten (vgl. Wright, 2010). Bedenklich erscheint ferner, dass Unterstützungsformen in der Altershilfe oftmals durch die Bearbeitung akuter Problemlagen gebunden sind und zu wenig Raum für eine zielgerichtete Prophylaxe bleibt. Potenziale des Alters werden zu selten als Präventionsfelder identifiziert und bleiben entsprechend ungenutzt. In der Folge treten vermeidbare Häufungen von gleichermaßen individuellen wie kollektiven Beeinträchtigungen auf.

Dieser Entwicklung entgegen zu treten ist eine Hauptmotivation der vorliegenden Publikation. Insgesamt konnten viele renommierte Kolleginnen und Kollegen gewonnen werden, um an diesem Band mitzuwirken. Dazu gehören ausgewiesene Wissenschaftler auf der einen und erfahrene Praktiker auf der anderen Seite. Mitunter vertreten Autoren auch beide Seiten. Die Akzente werden indes sehr unterschiedlich gesetzt:

In dem Kapitel „Meilensteine für ein modernes Präventionsverständnis im Alter" gibt der Herausgeber einen Überblick über einige wesentliche historische

Etappen der Prävention, die bezogen auf das Alter, eine wichtige Funktion haben. Auf der Basis dieser Geschichtsskizze werden exemplarische Wendepunkten aus dem Altertum und Mittelalter in Richtung eines hinreichenden Verständnisses für ein gelingend langen Lebens präsentiert. Dazu stellt sich die Frage, was aktuell geblieben ist und welche Handlungsanforderungen sich daraus ergeben. Die Auswirkungen auf die Epoche der Moderne, als Abgrenzungsbegriff der Gegenwart von der Vergangenheit, werden deshalb an einigen wenigen Beispielen veranschaulicht.

Aus der Perspektive der Bundeszentrale für gesundheitliche Aufklärung bietet Elisabeth Pott unter der Überschrift „Präventiver Erhalt von Gesundheit und Aktivität im Alter" einen Einblick in spezifische Lebenslagen im Alter und die damit in Verbindung stehende gesundheitliche Situation älterer Menschen. Auf dieser Grundlage leitet sie grundlegende Strategien für nachhaltige Präventionsstrategien ab. Die Bundeszentrale für gesundheitliche Aufklärung übernimmt als eigene Fachbehörde im Auftrag des Bundesministeriums für Gesundheit seit den 1960er-Jahren die Aufgabe wahr, die Bereitschaft der Bürger zu fördern, sich verantwortungsbewusst und gesundheitsgerecht zu verhalten und das Gesundheitssystem sachgerecht zu nutzen.

Irene Götz und Katrin Lehnert vom Institut für Europäische Ethnologie der Ludwig-Maximilians-Universität München illustrieren einen ethnografischen Forschungsansatz zur Untersuchung der Vulnerabilität älterer Frauen. Sie zeigen in diesem Zusammenhang auf, wie sich Altersarmut präventiv vermeiden lassen. Grundlage ist ein Forschungsprojekt der Deutschen Forschungsgesellschaft unter dem Titel „Prekärer Ruhestand. Arbeit und Lebensführung von Frauen im Rentenalter". Die Autorinnen verweisen auf die Ursachen und Folgen einer materiellen Prekarisierung. Sie zeigen auf in welcher Weise gerade ältere Frauen benachteiligt werden und inwiefern sich Mehrfachdiskriminierungen einstellen. Abschließend werden Ansätze für Bewältigungsstrategien der Betroffenen vor dem Hintergrund ihrer sozialen und kulturellen Kapitalien erörtert.

Andreas Kruse verweist in seinem Beitrag seinerseits auf den anthropologischen Kontext sowie auf damit verbundene Konzepte und Befunde, die einer Prävention im Alter dienlich sind. Er kommt dabei auf die so genannte Selbst- und Weltgestaltung im Alter als Grundlage der Prävention zu sprechen und definiert Gesundheit aus einer sozial- und kulturanthropologischen Sicht heraus. Vor dem Hintergrund gesellschaftlicher Belastungs- und Potenzialdiskurse über das Alter integriert er eine Entwicklungs- und Verletzlichkeitsperspektive, die für eine differenzielle Betrachtung des Alters grundlegend erscheint. Abschließend diskutiert Kruse Voraussetzungen für eine altersfreundliche Kultur, die Potenziale des Alters im präventiven Sinne zur Geltung bringt. Als Direktor des Instituts für Gerontologie der Ruprecht-Karls-Universität Heidelberg leitet Kruse eine der bedeutendsten Kaderschmieden der alterswissenschaftlichen Forschung. Seine Arbeiten firmieren unter den herausragendsten ihrer Art in diesem Sektor.

Gemeinsam mit Andreas Fraunhofer stellt der Herausgeber in einem weiteren Kapitel „Medikationsfehler im Alter und Möglichkeiten ihrer Vermeidung" vor. Es werden Befunde aus der klinische Pharmakotherapie älterer Patienten veranschaulicht und Chancen zur präventiven Vermeidung unerwünschter Nebenwirkungen und Interaktionen diskutiert. Ferner erläutern die Autoren, weshalb bei der Pharmakotherapie älterer Menschen eine besondere Akribie und Behutsamkeit sicherzustellen ist. Zu diesem Zweck werden Veränderungsoptionen herausgearbeitet und Notwendigkeiten zur Qualifizierung der beteiligten Akteure herausgestellt. Zusätzlich verweisen die Autoren auf ein Verbundvorhaben, das exemplarische Herausforderungen der Hochschulen in Forschung und Lehre für eine passgenauere Medikation im Alter anzunehmen versucht.

Am Beispiel des Kompetenzzentrums München geben Hermann Schoenauer, Jürgen Salzhuber und Hans Kopp Einblick in eine stationäre Versorgungsform für ältere Menschen und machen hierbei auf die Möglichkeiten präventiver Leistungen in einem solchen Setting aufmerksam. Die auf einem Trägerbündnis zweier Wohlfahrtsverbände (Diakonie Neuendettelsau und die AWO) basierende institutionelle Wohnform arbeitet darauf hin, insbesondere Personen mit Demenz eine besondere Betreuung zukommen zu lassen. Das Zentrum steht für ein interdisziplinäres, vernetztes Leistungsprofil im Zeichen der Möglichkeiten eines innovativen Umgangs mit Demenzkranken. Dazu werden die Bereiche Beratung, Wohnen und Pflege hinsichtlich ihrer Diskurse und Professionen miteinander verwoben.

Kathrin Weiß und Ulrike Marotzki von der Hochschule für angewandte Wissenschaft und Kunst (HAWK) am Standort Hildesheim berichten über Präventionsoptionen durch ein Programm der Bewegungsbildung. Hierzu werden Befunde aus der Ergotherapie zum Programm TATKRAFT an der dortigen Fakultät für Soziale Arbeit und Gesundheit dargestellt. Das wissenschaftsbasierte Programm bietet älteren Menschen Aktivitätsanpassungen aufgrund von neuen Rollen und Lebenssituationen. Dazu zählen der Eintritt in den Ruhestand, der Übergang in eine andere Wohnform, die Veränderungen in der Mobilität und in den sozialen Beziehungen. Im Rahmen klassischer Lebensübergänge bietet das quartiers- und gemeinwesenbezogene Programm gezielte Unterstützung für Ältere.

Herbert Plischke geht auf die präventive Kraft der Lichtgestaltung in der Umgebung ein. Das als *Human Centric Lighting* bezeichnete Forschungsfeld untersucht, welche Voraussetzungen für eine positive Lichtwirkung auf den Menschen erfüllt sein müssen. Die erforderlichen Gütekriterien für gutes Licht werden auf die spezifischen Anforderungen älterer Menschen hin überprüft. Der Autor unterstreicht, welche Optionen durch die geschickte Planung von präventiven Umgebungen mit Lichtassistenz möglich sind und macht zugleich auf forschungsstrategische Implikationen aufmerksam. Mittels seiner Stiftungsprofessur „Licht und Gesundheit" an der Hochschule München greift Plischke dazu auf vielfältige einschlägige Forschungsarbeiten zurück.

Urs Baumann und Herta Windberger von der Paris-Lodron Universität Salzburg konzentrieren sich in ihren Ausführungen zum Thema Prävention und Gesundheitsförderung durch universitäre Bildungsangebote für die zweite Lebenshälfte auf die wissenschaftliche Weiterbildung im höheren Erwachsenenalter. Die Autoren verdeutlichen, welchen Einfluss Bildung im Alter auf Prävention und Gesundheitsförderung älterer Menschen hat. Nachberufliche Bildungsangebote, insbesondere von Seiten der Hochschulen, leisten daher einen besonderen Beitrag. Anhand von 15 Parametern zeigen Baumann und Windberger, welche Gestaltungsoptionen für SeniorInnen-Universitäten bestehen. Diese allgemeinen Überlegungen werden am Beispiel der Uni 55-PLUS der Paris-Lodron Universität Salzburg veranschaulicht. Ergebnisse einer Analyse von Nutzerinnen und Nutzern der Uni 55-PLUS ergänzen diese Ausführungen.

Der Sozialpsychologie Heiner Keupp von der der Ludwig-Maximilians-Universität München kommt in seinem Beitrag auf gesellschaftliche, ökonomische und politische Vorgaben des Alterns zu sprechen. Er streicht die Ambivalenz vorherrschender Altersbilder in einer fluiden Gesellschaft heraus, in der einerseits die „jungen Alten" in ihrer Rolle als Konsumenten, bürgerschaftlich Engagierte und berufserfahrene Arbeitnehmer hohe Wertschätzung erfahren und andererseits die Menschen im „vierten Lebensalter", die Gesundheits- und Pflegekosten in hohem Maße verursachen, eher abgewertet werden. Vordringlich erscheint aus seiner Sicht, dass es gelingt, alte Menschen trotz bestehender Einschränkungen zu befähigen, weiterhin private und gesellschaftliche Entscheidung zu treffen. Darin sieht er einen wesentlichen präventiven Auftrag.

Als Vertreter der BKK Landesverband Bayern thematisieren Kerstin Ludewig und Robert Wolf die Rolle der Krankenkassen im Hinblick auf Präventionsangebote im Alter. Ein gesetzlicher Präventionsauftrag ergibt sich aus dem dritten Kapitel des fünften Sozialgesetzbuchs, das unter der Prämisse steht: „Die Krankenversicherung als Solidargemeinschaft hat die Aufgabe, die Gesundheit der Versicherten zu erhalten, wiederherzustellen oder ihren Gesundheitszustand zu bessern." (§ 1 SGB V). Als Maßnahmen werden hierbei nicht nur Aufklärung und Beratung, sondern auch Leistungen benannt. Insbesondere Personen, die aufgrund der sozialen Lebensverhältnisse ungünstigere Gesundheitschancen haben, sollen mit den jeweiligen Maßnahmen erreicht werden. Auch unterschiedliche geschlechtsspezifische Bedürfnisse sind dabei zu berücksichtigen. Die Spitzenverbände der Krankenkassen legen in einer Arbeitsgemeinschaft gemeinsame und einheitliche prioritäre Handlungsfelder und Kriterien für die Leistungen fest. Ältere Menschen gelten in vielerlei Hinsicht als besonders vulnerabel und fallen daher vorrangig in das Aufgabenfeld der Krankenkassen. Die Autoren erörtern die Optionen des jüngst in Kraft getreten Präventionsgesetzes und streichen heraus, welche Rahmenbedingungen das Verständnis von Prävention und Gesundheitsförderung und das Handeln der Sozialversicherungsträger bestimmen

Das abschließende Kapitel von Hannele Häkkinen berücksichtigt die europäische Dimension einer Prävention im Alter. Ausgehend von der EU-Gesundheitsstrategie „Gemeinsam für die Gesundheit" werden transnationale Ziele einer übergreifenden Präventionspolitik identifiziert und Best-Practice-Beispiele einzelner Nationen angegeben. Herausgehoben werden Präventionsansätze aus Dänemark, Schweden, Finnland, Deutschland und Österreich. Hierzu werden Alleinstellungsmerkmale und Transfernotwendigkeiten nationaler Gesetzesinitiativen und Programme für Europa gegeneinander abgewogen.

Kurzportraits sämtliche Autorinnen und Autoren aus diesem Sammelband finden sich in alphabetischer Reihenfolge am Ende der Publikation.

Literatur

Amann, A. (2006). Politisches Gestalten in einer alternden Gesellschaft - Aufgaben erkennen und anerkennen. In: Floimair, R. (Hrsg.). Schriftenreihe des Landespressebüros, Serie „Salzburger Landtag", Nr. 9, 15-20.

Antonovsky, A. (1979). Health, stress and coping. San Francisco: Jossey-Bass.

Antonovsky, A. (1997). Salutogenese. Zur Entmystifizierung der Gesundheit. Tübingen: Verlag Deutsche Gesellschaft für Verhaltenstherapie.

Baas, S., Schmitt, M. & Wahl, H.-W. (2008). Singles im mittleren und höheren Erwachsenenalter. Sozialwissenschaftliche und psychologische Befunde. Stuttgart: Kohlhammer.

Backes, G. (Hrsg.) (2002) Alterssoziologie. Opladen: Leske und Budrich.

BAMF – Bundesamt für Migration und Flüchtlinge (2015). Das Bundesamt in Zahlen 2014. Asyl, Migration und Integration. Nürnberg: BAMF.

Bauer, U. & Büscher, A. (2008). Soziale Ungleichheit und Pflege. Beiträge sozialwissenschaftlich orientierter Pflegeforschung. Wiesbaden: VS-Verlag.

Beauftragte der Bundesregierung für Migration, Flüchtlinge und Integration (2007).) Der Nationale Integrationsplan. Neue Wege – Neue Chancen. Berlin: Presse- und Informationsamt der Bundesregierung.

Bengel, J., Strittmatter, R. & Willmann, H. (2001). Was erhält Menschen gesund? Antonovskys Modell der Salutogenese – Diskussionsstand und Stellenwert. Köln: BZgA.

BMG – Bundesministerium für Gesundheit (Hrsg.) (2010). Geistig fit im Alter durch Ernährung, Bewegung und geistige Aktivität. Berlin: BMG.

Böhm, K., Tesch-Römer, C., & Ziese, T. (2009) (Hrsg.). Gesundheit und Krankheit im Alter (Beiträge zur Gesundheitsberichterstattung des Bundes). Berlin: RKI.

Brinkmann, R. (2014). Angewandte Gesundheitspsychologie. München: Pearson.

BVPG – Bundesvereinigung für Prävention und Gesundheitsförderung (2007). Präventionsziele für die zweite Lebenshälfte – Empfehlungen der Bundesvereinigung Prävention und Gesundheitsförderung e.V. Berlin: BVPG.

Cattell, R. B. (1971). Abilities: Their structure, growth, and action. Boston: Houghton Mifflin.

Cieza, A. & Stucki, G. (2005). Content comparison of Health Related Quality of Life (HRQOL) instruments based on the ICF. In: Quality of Life Research, 14, 1225-1237.

Cornia, G. A. & Pannacia, R. (eds.) (2000). The mortality crisis in transitional economies. Oxford: Oxford University Press.

Deneke, C. & Brunnett, R. (2009). Vielfalt als Herausforderung – Bedarf, Ansatzpunkte und Perspektiven für eine „differenzorientierte" Gesundheitsförderung bei älteren Menschen. In: Gesundheit Berlin -Brandenburg (Hrsg.). Gesundheit im Alter fördern – eine Zukunftsaufgabe der Kommunen. Dokumentation 36-39. Regionalkonferenz Berlin.

DFPG – Deutsches Forum Prävention und Gesundheitsförderung (Hrsg.) (2004). Botschaften für gesundes Älterwerden. Berlin: DFPG.

DIMDI – Deutsches Institut für Medizinische Dokumentation und Information(Hrsg.) (2005) ICF – Internationale Klassifikation der Funktionsfähigkeit, Behinderung und Gesundheit. Genf: WHO.

Expertenkommission Ziele der Altenpolitik (o.J.). Perspektiven der gesundheitlichen Versorgung älterer Menschen. Gütersloh: Bertelsmann Stiftung.

Fraser, N. (2000). Die halbierte Gerechtigkeit. Frankfurt: Suhrkamp.

Garms-Homolová, V. (2009). Prävention bei Hochbetagten. In: Kuhlmey, A. & Schaeffer, D. (Hrsg.). Alter, Gesundheit und Krankheit 263-275. Bern: Huber.

Gatz, M. & Zarit, S. H. (1999). A good old age: paradox or possibility. In: Bengtson, V.L. & Schaie, K. W. (eds.). Handbook of theories of aging, 396–416. New York: Springer.

Gerlinger, T., Kümpers, S., Lenhardt, U. & Wright, M. (Hrsg.). (2010). Politik für Gesundheit. Bern: Huber.

Hammerschmidt, P., Pohlmann, S. & Sagebiel. J. (2014). Gelingendes Alter(n) und Soziale Arbeit. Neu-Ulm: AG Spak.

Horn, J. L. (1970). Organization of data on life-span development of human abilities. In: Goulet, L. R.& Baltes, P. B. (eds.). Life span developmental psychology: Research and theory, 423–466. New York: Academic Press.

Huber, E. (2014). Gesunde Gemeinden: zur Praxis von Prävention und Gesundheitsförderung. Zeitschrift für alle Gesundheitsberufe Dr. Mabuse, 39(208), 38-40.

Jacoby, R. & Oppenheimer, C. (eds.) (2002). Psychiatry in the Elderly. Oxford: Oxford University Press.

Janssen, C., Swart, E. & Lengerke, v. T. (2014) (eds.). Health Care Utilization in Germany: Theory, Methodology, and Results. New York: Springer.

Junius, U., Fischer, G. C. & Kemmnitz, W. (1995). Neue hausärztliche Versorgungsformen für ältere Patienten. Teil I: vom Screening zur Intervention. Das Hannoversche ambulante geriatrische Screening (AGES). In: Geriatrie Forschung 5 (2), 71-77.

Kant, I. (1787). Kritik der reinen Vernunft. Berlin: Akademie der Wissenschaften.

Kerr, J., Weitkunat, R. & Moretti, M. (Hrsg.) (2007) ABC der Verhaltensänderung. Der Leitfaden für erfolgreiche Prävention und Gesundheitsförderung. München: Urban & Fischer.

Kroll, L. E. & Ziese, T. (2009) Kompression oder Expansion der Morbidität. In: Böhm, K., Tesch-Römer, C. & Ziese, T. (Hrsg.). Gesundheit und Krankheit im Alter (Beiträge zur Gesundheitsberichterstattung des Bundes), 105-112. Berlin: RKI.

Kruse, A. (2002). Gesund altern. Stand der Prävention und Entwicklung ergänzender Präventionsstrategien. Baden-Baden: Nomos.

Kruse, A. (2006). Der Beitrag der Prävention zur Gesundheit im Alter – Perspektiven für die Erwachsenenbildung. In: bildungsforschung, 3(2), 1-25.

Kruse, A. (2011). Gesundheit im Alter. In: Hoefert, H.-W. & Klotter, C. (Hrsg.). Gesunde Lebensführung – kritische Analyse eines populären Konzepts, 293-308. Bern: Huber.

Kümpers, S. (2008). Alter und gesundheitliche Ungleichheit: Ausgangspunkte für sozialraumbezogene Primärprävention. Berlin: Wissenschaftszentrum Berlin für Sozialforschung.

Lang, E. (2014). Prävention – Es geht um ein gesundes und erfolgreiches Altern. ProAlter, 1 (46) , 17-20.

Lehr, U. & Thomae, H. (2000). Psychologie des Alters. Heidelberg: UTB.

List, S. M., Ryl, L. & Schelhase, T. (2009). Systeme mit Altersschwäche? Angebote gesundheitlicher und pflegerischer Versorgung für alte Menschen. In: Böhm, K., Tesch-Römer, C. & Ziese, T. (Hrsg.). Gesundheit und Krankheit im Alter (Beiträge zur Gesundheitsberichterstattung des Bundes). 167-215. Berlin: RKI.

Mazur, J. E. (2006). Lernen und Verhalten. München: Pearson.

Nahnsen, I. (1975). Bemerkung zum Begriff und zur Geschichte des Arbeitsschutzes. In: Osterland, M. (Hrsg.). Arbeitssituation, Lebenslage und Konfliktpotential, 145-166. Frankfurt/Main: Europäische Verlagsanstalt.

Naidoo, J. & Wills, J. (2003). Lehrbuch der Gesundheitsförderung. Köln: BZgA.

Neurath, O. (1931, 1981). Empirische Soziologie. Schriften zur wissenschaftlichen Weltauffassung. Wien 1931. In: Gesammelte philosophische und methodologische Schriften, Band 1, 423-527. Wien: Holder-Pincher.

Palmore, E. B., Nowlin, J., Busse, E. W., Siegler, I. C. & Maddox, G. L. (1985). Normal Aging. Durham: Duke University Press.

Pohlmann, S. (2010). Versorgungsqualität aus Verbrauchperspektive. Ein Forschungsprojekt. München: Hochschule München.

Pohlmann, S. (2010b). Politische Implikationen des Alter(n)s. In: Kruse, A. (Hrsg.). Leben im Alter. Eigen- und Mitverantwortlichkeit in Gesellschaft, Kultur und Politik. Festschrift für Ursula Lehr, 207–218. Heidelberg: Akademische Verlagsgesellschaft.

Pohlmann, S. (2011). Sozialgerontologie. München: UTB/Reinhardt.

Pohlmann, S. (2012). Altern mit Zukunft. Wiesbaden: Springer VS.

Pohlmann, S. (2015). Altershilfe. Band 1: Hintergründe und Herausforderungen. Band 2: Handlungsfelder und Handlungsempfehlungen. Neu-Ulm: AG Spak.

Reuter, T. & Schwarzer, R. (2009). Verhalten und Gesundheit. In: Bengel, J. & Jerusalem, M. (Hrsg.) Handbuch der Gesundheitspsychologie und Medizinischen Psychologie, 34-45. Göttingen: Hogrefe.

Richter, M.& Hurrelmann, K. (2006) (Hrsg.). Gesundheitliche Ungleichheit. Grundlagen, Probleme, Perspektiven. Wiesbaden: VS Verlag.

RKI – Robert Koch Institut (2002) (Hrsg.). Gesundheitsberichterstattung des Bundes, Heft 10: Gesundheit im Alter. Berlin: RKI.

RKI – Robert Koch Institut (Hrsg.) (2007). Kinder- und Jugendgesundheitssurvey (KIGGS). Berlin: RKI.

RKI – Robert Koch Institut (Hrsg.) (2008) Migration und Gesundheit. Schwerpunktbericht der Gesundheitsberichterstattung des Bundes. Berlin.

Rosenbrock R. & Gerlinger, T. (Hrsg.) (2014). Gesundheitspolitik. Bern: Huber.

Rowe, J. & Kahn, R. (1998). Successful aging. New York: Springer.

Saß, A.-C., Wurm, S. & Ziese, T. (2009). Somatische und psychische Gesundheit. In: Böhm, K., Tesch-Römer, C. & Ziese, T. (Hrsg.). Gesundheit und Krankheit im Alter (Beiträge zur Gesundheitsberichterstattung des Bundes), 31-61. Berlin: RKI.

Schnabel, P.-E. (2006). Gesundheit fördern und Krankheit prävenieren. Besonderheiten, Leistungen und Potentiale aktueller Konzepte vorbeugenden Versorgungshandelns. Weinheim: Juventa.

Schott, T. & Hornberg, C. (Hrsg.) (2011) Die Gesellschaft und ihre Gesundheit. 20 Jahre Public Health in Deutschland: Bilanz und Ausblick einer Wissenschaft. Wiesbaden: VS Verlag.

Schüz, B. & Wurm, S. (2009). Wie wichtig ist Prävention? In: Böhm, K., Tesch-Römer, C. & Ziese, T. (Hrsg.). Gesundheit und Krankheit im Alter (Beiträge zur Gesundheitsberichterstattung des Bundes), 160–166. Berlin: RKI.

Schüz, B. et al. (2013). Personale Ressourcen für Autonomie trotz Multimorbidität. In: Kuhlmey, A. & Tesch-Römer, C. (Hrsg.). Autonomie trotz Multimorbidität. 83-110. Göttingen: Hogrefe.

Sen, A. (2000). Ökonomie für den Menschen. Wien: Hanser.

Tesch-Römer, C. & Wurm, S. (2009). Wer sind die Alten? Theoretische Positionen zum Alter und Altern. In: Böhm, K., Tesch-Römer, C. & Ziese, T. (Hrsg.). Gesundheit und Krankheit im Alter (Beiträge zur Gesundheitsberichterstattung des Bundes), 7-20. Berlin: RKI.

Tews, H. P. (1999). Von der Pyramide zum Pilz: demographische Veränderungen in der Gesellschaft. In: Funkkolleg Altern. Die vielen Gesichter des Alterns. 137–185. Opladen: Leske und Budrich.

Trommer, H. (2010). Gesundheitsförderung bei älteren Männern. In: Gesundheit Berlin-Brandenburg (Hrsg.). Dokumentation der Regionalkonferenz Gesundheit im Alter fördern - eine Zukunftsaufgabe der Kommunen. 28-30. Berlin: Gesundheit Berlin.

UNECE – United Nations Economic Commission for Europe (2002). Regional Implementation of the International Actions Plan on Ageing – the UNECE Strategy. Wien: UNECE.

UN - United Nations(2009). World Population Prospects: The 2008 Revision. New York: United Nations.

Vienken, E. (2010). Soziallagenbezogene Gesundheitsförderung. Erfolgversprechende Zugangswege zu Kindern, Jugendlichen und älteren Menschen. Stuttgart: Landesgesundheitsamt Baden-Württemberg im Regierungspräsidium Stuttgart.

Voges, W. (2006). Indikatoren im Lebenslagenansatz: das Konzept der Lebenslage in der Wirkungsforschung. In: ZeS Report, 11 (2006), 1, 1-6.

Von dem Knesenbeck, O. (2008). Soziale Ungleichheit, Gesundheit und Krankheit im Alter. In: Kuhlmey, A. & Schäeffer, D. (Hrsg.). Alter, Gesundheit und Krankheit, 120-130. Bern: Huber.

Weisser, G. (1978). Beiträge zur Gesellschaftspolitik. Göttingen: Schwartz.

Werle, J., Woll, A. & Tittlbach, S. (2006). Gesundheitsförderung. Körperliche Aktivität und Leistungsfähigkeit im Alter. Stuttgart: Kohlhammer.
WHO - World Health Organization (2001). International Classification of Functioning, Disability and Health: ICF. Geneva: WHO.
Wright, M. (2010) (Hrsg.). Partizipative Qualitätsentwicklung in der Gesundheitsförderung und Prävention. Bern: Huber.

2 Meilensteine für ein modernes Präventionsverständnis im Alter

Stefan Pohlmann

Der nachfolgende Beitrag verweist auf die Wurzeln moderner Präventionsansätze für ein gelingendes Altern, die sich nicht darauf beschränken, ein möglichst langes und krankheitsarmes Leben zu gewährleisten, sondern auch psychosoziale Aspekte einbeziehen. Diese historische Betrachtungsweise soll aufzeigen, wo und in welcher Form bereits frühzeitig eine umfassende Übersetzung von Belastungsvermeidung einerseits und Aktivierung von Potenzialen anderseits vorgenommen wurde und welche Entwicklungen einem solchen Verständnis bis in die Neuzeit entgegengestellt wurden. Das Kapitel verdeutlicht ferner, aus welchem Grund es uns bis in die heutige Zeit so schwer fällt, die Prävention gerade für die Zielgruppe älterer Menschen trotz vieler überzeugender Ansatzpunkte in der Gesellschaft und in den verantwortlichen Berufsgruppen zu verankern. Zugleich soll es anschaulich machen, auf welchen Modellen unsere derzeitigen Vorstellungen von Prävention im Alter wesentlich gründen und welche Irrwege dabei künftig zu vermeiden sind.

2.1 Einflüsse der Antike

Die im weiteren aufgeführten Modelle fußen zunächst auf Vorstellungen der griechischen und römischen Antike, die an dieser Stelle in der gebotenen Kürze hervorgehoben und auf das Handlungsfeld der Sozialen Arbeit in der Jetztzeit übertragen werden sollen.

2.1.1 In der Tradition des Hippokrates'

Als einer der unbestritten größten Vordenker einer Verhaltensprävention kann der griechische Arzt und Philosoph Hippokrates von Kos (* 460 v. Chr., † ca. 370 v. Chr.) gelten. Er ist als Begründer der Heilkunde in die Geschichte eingegangen. Mit seinen Überlegungen wurde das damalige Bild von Gesundheit und Krankheit in seinen Grundfesten erschüttert. Aus seiner Sicht waren Krankheiten nun nicht mehr das Resultat einer allmächtigen Laune der Natur, sondern die Folgen fortgesetzter menschlicher Verhaltensfehler. Ganz anders erscheint demgegenüber die radikale Sichtweise des vielzitierten Philosophen Platon (* ca. 428 v. Chr., † ca. 348 v. Chr.), der im Rahmen seiner *Politeia* annähernd zeitgleich eine erschütternd selektive und gleichsam grausame Vorstellung der Heilkunst entwickelt hat:

> *„Wer siech am Körper ist, den sollen sie sterben lassen, wer an der Seele mißraten und unheilbar ist, den sollen sie sogar töten."* (Platon; Übersetzung von Teuffel & Wiegand 1855, S. 407f)

Welche Auswirkungen eine derartige Vorstellung einer öffentlichen Gesundheit in der Umsetzung haben kann, wurde durch den Nationalsozialismus auf bekanntlich unglaublich perfide Art unter Beweis gestellt. Nach Hippokrates definierte sich Krankheit aber eben nicht als unverrückbares Schicksal, das sich irreversibel und zwangsläufig vollzieht und den Betroffenen zur Passivität zwingt oder der durch ärztliche Kunst auszusondern wäre. Stattdessen hat Hippokrates den individuellen Lebensstil in den Blickpunkt gerückt und mittels verschiedener Gesundheitsvorschriften (z.B. nicht bis zur Sättigung essen und sich nicht vor Anstrengung scheuen) die Einflussmöglichkeiten des individuellen Handelns veranschaulicht. Auch bei Platon finden sich zwar Hinweise auf die Bedeutung einer Gymnastik von Körper und Geist. Gänzlich fremd aber war ihm hingegen die Vorstellung, Hilfen im Alter anzubieten, um eine Verschlimmerung von Krankheiten oder Problemlagen zu vermeiden. Dabei hatte er durchaus euphemistische Attribute des Alters vertreten. So geht auf ihn im *Gastmahl*, einem seiner bekanntesten Dialoge, die Wendung zurück:

> *„Beginnt doch das Auge des Geistes erst dann scharfblickend zu werden, wenn das des Leibes seine Schärfe zu verlieren anfängt."* (Platon;Übersetzung von Teuffel & Wiegand 1855, S. 720)

Die bedeutenden Lehren des Hippokrates haben unser derzeitiges Präventionsdenken ganz entscheidend geprägt. Entsprechend finden sie sich auch in den aktuellen Maßnahmen zur Gesundheitsedukation wieder. Die Bundeszentrale für gesundheitliche Aufklärung, die als obere Bundesbehörde im Auftrag des Bundesministeriums für Gesundheit in Deutschland seit fast 50 Jahren das Mandat einer deutschlandweiten Gesundheitserziehung besitzt, greift bei fast allen Programmen implizit auf den antiken Vordenker eines vorbildlichen Gesundheitsverhaltens zurück. Die heutigen Präventionsmaßnahmen zur Ernährung, Bewegung und sinnhaften Betätigung aber auch zur Vermeidung von Gesundheitsrisiken tragen insofern eine hippokratische Handschrift. Sein Denken hat damit gleichzeitig die derzeitige Vorstellung eines gesunden und aktiven Alterns formiert. Hippokrates hat dies bereits sehr plastisch durch folgende Zusammenhangserklärung ausgedrückt:

> *„Alle Teile des Körpers, die eine Funktion haben, werden gesund und gut entwickelt und altern langsamer, wenn sie in Maßen gebraucht und durch gewohnte Arbeit geübt werden. Wenn sie hingegen nicht gebraucht werden und träge sind, werden sie anfällig für Krankheiten, bleiben minderwüchsig und altern vorzeitig.“* (zitiert nach Kapferer & Sticker 1933. S. 56)

Eine deutliche Referenz auf diesen Aspekt ist allerdings erst rund 2150 Jahre später in dem Standardwerk der Gesundheitslehre für Leib und Seele von Hermann Klencke nachzulesen (vgl. Klencke 1872, S. 187). Dort heißt es über das Rentier- und Pensionsleben:

> *„Bei den in Ruhestand versetzten Personen, meist fleißige, an regelmäßige Arbeit gewöhnte Leute, finden wir aber mit der plötzlichen Berufslosigkeit und Ruhe sehr oft ein auffälliges Abnehmen der Kräfte, der Heiterkeit und organischen Functionen, als ob der Organismus Zeit gewonnen habe, krank zu werden. – Mag auch Mancher, der vom Amte abtritt, vor und während dieser Katastrophe mancherlei Verdruß, Kränkung und Demütigung erfahren haben und mit verwundetem, nachgrollendem Gemüthe in den Ruhestand eintreten, so ist doch erfahrungsgemäß die plötzliche Veränderung der Situation und Lebensgewohnheit, die Ruhe nach gewohnter Thätigkeit, die der Organismus ebenso wenig erträgt, als die plötzliche Versetzung in ein anderes Klima; wir sehen bisher gesunde, rührige und frohe Leute schnell matt, hinfällig, leidend werden, während andere unter gleichen Umständen, welche im Ruhestand eine neue Beschäftigung, einen neuen freien Beruf finden, gewöhnlich bis in ein höheres Alter hinein rührig und rüstig bleiben. “*

Diese heute vielleicht kurios anmutende Formulierung hat gleichwohl mit einem weiteren zeitlichen Verzug in den 1960er-Jahren zu einer eigenen Alterstheorie beigetragen – der so genannten *Aktivitätstheorie* (vgl. Pohlmann 2011). Nach dieser Makrotheorie streben Menschen grundsätzlich danach, ihr Verhalten so lange wie möglich aufrecht zu erhalten und zielen auf eine Kontinuität ihrer sozialen Kontakte ab (vgl. Havighurst 1968). Sofern Aktivitäten aufgrund von gesetzlichen Regelungen, gesundheitlichen Einschränkungen oder Verlusten von Sozialpartnern nicht aufrechterhalten werden können, sind ältere Menschen nach der Aktivitätstheorie um Alternativhandlungen bemüht. Die Aufrechterhaltung von Aktivitäten und die Fortsetzung von Gewohnheiten stellt nach diesem Modell auch die Voraussetzung für Lebenszufriedenheit im Alter dar. Nach heutigem Kenntnisstand tritt das Motiv einer Fortschreibung von Aktivitäten keineswegs so gleichförmig auf wie von den Theorievertretern angenommen. Und doch spiegelt dieser Ansatz zeitgemäße Wunschvorstellungen über ein gelingendes Alter wider. So sind etwa tradierte Volksweisheiten wie „Wer rastet, der rostet" oder „Müßiggang ist aller Laster Anfang" mit diesem Ansatz kompatibel. Gleichzeitig finden sich Hinweise, dass nach mangelndem Training und fehlender Übung bestehende Fähigkeiten und Fertigkeiten verkümmern. Das gilt für motorische Programme (sportliche Betätigung) ebenso wie für kognitive Fähigkeiten (z. B. Fremdsprachenkenntnisse). Physiologisch lassen sich Muskelabbau und der Zerfall synaptischer Verbindungen im Gehirn durch Nichtgebrauch nachweisen (vgl. Carlson 2004). Die Aktivitätstheorie hat als Ausgangspunkt die sozialgerontologische Forschung beflügelt. Aus heutiger Sicht bleibt allerdings fraglich, ob die Fortführung von Aktivitäten des mittleren Erwachsenenalters allen Menschen gleichermaßen zu einem erfüllenden Altern verhilft. Um die Aktivitäten zufriedenstellend umzusetzen, sind verschiedene Aspekte zu berücksichtigen: Zum einen müssen Ältere sich frei entscheiden und selbst die Aktivitäten auswählen können, zum anderen gilt es, die subjektive Bedeutung und die damit einhergehende Anerkennung sowie die persönliche Einschätzung über die zur Verfügung stehenden Ressourcen miteinzubeziehen.

Derzeit gehen wir davon aus, dass es im Alter weniger um die bloße Beibehaltung von Aktivitäten als vielmehr darum geht, die eigenen Möglichkeiten und Wünsche zu entfalten. Das vor allem in der Persönlichkeitspsychologie beliebte Konstrukt des *Selbst* steht mit diesem Gedanken in enger Verbindung. Es handelt sich dabei aus der Sicht von Hans Thomae (* 1915, † 2001), einem der bedeutendsten Pioniere der deutschen Gerontologie, um ein zentrales Konzept zur Binnendifferenzierung des psychologischen Lebensraums (vgl. Thomae 1986,S. 256). Der Analytiker Carl Gustav Jung (* 1875, † 1961) hat das Selbst als eines von fünf Archetypen der menschlichen Psyche beschrieben (vgl. Jung 1968. Es umfasst nach seiner Interpretation das allen Menschen innewohnende Potenzial, welches sich mit dem Streben nach Perfektion verbindet. Gleichzeitig geht es darum, die eigenen Kräfte zu erkennen und sich so zu akzeptieren wie man wirklich ist. Diesen individuellen Prozess der Selbstgestaltung bezeichnet man in Referenz auf sein antikes griechisches Vorbild als *Autopoiesis* (vgl. Zeleny 1981). Der Existenzphilosoph Viktor Frankl (* 1905, † 1997) hat in diesem Zusammenhang die heilenden Kräfte der Selbstgestaltung hervorgehoben (vgl. Frankl 1972). Diese werden vor allem dann aktiviert, wenn es gelingt, das eigene Leben in den Dienst einer sinnhaften Aufgabe zu stellen, die außerhalb der eigenen Person liegt und über Zurückliegendes hinausweist. So vermerkt Frankl in der ausweglos erscheinenden und gleichermaßen erniedrigenden wie unsagbar grausamen Situation als Häftling des Lagers Theresienstadt ungebrochen auf ein Kassiber:

> *„Es gibt nichts auf der Welt, das einen Menschen so sehr befähigte, äußere Schwierigkeiten oder innere Beschwerden zu überwinden, – als: das Bewußtsein, eine Aufgabe im Leben zu haben."*

Die geforderte Sinngebung kann gerade im Alter bei besonders ausgeprägter körperlicher und seelisch-geistiger Verwundbarkeit über die individuelle Existenz hinausgehen und eine spirituelle Deutung mit einbeziehen (vgl. Kruse 2013, S. 288). Im Rahmen des *Broaden-Build-Modells* (vgl. Frieman/Schustack 2004, S. 558) hat die Interpretation von Frankl im Hinblick auf die Bedeutung positiver Emotionen, Befindlichkeiten und Meinungen Eingang gefunden. Nach diesem Modell öffnen erst Affekte und Einstellungen wie Freude, Interesse, Stolz, Zufriedenheit und Liebe den Geist für verschiedene sinnhafte Tätigkeitsfelder.

Der Soziologe Niklas Luhmann (* 1927, † 1998) hat das Konzept der Autopoiesis wiederum als neuen Schlüsselbegriff in seiner *Systemtheorie* verankert und auf übergeordnete soziale Systeme übertragen (vgl. Luhmann 1993). Nach seinem Dafürhalten operieren soziale Systeme in einem ständigen aber nicht zielgerichteten Entwicklungsvorgang, mittels dessen sie sich selbst zu reproduzieren vermögen. Die Sinngestaltung geht dann allerdings nicht mehr auf die einzelnen Mitglieder des Systems zurück, sondern auf die gesamte Umwelt.

> *„Sozialen Systemen liegt nicht 'das Subjekt', sondern die Umwelt 'zu Grunde', und mit 'Zu Grunde liegen' ist dann nur gemeint, daß es Voraussetzungen der Ausdifferenzierung sozialer Systeme (unter anderen: Personen als Bewußtseinsträger) gibt, die nicht mitausdifferenziert werden."* (Luhmann 1993, S. 244)

Zentrales Sinnelement ist die Reduktion von Komplexität in einer vielschichtigen und unübersichtlich wirkenden Welt. Dabei spielt die Kommunikation eine zentrale Rolle. Für die Soziale Arbeit, die mit eben diesen hochkomplexen Systemen in der Praxis agiert, hat sich der Systemansatz nach Luhmann nicht nur zu einer bedeutungsvollen Gesellschaftstheorie entwickelt, sondern auch die Grundlage für eine zentrale Leitidee herausgebildet. Martin Hafen fasst dies unter Verweis der einschlägigen Literatur so zusammen:

> *„Soziale Arbeit kann demnach entweder als eigenständiges, autopoietisches System verstanden werden, welches Leistungen für andere Systeme erbringt, oder als untergeordneter Beruf, als Instanz der Inklusionsvermittlung [...], welche in den Funktionssystemen in nachgeordneter*

Stellung einen Einsatzort findet, für dessen eigene funktionale Ausdifferenzierung sich aber nur schwer Indizien finden lassen." (Hafen 2004, S. 225)

Aktives Altern

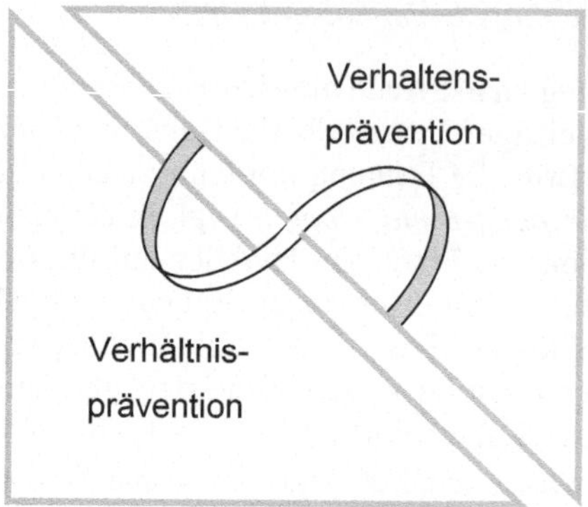

Selbstgestaltung

Abb. 2.1: Aktives Altern im Licht der Prävention

Aktives Altern (vgl. Walker 2002) meint in der Sozialen Arbeit vor diesem Hintergrund diejenige Unterstützung, die auf individueller Ebene ansetzt, um die physischen, sozialen und psychischen Potentiale Älterer zu erkennen beziehungsweise zu nutzen. Auf gesellschaftlicher Ebene bedeutet aktives Altern ferner die Einwirkung auf beeinflussende Strukturen und Rahmenbedingungen gegenüber Kosten- und Leistungsträgern aber auch durch einen allgemeinen, öffentlichkeitwirksamen Diskurs. Bezogen auf die Prävention sind damit Hilfeleistungen in Richtung einer *Verhaltensprävention* einerseits und im Sinne einer *Verhältnisprävention* anderseits angesprochen, auf deren Grundlage persönliche Kompetenzen aber auch Setting-Bedingungen für ein gelingendes Altern bearbeitet werden (vgl. Hammerschmidt, Pohlmann & Sagebiel, 2014). Abbildung 1 gibt eine solche Wechselwirkung wieder. Mit dieser Kombination sollen Menschen auch im hohen Alter nach ihren Bedürfnissen selbstbestimmt leben und an der gesellschaftlichen Wirklichkeit teilhaben können.

2.1.2 Senecas Verweise auf ein proaktives Altern

Vor rund 2000 Jahren hat Lucius Anneus Seneca (* 1 n. Chr., † 65 n. Chr.) in seiner vielbeachten *vita beata* (Vom glücklichen Leben) eine weitere Wende eingeleitet. Er hat hierbei ausdrücklich und überzeugend auf die Notwendigkeit einer frühzeitigen und gezielten Vorbereitung gegenüber erwartbaren Risiken und Belastungen hingewiesen. In einer aktuellen Übersetzung seiner Schriften klingt dies wie folgt:

> *„Wer sich aber seit Anbeginn seinem Schicksal verbunden weiß, wird prinzipientreu leben und so – geisteskräftig wie er ist – gleichzeitig erreichen, daß ihm nichts Kommendes unvorbereitet trifft. Er ist gefaßt auf alles, was einem zustoßen kann. Und indem er alle Übel für möglich hält, nimmt er ihren Angriffen die Wucht, die für bewußt Vorbereitete eben nicht überraschend kommt, die Sorglosen, die mit glücklichen Zeiten rechnen, hingegen schwer trifft.“* (Seneca, 2005, S. 196f.)

Der Soziologe Norbert Elias (* 1897, † 1990) glaubte den Zwang zur längerfristigen Planung und Regulierung von Ereignissen als Ergebnis der jüngsten okzidentalen Entwicklungen begründet. In seinem beachtlichen Werk über den Prozess der Zivilisation kommt er zu dem Schluss:

> *„Was der abendländischen Entwicklung ihr besonderes Gepräge gibt, ist die Tatsache, daß in ihrem Verlauf die Abhängigkeit aller von allen gleichmäßiger wird. In steigendem Maße hängt das höchst differenzierte, höchst arbeitsteilige Getriebe der abendländischen Gesellschaften davon ab, daß auch die unteren, agrarischen und städtischen Schichten ihr Verhalten und ihre Tätigkeit aus der Einsicht in langfristigere und fernerliegende Verflechtungen regeln.“* (Elias 1969, S. 340)

Elias entgeht bei dieser zunächst plausiblen Betrachtung allerdings, dass die Mechanismen zur Langsicht offenbar schon viel früher und räumlich weniger eng als von ihm konstatiert zur Entfaltung gekommen sind. Die von Seneca gemachten Aussagen zur gezielten Vorbereitung auf mögliche Übel sind in Bezug auf unser Wissen um demografische und epidemiologische Veränderungen mit zwei unterschiedlichen Stoßrichtungen verbunden. Erstens geht es um die kollektiven Herausforderungen, die mit dem Altern der Gesellschaft verbunden sind. Dazu stellen sich Fragen wie: Welche Konsequenzen hat der relative und absolute Zuwachs älterer Menschen für unser Sozial-, Wirtschafts-, Bildungs- und Gesundheitssystem? Welche Chancen und welche Risiken erwachsen aus einem veränderten Zahlenverhältnis von Jung und Alt im ländlichen oder urbanen Raum? Wie können unterschiedliche Interessen von Generationen in Einklang gebracht werden? Fragen wie diese gehören auf die politische Agenda jedes Landes. Spätestens seit der Verabschiedung des Weltaltenplans im Jahr 1982 (United Nations, 1982) sind die weltweiten Folgen der Bevölkerungsentwicklung öffentlich bekannt.

> *„The increase in the numbers and proportions oft the aging is accompanied by a change in the population's age structure. A declining proportion of children in a population increases the proportion of older persons."* (United Nations, 1982, S. 14)

Bereits in den 1950 Jahren liegen den Vereinten Nationen stabile Bevölkerungsstatitiken vor, die sehr deutlich den absoluten und relativen Anstieg älterer Menschen ausweisen. Insofern haben wir es mit einer historisch einmaligen Dimension der Planbarkeit des Alter(n)s zu tun. Und doch bewegen sich die politischen Bemühungen trotz rückblickend durchaus akkurater Vorhersagen über drohende Belastungen primär im Hier und Jetzt und weit weniger auf künftige Entwicklungen hin. So ist ein Großteil von politischen Reformen auf akute Handlungsbedarfe und nur sehr bedingt auf noch nicht eingetretene Veränderungen hin ausgerichtet – wohl auch deshalb, weil sich selbst FachexpertInnen über die drohenden Gefahren und die Priorisierung ihrer Folgen in einem sozialen Gefüge nicht immer einig sind.

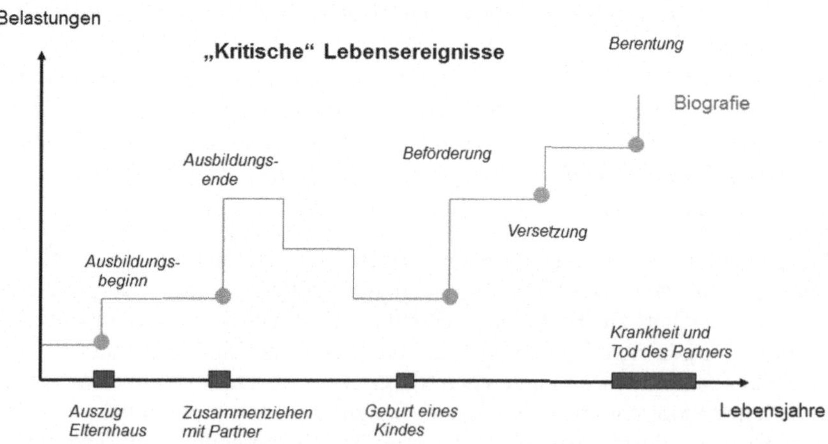

Abb. 2.2: Kritische Lebensereignisse im biografischen Verlauf

Die zweite Stoßrichtung bezieht sich auf biografisch bedeutsame Risiken einzelner Personen. Die Wahrscheinlichkeit für ein langes Leben ist mit der Verantwortung verknüpft, individuelle Gestaltungsspielräume proaktiv auszunutzen und persönliche Risiken zu vermeiden. Der Soziologe Thomas Klein streicht in diesem Zusammenhang heraus, dass trotz statistischer und messtechnischer Ungenauigkeiten und Unwägbarkeiten das hohe Alter zu einer verlässlichen Planungsgröße geworden sei. Er leitet daraus die Anforderung ab, einen eigenen Bildungs-, Berufs- und Lebensweg zu entwerfen (vgl. Klein, 2004, S. 77f.).

Die Lebenslaufforschung (vgl. Pohlmann 2015a) bietet uns eine solide Kenntnis typischer Lebensläufe, die mit einer gesellschaftlichen Ordnung und zeitlichen Struktur von Lebenszeit versehen sind. Abbildung 2 veranschaulicht anhand von verschiedenen privaten und beruflichen Lebensereignissen die potenziell auftretenden Belastungsspitzen im Lebenslauf. Ein Lebensereignis gilt auch dann als kritisch, wenn es von den Betroffenen herbeigesehnt und positiv bewertet wird. Der kritische Aspekt bezieht sich auf die Umwälzungen, die mit dieser Episode verbunden sind. Die daraus resultierenden Veränderungen treten vielfach nicht willkürlich auf, sondern sind zumindest in Teilen zeitlich normiert oder zumindest in der Reihenfolge nicht willkürlich angeordnet. Darüber hinaus bestehen enge zeitliche Zusammenhänge zwischen bestimmten Einzelereignissen. Unter Berücksichtigung einer hohen biografischen Variationsbreite gilt es, sensible Passagen, problematische Übergänge und kritische Ereignisse entlang des Lebenslaufs zu identifizieren (vgl. Kohli 1983). Das Wissen um prototypische Lebenslaufphasen und kritische Einzelereignisse, die mitunter auf sehr drastische Weise den Verlauf des Lebens verändern können, gestattet uns ein präventives Vorgehen. Wir können damit negative Auswirkungen bestimmter Vorfälle vorhersagen und die damit verbundenen Belastungen durch frühzeitige externe Hilfen oder die rechtzeitige Aktivierung interner Stärken abschwächen.

2.2 Hürden einer gelingenden Prävention im Alter

Trotz der oben genannten frühen theoretischen Grundlagen der Prävention wurden die Weichen für eine effiziente Prävention im Alter bis heute nicht gestellt. Im Rahmen einer vom BMBF finanzierten Studie des Verfassers mit dem Akronym PrimA zu eben diesem Thema hat sich gezeigt, dass in der einschlägigen Literatur die Prävention für genau diese Zielgruppe allenfalls gestreift wird. Bei einer Überprüfung der einschlägigen Datenbanken finden sich lediglich 156 Arbeiten die dieses Feld ausdrücklich bedienen. Zudem lässt sich kein Trend erkennen, der auf eine Interessenszunahme für diesen Sektor schließen lassen würde (Pohlmann 2015b). Die nachfolgenden Abschnitte sollen der Frage nachgehen, welche Ursachen für dieses Desinteresse auszumachen sind.

2.2.1   Regression des Mittelalters

Ebenso wie die Geschichte Optionen für eine Beförderung der Prävention bereithält, wartet sie auch mit Hürden auf, die ihre Weiterentwicklung deutlich behindern. Eine solche Barriere zeichnet sich durch den Zeitgeist des abendländischen Mittelalters ab. Aufgrund einer selbstbezogenen Ignoranz wurden medizinische Errungenschaften und gesundheitsbezogene Techniken aus dem Orient vernachlässigt. So wurden beispielsweise die bahnbrechenden Arbeiten von Abū Alī al-Husain ibn Abdullāh ibn Sīnā – kurz genannt Ibn Sina – (* um 980, † 1037) nicht wahrgenommen, obgleich sie griechische, römische und persische Wissenschaftstraditionen in bis dahin nicht bekanntem Maße miteinander vereinen. Ibn Sina hat darin die Vermeidung von Infektionserkrankungen schon akkurat beschrieben bevor im Okzident ein solcher kausaler Zusammenhang auch nur geahnt, geschweige denn behandelt werden konnte. Er hat Diätpläne aufgestellt und den Einfluss von Klima und Umwelt auf die Krankwerdung identifiziert. Daneben hat er wesentliche Impulse für die Chirurgie und die Anästhesie gegeben. Auch die Arbeiten zur Präventionsmedizin des Mosche ben Maimon – genannt Maimonides (* 1135; † 1204), der die Beziehung zwischen Arzt und Patient als zentralen Faktor der Heilung beschrieben hat, kommt nicht zur Geltung (vgl. Hayoun, 1999).

Das Genfer Ärztegelöbnis beruft sich auf den so genannten Eid des Maimonides. Er lautet bis heute:

> *„Zum Zeitpunkt meines Eintritts in den ärztlichen Beruf verpflichte ich mich feierlich, mein Leben dem Dienste der Menschheit zu weihen. Ich werde meinen Lehrern die schuldige Achtung und Dankbarkeit wahren. Ich werde meinen Beruf gewissenhaft und würdig ausüben. Die Gesundheit meines Patienten wird meine erste Sorge sein. Ich werde das Geheimnis dessen, der sich mir anvertraut, wahren. Mit allen mir zur Verfügung stehenden Mitteln werde ich die Ehre und die stolzen Überlieferungen des Ärzteberufes aufrechterhalten. Meine Kollegen sollen meine Brüder sein. Ich werde es nicht zulassen, daß sich religiöse, nationale, rassische Partei- oder Klassengesichtspunkte zwischen meine Pflicht und meine Patienten drängen. Ich werde das menschliche Leben von der Empfängnis an bedingungslos achten. Selbst Drohungen werden mich nicht dazu bringen, meine ärztlichen Kenntnisse entgegen den Pflichten der Menschheit anzuwenden. Ich gelobe dies feierlich, frei und auf meine Ehre.“*

Trotz diese noch immer bestehenden Bekenntnisses sind andere Akzente seiner Arbeit in Vergessenheit geraten. Ebenso hat man die chinesische Heilmedizin, die wohl die längste Tradition der Heilkunst für sich reklamieren kann – wenn überhaupt wahrgenommen – als zutiefst suspekt angesehen. Dies ist umso bedauerlicher, weil sie anders als die westliche Schulmedizin bereits dann zum Einsatz kam, noch bevor eine Krankheit oder ein Leiden diagnostiziert worden war. Sie entspricht damit dem genuinen Ursprungsgedanken der Prävention und ist als so genannte Lebenspflege (yangsheng) von besonderer Bedeutung (vgl, Engelhardt 2011).

Hinzu kam eine Konjunktur obsolet geglaubter Gesundheitsvorstellungen. Krankheiten wurden im christlichen Mittelalter spirituell überhöht und als gottgewollte Prüfung interpretiert, die es duldsam zu ertragen, aber nicht zu vermeiden galt. Entsprechende Hinweise lassen sich auch in den religiösen Schriften des sonst untadeligen Thomas von Aquin (* 1224, † 1274) ausmachen. „Wer einen schweren Weg gegangen", so heißt es in seinen Aphorismen, „ging ihn für sich und für uns" (*Summa Theologiae* 1265). Krankheit wird damit zur Nachfolge der Leiden Christi stilisiert. Wenn aber die Erkrankungen als diesseitiges Martyrium aufgewertet werden und damit ein jenseitiges Heilsversprechen verbunden ist, bleibt für Präventionsansätze im Alter kein Raum. Mediziner und Heiler mussten außerdem im Mittelalter damit rechnen, aufgrund ihrer Behandlungserfolge der Hexerei bezichtigt zu werden. Die Inquisition hat dem Gesundheitswesen insgesamt einen schweren Schlag versetzt und es um viele Jahrhunderte zurückgeworfen. Die hygienischen Zustände waren zudem derart katastrophal, dass sie einen idealen Nährboden für die Verbreitung von Seuchen bildeten. Lediglich in den abgeschlossenen Klöstern hat man sich auf die Ursprünge der Heilkunst besonnen und die alten Schriften zumindest im Geheimen weiter tradiert. Positive Beispiele sind die Ordensvertreter Walahfrid Strabo (* 808; † 849) und vor allem Hildegard von Bingen (* 1098; † 1179).

2.2.2 Wende der protestantischen Ethik

Erst im Zuge der Reformationsbewegung wird auch das antike Bild der Gesundheit reanimiert. Die protestantische Ethik stellt die Leistungsfähigkeit des Menschen in den Vordergrund und verweist auf die Verantwortung der Selbstsorge. In den Tischreden von Martin Luther (* 1483, † 1546) ist der Satz überliefert:

> *„Anstrengungen machen gesund und stark. Voll sein und müßiggehen ist die größte Plage auf Erden."*

Diese Äußerung erinnert an die oben genannten antiken Vorbilder. Der einflussreiche Soziologe Max Weber (* 1864, † 1920) kommt bei seiner oft zitierten Analyse der protestantischen Ethik zu dem Ergebnis, dass durch die Ideen Luthers auf der einen und die Calvinistische Tradition auf der anderen Seite, sich eine innerweltliche Askese herausgebildet hat, die auch einen konstitutiven Bestandteil des modernen kapitalistischen Geistes ausmache (Weber 1934).

Insgesamt trägt der Paradigmenwandel in dieser Epoche aber auch zu ganz neuen medizinischen Erkenntnisgewinnen bei. In diese Zeit fällt auch das Wirken von Theophrastus Bombastus von Hohenheim – besser bekannt als Paracelsus (* ca. 1493, † 1541). Dieser wird heute als Erneuerer der Medizin gefeiert. Damals hat er sich als Querdenker hervorgetan, der ausgesprochen innovativen Behandlungsmaßnahmen zur Geltung verhalf, indem er sich auf recht brüske Art und Weise von Hippokrates und Galenos von Pergamon abwandte. Anstatt sich auf diese Autoritäten zu berufen, vertraute er allein auf seine empirischen Erfahrungen und auf eigene Überlegungen. Er hat entscheidende Fortschritte bei der Behandlung von Berufs- und Geschlechtserkrankungen gemacht und die antiseptische Wirkung der Wundheilung erkannt. Er war außerdem der erste Gelehrte, der an einer medizinischen Fakultät Vorlesungen auf Deutsch abhielt.

Durch das Lehrbuch mit dem Titel *de humani corporis fabrica libri septem* (Über das Kunstwerk des menschlichen Körpers in sieben Büchern) des Flamen Andreas Vesalius (* 1514, † 1564) gelingt es zudem, eine neuzeitlichen Anatomie und ein fortschrittliches morphologisches Denken einzuführen. Bereits im Alter von wird er in Padua zum Professor der Chirurgie ernannt. Hier entwickelt er die Auffassung, dass allein Untersuchung der menschliche Leiche ein gültiger wissenschaftlicher Erkenntnisweg zum Verständnis der Anatomie gewähre. Anklang fanden seine Studien hingegen weder bei der Obrigkeit noch beim Klerus. 1564 verurteilte die Inquisition den Arzt zum Tode, weil er eine Leiche seziert und dabei festgestellt hatte, dass dem Mann die Rippe, aus der Eva stamme, gar nicht fehle. Das Urteil kann allerdings nicht vollstreckt werden, da Vesalius Reise bei seiner Reise nach Jerusalem zuvor verstirbt Wenig später hat der englische Arzt William Harvey (* 1578, † 1657) mit der Entdeckung des Blutkreislaufs einer modernen Physiologie den Weg gebahnt. Er war zunächst als praktischer Arzt tätig bevor er in London eine ordentliche Professor erhielt und als Leibarzt von bei Jakob dem I. und Karl dem I. tätig wurde. Wesentliche Erkenntnisse gewann er über Tierversuche. Viel beachtet wurden seine Publikationen *Exercitation anatomica de motu cordis et sanguinis in animalibus* und *Exercitationes de generatione animalium*. Seine Arbeiten widerlegten die bis dato bestehende Auffassung, dass das Blut über die Leber produziert werden würde. Statt dessen erfasste er erstmals die Rolle des Herzens. Mit der Erfindung des Mikroskops durch den Italiener Marcello Malpighi (* 1628, † 1694) konnte kurz darauf auch die Funktion der Kapillaren entschlüsselt werden.

Und dennoch: Trotz des Siegeszuges der medizinischen Kunst bleibt diese doch vor allem der Kindheit, Jugend und dem Erwerbsalter verhaftet. Das höhere Alter und die damit verbundenen Einschränkungen werden stattdessen als normaler Entwicklungsvorgang angesehen. Pathologische Prozesse werden deshalb nicht näher betrachtet, und in der Folge hat die Prävention für diese Altersgruppe keine nennenswerten Erfolge zu verzeichnen. Eine solche Sichtweise hat sich langfristig und hartnäckig in den Köpfen der Sozial- und Gesundheitswissenschaftler festgesetzt. In Vergessenheit geraten ist dagegen die schon von Marcus Tullius Cicero (* 106 v. Chr., † 43 v. Chr.) vorgebrachte Einteilung, die zwischen Alterungs- und Krankheitsprozessen trennt (vgl. Cicero, 1998). Auf ihn geht auch das folgende Zitat zurück, das zwischen dem Wunsch alt werden und der Tatsache alt zu sein unterscheidet.

> *„Das Greisenalter, das alle zu erreichen wünschen, klagen alle an, wenn sie es erreicht haben."* (Cicero, 1833, S. 3)

Mit der Unterscheidung von John Rowe und Robert Kahn (1998) konnte in unserer Zeit eine erweiterte und wissenschaftliche fundierte Sichtweise über das Alter herbeigeführt werden, die schon bei Cicero angelegt ist. Mit ihrem Modell hat sich eine Differenzierung in drei Alternsentwicklungen durchgesetzt. Sie unterscheiden krankheitswertige Alterungsprozesse von einem normalen oder einem erfolgreichen Altern. Normales Altern wird zwar als krankheitsfrei verstanden – dennoch weist es einen relativ hohen Risikostatus auf. Prävention soll nun gerade zu einem erfolgreichen Altern beitragen und hierbei funktionale Beeinträchtigungen verhindern, ein hohes geistiges und körperliches Funktionsniveau erhalten und ein aktives Engagement im täglichen Leben ermöglichen. Erfolg im Altern definiert sich somit nicht nur über die Abwesenheit von Krankheit oder über den Bestand von Alltagskompetenzen, sondern gerade über die Kombination mit einer aktiven und gesunden Lebensgestaltung.

2.3   Fazit und Ausblick

Erst in der Mitte des 20. Jahrhunderts gelingt eine Emanzipation von althergebrachten, insbesondere einseitig defizitorientierten Auffassungen gegenüber dem Alter. Hans-Joachim von Kondratowitz resümiert im Rahmen seiner historischen Abhandlung über Gesundheit und Krankheit im Alter wie folgt:

> *„Wie kaum eine andere Spezialisierung der sich modernisierenden Medizin stand das höhere Lebensalter im Kreuzpunkt von lebensweltlich verankerten Alltagsmythen über das Alter, traditionellem Rezeptwissen,*

eingeübten Ritualen und überkommenen sozialen Umgangsformen mit dem ‚kranken Alter' wie schließlich auch dem einflussreichen Erbe der antiken Diskussionen. Diese Mächte waren immerhin so stark und prägend, dass sogar die sich als fortschrittlich begreifende experimentelle Medizin des 19. Jahrhunderts noch lange im Bann der traditionellen Verfallsmetaphorik verblieb und sich davon nur schwer zu lösen vermochte. Eine nicht unerhebliche Hilfestellung leistete dazu im frühen 20. Jahrhundert die zunehmende sozialwissenschaftliche und entwicklungspsychologische Erforschung des Alterns, die neue und alternative Konzepte des sozialen Alterns formulierte und damit die medizinische Deutung unter Legitimierungsdruck setzte.“ (von Kondratowitz, 2008, S. 80)

Besonders fruchtbar für ein modernes Verständnis von Prävention im Alter ist vor allem die Verbindung unterschiedlichster Diskurse aus dem Kanon der Wissenschaften in Richtung einer transdisziplinären Auseinandersetzung und der damit verbundenen Loslösung eines rein medizinischen Wissenschaftsprimats.

Will man heute die Bedeutung einer Prävention im Alter richtig erfassen, ist man gut beraten, die Ursprünge für die heutige Ausrichtung eines solches Ansatzes sorgsam zu betrachten. Die Benennung historisch einflussreicher Vordenker und die holzschnittartige Darstellung ihrer Verdienste in diesem Beitrag macht deutlich, dass das Rad nicht immer neu erfunden werden muss, sondern viele fortschrittlich und innovativ wirkende Ansätze bereits vor langer Zeit gedacht und erprobt wurden. Der Blick zurück zeigt aber nicht nur auf, welche Schritte wir in den Spuren anderer für eine wirksame Prävention zu gehen haben. Er verdeutlicht überdies, warum wir uns aufgrund bestimmter Weichenstellungen aus der Vergangenheit mit bestimmten Neuentwicklungen heute immer noch so schwer tun.

Eine besondere Herausforderung besteht darin, Präventionsstrategien mit den Erkrankungsrisiken älterer Menschen, den Kosten und Behandlungsrisiken wie auch dem damit verbundenen Aufwand in Relation zur Verbesserung der erreichten Lebensqualität zu setzen (vgl. Gordon 1983). Brinkmann (2014) verweist in diesem Zusammenhang auf drei Präventionsformen, die alle drei für die Zielgruppe älter werdender Menschen in Betracht kommen. Die *universelle* Prävention bezieht sich auf all jene Risiken, die in der Population älterer Personen nicht klar zu identifizieren sind beziehungsweise derart breit gestreut sind, dass vorbeugende Maßnahmen sich nicht an ausgewählte Risikogruppen richten können. Entsprechende Verfahrensweisen sprechen daher möglichst breit die Gruppe Älterer an und sind beispielsweise der Ernährungs- oder Bewegungsbildung zuzuordnen. Die eher auf vulnerable Personen abgestimmten Schritte bezeichnet man dagegen als *selektive* Prävention. Alle dahinter stehenden Strategien setzen eine genauere Kenntnis von Ursache und Wirkungsmechanismen voraus und können Risiken bestimmten Subgruppen älterer Menschen klar zuordnen. Dazu zählt beispielsweise die Sturzprophylaxe, die sich an Menschen richtet, die aufgrund von Vorerkrankungen oder Ereignissen eine besondere Sturzgefahr aufweisen. Bei der *indizierten* Prävention sind bereits Vorstadien einer definierten Erkrankung auszumachen, die sich im Verhalten oder aber im Erleben eines älteren Patienten als Symptomatik diagnostizieren lassen. Darunter fallen beispielsweise Nachsorgeuntersuchungen nach der erfolgreichen Behandlung von bösartigen Neubildungen. Bereits in Kapitel 1 wurde die von Andreas Kruse (2011) vertretene Unterscheidung einer Prävention *für das Alter* und einer Prävention *im Alter* dargestellt. Neben Interventionen, die schon in jungen Jahren durch eine gesunde Lebensführung in Verbindung mit einer rechtzeitig einsetzenden Diagnostik und Therapie dazu beitragen sollen Alterserkrankungen zu vermeiden oder abzumildern , sind daneben all jene präventiven Handlungsweisen einzubeziehen, die erst im höheren Lebensalter einsetzen. Beide Präventionsarten erfordern eine frühzeitige Risikoeinschätzung und klare Indizien. Damit werden Erkenntnisse zentral, die Auskunft darüber geben wie sich Krisen und Problemlagen verhindern oder über den gesamten Lebenslauf hinauszögern lassen. Auch wenn das Wissen um Risiken im Alter im Laufe der Menschheitsgeschichte gewachsen ist, so zeigen die obigen Überlegungen, dass dieses Wissen nicht ausnahmslos stetig vergrößert wurde und dass vielfältige Wissensbestände zeitweise oder auch dauerhaft verloren gegangen sind. Manche als innovative Entdeckung gefeierte Präventionskampagne hat dabei zuweilen längst aus unserem Gedächtnis entschwundene Vordenker. Prävention im Alter braucht daher nicht nur diejenigen, die neue Zusammenhänge entdecken, sondern auch jene, die nach in Vergessenheit geratenen Einsichten fahnden. Gleichwohl braucht es aber auch neue Wege, weil sich die Kohorten von älteren Menschen systematisch von jenen früherer Zeiten unterscheiden. Bewährte Präventionsmaßnahen müssen insofern nicht zwangsläufig dauerhaft greifen. Vielmehr müssen sich alte und neue Ansätze gleichermaßen immer wieder aufs Neue bewähren. Ganz in diesem Sinne soll Seneca erneut das Wort erteilt werden, der wie kaum ein anderer auf die Notwendigkeit verwiesen hat, Erkenntnisse unserer Vordenker zu bewahren und wert zu schätzen.

> *„Vermögt ihr's, dann lobt die Vortrefflichen, könnt ihr Euch nicht dazu durchringen, verschwindet! [...] Wie ein einsamer Fels am flachen Meeresufer, so halte ich stand. Unaufhörlich peitschen ihn von allen Seiten die Wogen. Dennoch rücken sie ihn weder von der Stelle, noch zermürbt ihn ihr ständiger, ja jahrhundertelanger Anprall. Spring, greif mich an! Ich halte aus – und besiege euch. Am Sichergegründeten und Unüberwindlichen übt der Angreifer seine Kraft nur zum eigenen Schaden. [...]*

Auch wenn euch eure Lage nur unzureichend bewußt ist, so tief ist die Menschheit noch nicht gesunken, daß euresgleichen Zeit genug haben dürfte, um Schmähungen gegen weit Bessere die Zunge zu wetzen. "
(Seneca, 2005, S. 166f.)

Literatur

Aquin, T. v. (1265). Summa Theologiae – Aphorismen. Bibliothek der Kirchenväter. Rom

Brinkmann, R. (2014). Angewandte Gesundheitspsychologie. Hallbergmoos: Pearson.

Carlson, N. R. (2004). Physiologische Psychologie. München: Pearson.

Cicero, M. T. (1998). De senectute. Stuttgart: Reclam.

Cicero, M. T. (1833). Vom Greisenalter und von der Freundschaft. Übersetzung von Karl Roth. Verlag der Buch-, Kunst-, Musikalienhandlung Joseph Thomann.

Elias, N. (1969). Über den Prozeß der Zivilisation. Soziogenetische und psychogenetische Untersuchungen. Band 2: Wandlungen der Gesellschaft: Entwurf zu einer Theorie der Zivilisation. Bern: Francke:

Engelhardt, U. (2011). Gesunde Lebensführung in der chinesischen Medizin. In: Hoefert, H.-W. & Klotter, C. (Hrsg.). Gesunde Lebensführung – kritische Analyse eines populären Konzepts, 30–41. Bern: Huber.

Frankl, V. (1972). Der Mensch auf der Suche nach Sinn. Stuttgart: Klett.

Friedman, H. S. & Schustack, M. W. (2004) (Hrsg.). Persönlichkeitspsychologie und Differentielle Psychologie. München: Pearson.

Gordon, R. S. (1983). An operational classification of desease prevention. In: Public Health Reports, 38 (2), 107-109.

Hafen, M. (2004). Luhmann in der Sozialen Arbeit oder: Wie kann die soziologische Systemtheorie für die professionelle Praxis genutzt werden? In: Mäder, U. & Daub, C.-H. (Hrsg.). Soziale Arbeit: Beiträge zu Theorie und Praxis, 203-231. Basel: Gesowip.

Hammerschmidt, P., Pohlmann, S. & Sagebiel, J. (2014) (Hrsg.). Gelingendes Alter(n) und Soziale Arbeit. AGSpak: Neu-Ulm.

Havighurst, R. J. (1968). Public attitudes toward various activities of older people. In: Donahue, W. & Tibbitts, C. (eds.). Planning the older years, 141-147. New York: Ann Arbor.

Hayoun, M.-R. (1999). Maimonides. Arzt und Philosoph im Mittelalter. München: Beck.

Jung, C. G. (1968). Analytical psychology: Its theory and practice. New York: Pantheon Books.

Kapferer, R. & Sticker, G. (1933 - 1940) (Hrsg.). Die Werke des Hippokrates. Die hippokratische Schriftensammlung in neuer deutscher Übersetzung. Band I–V. Stuttgart: Hippokrates.

Klein, T. (2004). Lebenserwartung – gesellschaftliche und gerontologische Bedeutung eines demografischen Konzepts. In: Kruse, A. & Martin, M. (Hrsg.) Enzyklopädie der Gerontologie, 66-81. Bern: Huber.

Klencke, H. (1872). Hauslexikon – Gesundheitslehre für Leib und Seele. Leipzig: Kummer.

Kohli, M. (1983). Thesen zur Geschichte des Lebenslaufs als soziale Institution. In: Conrad, C. & Kondratowitz, v. H.-J. (Hrsg.). Gerontologie und Sozialgeschichte, 133-147. Berlin: DZA.

Kruse, A. (2011). Gesundheit im Alter. In: Hoefert, H.-W. & Klotter, C. (Hrsg.). Gesunde Lebensführung – kritische Analyse eines populären Konzepts, 293-308. Bern: Huber.

Kruse, A. (2013). Die Grenzgänge des Johann Sebastian Bach. Psychologische Einblicke. Berlin: Springer.

Labisch, A. (1992). Homo Hygienicus. Gesundheit und Medizin in der Neuzeit. Campus: Frankfurt.

Luhmann, N. (1993). Soziale Systeme: Grundriß einer allgemeinen Theorie. Frankfurt/Main: Suhrkamp.

Pohlmann, S. (2011). Sozialgerontologie. München: UB/Reinhardt.

Pohlmann, S. (2015a): Altershilfe – Band 1: Hintergründe und Herausforderungen. Band 2: Handlungsfelder und Handlungsempfehlungen. Neu-Ulm: AGSpak.

Pohlmann, S. (2015b) (Hrsg.). Prävention im Alter. Wiesbaden: Springer VS.

Rowe, J. & Kahn, R. (1998). Successful aging. New York: Dell.

Seneca, L. A. (2005). Handbuch des glücklichen Lebens. Köln: Anaconda.

Teuffel, W. S. & Wiegand, W. (1855): Übersetzung der Politeia Platons. Zehn Bücher vom Staate. Stuttgart: Dialogorum de Republica.

Thomae, H. (1968). Das Individuum und seine Welt Göttingen: Hogrefe.
United Nations (1982, 2002). First and second International Plan of Action on Ageing A/Conf.113/31 / A/CONF.197/9. New York: UN.
von Kondratowitz, H.-J. (2008). Alter, Gesunheit und Krankheit aus historischer Perspektive. In: Kuhlmey, A. & Schaeffer, D. (Hrsg.). Alter, Gesundheit und Krankheit, 64-81.Bern: Huber.
Walker, A. (2002). The principles and potential of active ageing. In: Pohlmann, S. (Ed.). Facing an Ageing World – Recommendations and Perspectives, 113–118. Regensburg: Transfer.
Weber, M. (1934). Die protestantische Ethik und der Geist des Kapitalismus. Tübingen: Beck.
Zeleny M. (1981) (ed.).Autopoiesis: A theory of living organization. New York: Elsevier.

3 Präventiver Erhalt von Gesundheit und Aktivität im Alter

Elisabeth Pott

3.1 Einführung

Die demografische Entwicklung mit einer deutlichen Zunahme des Anteils älterer und alter Menschen wird Deutschland in den kommenden Jahren entscheidend prägen. Während heute 16,5 Millionen Menschen im Alter über 64 Jahre in Deutschland leben, wird ihre Zahl bis zum Jahr 2050 auf 23 Millionen steigen (Statistisches Bundesamt, 2014; Statistisches Bundesamt, 2009). Kaum eine Entwicklung wird derart gravierende Veränderungen der Gesellschaftsstruktur, des Arbeitsmarktes, der ökonomischen Determinanten und der sozialen Sicherungssysteme nach sich ziehen. Vor diesem Hintergrund gewinnt das Thema Gesundheitsförderung und Prävention für ältere Menschen zunehmend an Bedeutung. Es ist wichtig, die Weichen für diese Herausforderung zu stellen und die Potenziale einer Gesellschaft des langen Lebens zu erkennen und zu nutzen. Darüber hinaus gilt es, Möglichkeiten und Rahmenbedingungen zu fördern, die älteren Menschen ein hohes Maß an aktiver Gestaltung und Selbstbestimmung bieten, um ihre persönlichen Ressourcen ausschöpfen zu können. Dies ist von hoher individueller wie auch gesellschaftspolitischer und ökonomischer Bedeutung. Es geht vor allem auch um gesellschaftliche Teilhabe und Lebensqualität, die in hohem Maße vom Gesundheitszustand und der Mobilität älter werdender und alter Menschen abhängt.

Präventionsrelevante Vorgehensweisen und Strategien müssen die Vielfalt individueller Lebensformen und Lebenslagen, die Aspekte des individuellen Älterwerdens, des chronologischen, biologischen und sozialen Alterns sowie die Übergänge zwischen Lebensphasen und Aktivitätsfeldern berücksichtigen. „Das" Alter, der generelle Beginn des Alters bzw. eine entsprechend feststehende Altersgrenze existieren nicht (Pohlmann, 2011). Die Wissenschaft bedient sich unterschiedlichster Theorien, um das Alter eines Menschen zu kategorisieren – so z. B. der Definition des *kalendarischen Alters*, welches sich anhand eines Geburtsdatums errechnen lässt und lediglich einen Orientierungspunkt im Prozess des Älterwerdens darstellt, während sich das *biologische Alter* auf den körperlichen Zustand bezieht, der sowohl genetisch als auch durch Lebensstandard und Gesundheitsverhalten beeinflusst wird. Die *psychologisch-intellektuelle* Definition des Alters nimmt verstärkt die Prozesse des Lernens, des Empfindens und des

Erlebens in den Blick, und die Theorie des *sozialen Alters* zieht gesellschaftliche Faktoren wie Rollenbilder und Normen zur Erklärung heran. Doch diese einzelnen Erklärungsansätze wirken verkürzt, da sie lediglich eine Facette im Prozess des Alterns in den Mittelpunkt rücken. Daher erscheint der Begriff des *funktionalen Alters* am ganzheitlichsten, da er die vorangegangenen Definitionen einbezieht und gleichzeitig die Ressourcen und Potenziale des Alters einschließt.

Erfolg versprechende Strategien der Gesundheitsförderung bei älteren Menschen basieren auf einem Leitbild des Alters und Alterns, das an den Fähigkeiten und Stärken des Alters ansetzt. Ziel ist es, dass ältere Menschen ihre eigenen Fähigkeiten einsetzen, Chancen ergreifen und Spielräume in unterschiedlichen Bereichen (u. a. Arbeitswelt, Bürgerengagement, Familie) nutzen. Der Blick richtet sich auch auf die im Zuge des Alternsprozesses zu bewältigenden individuellen Veränderungen sowie Lebensphasenübergänge. Beachtet werden ebenfalls Chancen generationenübergreifender Ansätze. Ein bedeutsames Potenzial für Gesundheitsförderung und Prävention liegt in der expliziten Beachtung sozial benachteiligter älterer Menschen, denn mit sozialen Benachteiligungen steigen die gesundheitlichen Risiken.

Im Rahmen dieses Beitrages werden die Lebenslagen und die gesundheitliche Situation älterer Menschen in Deutschland skizziert. Dabei wird ein besonderer Fokus auf Ergebnisse gelegt, die bedeutende Herausforderungen an Prävention und Gesundheitsförderung in der Bundesrepublik Deutschland darstellen. Anschließend werden die Prinzipien und Standards nachhaltiger Präventionsstrategien dargestellt.

3.2   Demografie und Lebenslagen

Die Gruppe der älteren Menschen ab 60 Jahren ist eine sehr heterogene Zielgruppe. Neben gemeinsamen Zielgruppenmerkmalen sind unterschiedliche Voraussetzungen, Bedarfslagen, Zugangsmöglichkeiten und Zugangsbarrieren einzubeziehen. Zu den Zielgruppen-spezifizierenden Merkmalen gehören Alter, Geschlecht, Migrationshintergrund, Bildungshintergrund und der Gesundheitszustand. Von Bedeutung sind der Erwerbstätigkeitsstatus, die soziale und ökonomische Situation aber auch unterschiedliche Lebensstile und Lebensformen, Freizeit-, Sport- und Weiterbildungsinteressen, der Umgang mit neuen Medien sowie das Informationsverhalten. Eine besondere Beachtung muss auch speziellen Belastungen wie z. B. der Pflege von Angehörigen geschenkt werden.

3.2.1 Demografie

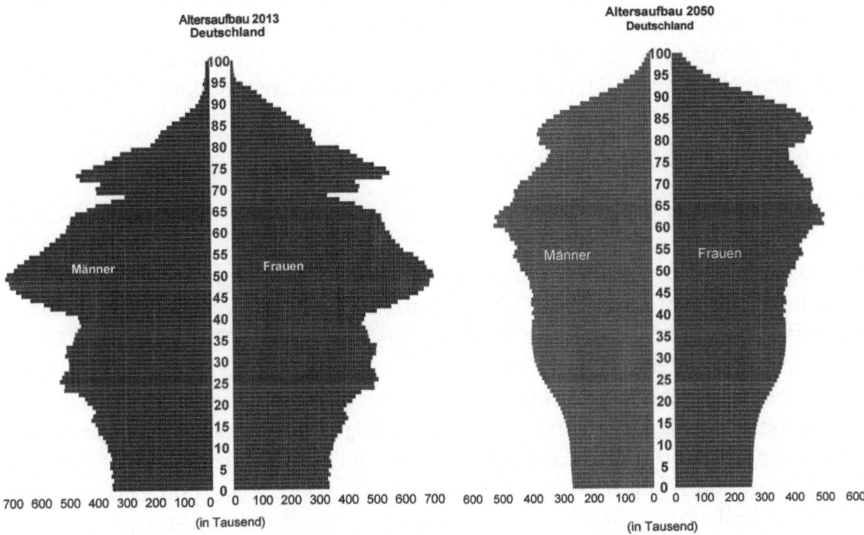

Abb. 3.1: Demografische Lage in Deutschland in den Jahren 2013 und 2050 (www.destatis.de [26.01.2015])

Im Jahr 2011 lebten 10,3 Millionen Menschen im Alter zwischen 55 und 64 Jahren in der Bundesrepublik Deutschland. Dies entspricht einem prozentualen Anteil von 13 Prozent an der Gesamtbevölkerung. 16,5 Millionen Menschen bzw. 21 Prozent der Gesamtbevölkerung waren 65 Jahre und älter (Statistisches Bundesamt, 2014). Im Jahr 2050 wird der Anteil der Personen im Alter von 65 Jahren und älter 23 Millionen (33 %) betragen (Statistisches Bundesamt, 2009). Damit einhergehend wird auch der Anteil der hochaltrigen Personen über 84 Jahre sehr deutlich zunehmen. Lebten im Jahr 2011 noch 1,9 Millionen Menschen im Alter von 85 Jahren und älter in Deutschland (Statistisches Bundesamt, 2014), so wird ihre Zahl bis Mitte der 2050er-Jahre auf etwa 6 Millionen ansteigen (Statistisches Bundesamt, 2009). Die Lebenserwartung bei Geburt liegt in Deutschland aktuell bei 77,7 Jahren für Männer und bei 82,7 Jahren für Frauen (Statistisches Bundesamt, 2013). Für das Geburtsjahr 2060 wird männlichen Neugeborenen ein durchschnittliches Alter von 87,7 Jahren prognostiziert. Bei weiblichen Neugeborenen wird die durchschnittliche Lebenserwartung bei 91,2 Jahren liegen (Statistisches Bundesamt, 2009). Auch die fernere Lebenserwartung weist in Deutschland einen deutlichen Zuwachs auf. Diese liegt heute bei 60-Jährigen Frauen bei 24,5 sowie bei 60-Jährigen Männern bei 20,6 Jahren (Statistisches Bundesamt, 2013). Die fernere Lebenserwartung wird bis 2050 für 60-Jährige Frauen um fast weitere vier Jahre zunehmen, für gleichaltrige Männer um rund drei weitere Jahre steigen (Statistisches Bundesamt, 2009). Das Geschlechterverhältnis der Hochbetagten wird sich ebenfalls verändern: Waren im Jahr 2011 34,5 Prozent der über 84-Jährigen Männer, so wird ihr Anteil bis 2060 auf 40 Prozent steigen (Statistisches Bundesamt, 2009).

3.2.2   Familienstand

Die meisten Menschen im Alter zwischen 60 und 69 Jahren sind verheiratet. Dies trifft auf 77 Prozent der Männer und 67 Prozent der Frauen in dieser Altersklasse zu. Mit steigendem Lebensalter wächst jedoch der Anteil alleinlebender Menschen. Sind in der Altersklasse der 60- bis unter 70-Jährigen Männer 4 Prozent verwitwet, sind es bei den 80-Jährigen und Älteren bereits 30 Prozent. Bei älteren Frauen ist der Anteil verwitweter Personen insgesamt höher. So liegt er in der Altersgruppe der 60- bis unter 70-Jährigen bereits bei 15 Prozent und erreicht bei 80-Jährigen und Älteren 64 Prozent. Die Anteile von ledigen und geschiedenen Personen sind im Vergleich deutlich niedriger (vgl. Nowossadeck & Engstler, 2013).

3.2.3   Soziale Einbindung

Der Ausbildung sozialer Beziehungen kommt im Alter eine wachsende Rolle zu, da diese auch die Lebenslagen entscheidend prägen kann. So ist oftmals der Wunsch nach einem selbstständigen und selbstbestimmten Leben im eigenen Haushalt nur möglich, wenn das soziale Netz entsprechende Unterstützung leisten kann. Der überwiegende Anteil der 65- bis 85-Jährigen lebt größtenteils in relativ guter sozialer Einbindung. Dabei bilden familiale Beziehungen und Strukturen eine nach wie vor tragende Säule. 89 Prozent von ihnen haben Kinder und 76 Prozent Enkelkinder, 79 Prozent langjährige Freundschaften und ca. 50 Prozent einen festen Freundes- und Bekanntenkreis (vgl. Bruttel, Köcher & Institut für Demoskopie Allensbach, 2012). Ein Großteil der 65- bis 85-Jährigen Eltern unterstützt die eigenen Kinder. Der Umfang der Unterstützung beträgt durchschnittlich 15 Stunden pro Woche, zum Beispiel bei der Betreuung der Enkelkinder oder bei der Haus- und Gartenarbeit (vgl. Bruttel, Köcher & Institut für Demoskopie Allensbach, 2012).

3.2.4 Wohnen

Heute leben in der Altersgruppe der 60- bis 69-Jährigen 25 Prozent der Frauen und 17 Prozent der Männer in einem Einpersonenhaushalt. Mit zunehmendem Alter steigt der Anteil der Einpersonenhaushalte an. Dabei ist der Anstieg bei Frauen deutlich stärker ausgeprägt als bei Männern. Leben 40 Prozent der 70- bis 79-Jährigen und 67 Prozent der 80-Jährigen und älteren Frauen in einem Einpersonenhaushalt, betragen die Anteile bei Männern jeweils 17 Prozent und 28 Prozent (vgl. Nowossadeck & Engstler, 2013).

Der Anteil der Frauen, die in Zweipersonenhaushalten leben, nimmt mit zunehmendem Alter ab. Die Mehrheit der älteren Männer lebt in Zweipersonenhaushalten. Der hohe Anteil der Männer, die in Zweipersonenhaushalten leben, bleibt auch im höheren Lebensalter erhalten (68 % in der Altersgruppe der 60- bis 69-Jährigen und 67 % bei den 80-Jährigen und älteren Männern). Der Anteil älterer Personen, die in Haushalten mit mehr als zwei Personen leben, ist im Vergleich zu den zuvor vorgestellten Kategorien niedrig (vgl. Nowossadeck & Engstler, 2013).

3.2.5 Lebensgestaltung

Der gesellschaftliche Trend zu einer erhöhten Mobilität zieht sich bis ins hohe Alter. Waren im Jahr 1985 nur 10 Prozent der 75- bis 79-Jährigen aktive Autofahrerinnen und Autofahrer mit eigenem Pkw im Haushalt, so trifft dies heute bereits auf rund 50 Prozent dieser Altersgruppe zu. Die Mehrheit der 65- bis 85-Jährigen führt ein sehr aktives Leben. Fast ein Drittel verlässt täglich das Haus, weitere 27 Prozent an fünf oder sechs Tagen in der Woche (vgl. Bruttel, Köcher & Institut für Demoskopie Allensbach, 2012).

45 Prozent der 65- bis 85-Jährigen engagieren sich ehrenamtlich und leisten damit einen wichtigen und unverzichtbaren Beitrag für unsere Gemeinschaft. Der zeitliche Umfang des ehrenamtlichen Engagements liegt durchschnittlich bei 4,2 Stunden pro Woche. Schwerpunkte des Engagements stellen der kirchliche Bereich, Freizeit und Geselligkeit, Sport und Bewegung, Kultur und Musik sowie der soziale Bereich dar (vgl. Bruttel, Köcher & Institut für Demoskopie Allensbach, 2012).

3.2.6   Mediennutzung

Der Trend der digitalen Mobilität im Alter nimmt ebenfalls stetig zu. 45,4 Prozent der über 60-Jährigen nutzen das Internet. Zu der Ausweitung des Internetkonsums hat auch die verstärkte Nutzung mobiler Endgeräte beigetragen. So verwenden bereits 65 Prozent der 50- bis 69-Jährigen und 58 Prozent der über 70-Jährigen einen Laptop. Ein Smartphone nutzen 36 Prozent der 50- bis 69-Jährigen und 12 Prozent der über 70-Jährigen. Das bevorzugte Medium der älteren Generation bleibt jedoch weiterhin das Fernsehen. Die über 50-Jährigen nutzen das Fernsehen durchschnittlich 297 Minuten täglich (vgl. Van Eimeren & Frees, 2014).

3.2.7   Lebenszufriedenheit

Nach Daten des Deutschen Alterssurvey bewertet die Mehrheit der Personen über 54 Jahre ihre Lebensqualität als hoch. In der Altersgruppe der 70- bis 85-Jährigen geben 63 Prozent der Personen eine hohe Lebensqualität an, während nur 3,7 Prozent sie als niedrig bezeichnen. Die durchschnittliche Lebensqualität, die durch ein komplexes Zusammenspiel unterschiedlicher – unter anderem gesundheitlicher – Faktoren beeinflusst ist, wird von älteren Personen in Deutschland als recht hoch angegeben (vgl. Motel-Klingelbiel, Wurm & Tesch-Römer, 2010).

3.3   Gesundheitliche Situation älterer Menschen

Die Menschen werden älter, doch werden sie auch gesund älter? Untersuchungen zeigen, dass mit zunehmendem Alter das Risiko der Ausprägung einer oder mehrerer chronischer Erkrankungen und daraus oft folgend auch einer Pflegebedürftigkeit steigt. Deshalb ist es wichtig, ältere Menschen mit bereits eingetretenen Gesundheitsproblemen, Funktions- und Fähigkeitsstörungen gesundheitsfördernd zu unterstützen.

Die Bewertung des subjektiven Gesundheitszustandes gilt als ein bedeutender und valider Prädiktor für den objektiven Gesundheitszustand. Nach aktuellen Daten schätzen ca. 67 Prozent der Frauen und 70 Prozent der Männer im Alter zwischen 45 und 64 Jahren ihre Gesundheit als gut bzw. gar sehr gut ein. Der Anteil der Menschen, die ihre Gesundheit als gut oder sehr gut angeben, verringert sich mit zunehmendem Alter. So liegt dieser in der Altersgruppe der über 64-Jährigen Frauen bei 49 Prozent sowie bei gleichaltrigen Männern bei 56 Prozent (Robert Koch-Institut, 2012).

Diese Befunde sind positiv, zeigen aber nur einen Aspekt der gesundheitlichen Lage älterer Menschen in Deutschland. Die Gesundheit wird sowohl durch das Verhalten des Individuums als auch die (Lebens-)Verhältnisse, in denen der Mensch lebt, geprägt. Epidemiologische Studien weisen auf eine Reihe von individuellen Verhaltensweisen hin, die eine schädigende Auswirkung auf die Gesundheit haben können. So führen übermäßiger Alkoholkonsum, das Rauchen, einseitige und zu fett- und kohlenhydrathaltige Ernährung sowie ein bewegungsinaktiver Lebensstil zu spezifischen Erkrankungen und Einschränkungen. Dazu gehören z. B. Übergewicht, Herz- und Gefäß- sowie Lungenerkrankungen. Gerade bei älteren Menschen können sich die Auswirkungen eines langandauernden Lebensstils kumulieren.

3.3.1   Gesundheit und Lebensstil

Übergewicht und Adipositas

Der Anteil der übergewichtigen Personen ($\geq$ 25,0 kg/m²) nimmt im Alter signifikant zu. Sind in der Altersgruppe der 40- bis 49-Jährigen Frauen 46 Prozent übergewichtig, erhöht sich die Rate in den höheren Alterskohorten auf 61 Prozent bei den 50- bis 59-Jährigen, 71 Prozent bei den 60- bis 69-Jährigen und schließlich 80 Prozent bei den 70- bis 79-Jährigen. Männer sind in allen Altersgruppen häufiger von Übergewicht betroffen. Die Prävalenz der Adipositas ($\geq$ 30,0 kg/m²) steigt ebenfalls mit dem Alter signifikant an und erreicht bei Frauen in der Altersgruppe der 50- bis 59-Jährigen 27 Prozent, bei den 60- bis 69-Jährigen 35 Prozent und bei den 70- bis 79-Jährigen einen Wert von 42 Prozent. Die Werte der Männer liegen insgesamt niedriger. Somit sind Männer zwischen 40 und 79 Jahren häufiger übergewichtig, Frauen in der gleichen Altersgruppe weisen dagegen eine höhere Rate an Adipositas auf (vgl. Mensink, Schienkiewitz, Haftenberger, Lapert, Ziese & Scheidt-Nave 2013, S. 786ff).

Bewegungsmangel

Aus zahlreichen Studien ist bekannt, dass bereits eine mäßige Steigerung der Alltagsbewegung sehr gute Effekte auf den Gesundheitszustand von Menschen hat. Nach aktuellen Empfehlungen der WHO sowie einschlägigen Studienergebnissen (World Health Organization, 2010; Völker 2012) sollten Menschen über 64 Jahre ca. 2,5 Stunden pro Woche körperlich aktiv sein, um eine gesundheitsförderliche Wirkung zu erreichen. Dies senkt das Risiko bedeutender chronischer Erkrankungen. Studienergebnisse belegen aber (vgl. Krug, Jordan, Mensik, Müters, Finger

& Lampert 2013, S. 765ff), dass 82 Prozent der 60- bis 69-Jährigen und 86,4 Prozent der 70- bis 79-Jährigen die Minimalempfehlung von 2,5 Stunden körperlicher Aktivität pro Woche nicht erreichen. Ein inaktiver Lebensstil begünstigt die Entwicklung von Adipositas, beschleunigt ein Fortschreiten chronischer Erkrankungen (insbesondere Herz-Kreislauferkrankungen und Diabetes, aber auch Demenz, Stürze, Erkrankungen des Muskel- und Skelettsystems, Osteoporose sowie Krebserkrankungen), gefährdet in hohem Maße den Erhalt der Selbstständigkeit und begünstigt somit die Entwicklung von Pflegebedürftigkeit. Inaktivität gehört zu den wesentlichen Gesundheitsrisiken und steht in starkem Zusammenhang mit einer erhöhten Mortalität (vgl. Ekblom-Bak, Ekblom, Vikström, de Faire & Hellenius, 2014; Warburton, Whitney & Bredin, 2006).

Medikamentenkonsum

Insgesamt gehen Schätzungen von 1,4 bis 1,9 Millionen medikamentenabhängigen Personen in Deutschland aus. Frauen sind häufiger betroffen als Männer. Zwei Drittel der arzneimittelabhängigen Frauen sind über 65 Jahre. Der überwiegende Anteil der Arzneimittelabhängigkeit entfällt auf den Medikamentenkreis der Benzodiazepine (70 %) (vgl. Glaeske & Schicktanz, 2013). Im Rahmen der DEGS-Studie wurde die Einnahme von abhängigkeitsgefährdenden, psychotropen Medikamenten erhoben. Dabei zeigt sich, dass die Prävalenz der Medikamentenabhängigkeit (in Bezug auf Benzodiazepine und Z-Drugs sowie Schmerzmittel) vor allem in den Altersgruppen der 60- bis 69-Jährigen und 70- bis 79-Jährigen deutlich ansteigt. Auffällig ist auch der klare Genderunterschied, wobei Frauen die höheren Prävalenzzahlen erreichen. In der Altersgruppe der 70- bis 79-Jährigen weisen 11,2 Prozent der Frauen und 5 Prozent der Männer eine Abhängigkeit von psychotropen Medikamenten auf (Die Drogenbeauftragte der Bundesregierung, 2013). Die Abhängigkeit von Psychopharmaka hat massiven Einfluss auf die kognitiven und motorischen Fähigkeiten. Eine häufige Folge sind Stürze, die zu Krankenhauseinweisungen führen und nicht selten in einer Pflegebedürftigkeit münden.

Von besonderer Relevanz ist das Thema Polypharmazie. So steigt der Anteil älterer Menschen, die regelmäßig fünf und mehr Medikamente einnehmen, mit zunehmendem Alter an. 55 Prozent der 70- bis 79-Jährigen Frauen und ca. 45 Prozent der Männer nehmen regelmäßig fünf oder mehr Medikamente ein (vgl. Knopf & Grams 2013, S. 868ff).

3.3.2 Erkrankungen im Alter

Das Alter geht mit einer steigenden Prävalenz von Funktionseinschränkungen und vor allem chronischer Erkrankungen einher. Im Vordergrund des somatischen Krankheitsspektrums stehen Herz-Kreislaufkrankheiten, Krankheiten des Bewegungsapparates, Stoffwechsel- sowie Krebserkrankungen. Im Bereich der psychischen Krankheiten nehmen Demenzen eine bedeutende Stellung ein (vgl. Saß, Wurm & Ziese, 2009).

Funktionseinschränkungen

Das höhere Alter ist häufig mit körperlichen Einschränkungen verbunden, die das tägliche Leben in unterschiedlichen Ausprägungen beeinflussen. Dem Deutschen Alterssurvey sind folgende Beispiele für die 70- bis 85-Jährigen entnommen:

- 85 Prozent haben Schwierigkeiten beim Ausführen anstrengender Tätigkeiten
- 55 Prozent fühlen sich beim Beugen, Knien und Bücken eingeschränkt (18 % fühlen sich stark eingeschränkt)
- 44 Prozent haben Einschränkungen beim Heben und Tragen schwerer Einkaufstaschen
- ein Drittel hat Einschränkungen bei längeren Fußwegen
- 28 Prozent haben Probleme beim Treppensteigen
- 18 Prozent berichten über Probleme beim Baden und Anziehen (vgl. Motel-Klingelbiel, Wurm & Tesch-Römer 2010, S. 101f)

Herz- und Kreislauferkrankungen

Bei allen Herz- Kreislauferkrankungen ist eine Steigerung der Prävalenzzahlen im hohen Alter erkennbar. So steigt die Lebenszeitprävalenz des Bluthochdrucks (systolisch $\geq$ 140 mm Hg und diastolisch $\geq$ 90 mm Hg) mit dem Alter signifikant an. Liegt die Prävalenz in der Altersgruppe der 50- bis 59-Jährigen Frauen bei 28 Prozent so steigt sie in der Altersklasse der 60- bis 69-Jährigen auf 55 Prozent. Schließlich erreichen 70- bis 79-Jährige einen Wert von 68 Prozent. Die Prävalenzraten der Männer zeigen nur sehr leichte Unterschiede (33, 52 und 65 %) (vgl. Neuhauser & Thamm et al. 2013, S. 795ff).

Die Lebenszeitprävalenzrate der koronaren Herzkrankheit liegt in der Altersgruppe der 50- bis 59-Jährigen bei 4,4 Prozent, während sie bei den 60- bis 69-Jährigen zunächst auf 15,1 Prozent und bei den 70- bis 79-Jährigen auf 22,3 Prozent steigt. Dabei kann man einen eklatanten Unterschied in Bezug auf die Genderverteilung feststellen. Männer sind deutlich häufiger betroffen als Frauen. Bei den 50- bis 59-Jährigen übersteigt die Prävalenzrate der Männer die der Frauen um das Dreifache. In den höheren Altersgruppen erreicht der Unterschied das zweifache Niveau (vgl. Gößwald, Schienkiewitz, Nowossadeck & Busch 2013, S. 651).

In der Altersgruppe der 50- bis 59-Jährigen haben 2 Prozent der Menschen im bisherigen Leben einen Herzinfarkt erlitten. Die Lebenszeitprävalenz steigt dann in den folgenden Altersgruppen auf 8,2 Prozent (60- bis 69-Jährige) und 10,2 Prozent (70- bis 79-Jährige). Auch bezüglich des Herzinfarkts sind Männer doppelt so oft betroffen wie gleichaltrige Frauen. So liegt die Lebenszeitprävalenz der 70- bis 79-Jährigen Männer bei 15,3 Prozent gegenüber 6 Prozent bei gleichaltrigen Frauen (vgl. Gößwald, Schienkiewitz, Nowossadeck, Busch 2013, S. 651f).

Einen Schlaganfall haben 1,3 Prozent der 50- bis 59-Jährigen in ihrem bisherigen Leben durchlebt. In der Bevölkerung im Alter zwischen 70 bis 79 Jahre erhöht sich der Anteil der Personen, die jemals einen Schlaganfall erlitten haben schließlich auf 7,1 Prozent. Männer sind häufiger betroffen (Busch et al. 2013, S. 656ff).

Muskuloskelettale Erkrankungen

Hinsichtlich der muskuloskelettalen Erkrankungen ist vor allem die hohe Lebenszeitprävalenz der Arthrose zu nennen. So sind 28,7 Prozent der 50- bis 59-Jährigen an Arthrose erkrankt. Die Rate steigt mit höherem Alter deutlich an und erreicht bei den 70- bis 79-Jährigen einen Wert von 42,2 Prozent. Von der Osteoporose sind vor allem Frauen im höheren Alter betroffen. Sind in der Altersklasse der 50- bis 59-Jährigen 4,1 Prozent der Frauen an einer Osteoporose erkrankt, steigt die Prävalenz auf 12,7 Prozent bei den 60- bis 69-Jährigen sowie 25,2 Prozent bei den 70- bis 79-Jährigen (vgl. Fuchs, Rabenberg & Scheidt-Nave 2013, S. 678ff).

Sturzrisiko

Mit steigendem Alter erhöht sich das Risiko einen Sturz zu erleiden enorm. Durchschnittlich 30 Prozent der Menschen über 64 Jahre stürzen mindestens einmal jährlich. Unter Bewohnern von Langzeitpflegeeinrichtungen kann die jährliche Sturzinzidenz bis zu 50 Prozent betragen. Zu Hause lebende ältere Menschen haben ein Risiko von 27 Prozent mindestens einmal im Jahr zu stürzen. Das Risiko von Mehrfachstürzen beträgt ca. 10 Prozent. Die Studienergebnisse weisen keine geschlechtsspezifischen Unterschiede in Bezug auf die Häufigkeit von Stürzen im Alter in der eigenen Häuslichkeit auf. Signifikant ist allerdings ein deutlicher Anstieg der Sturzrate in den Altersgruppen der 75- bis 79-Jährigen und der über 79-Jährigen (vgl. Balzer, Bremer, Schramm, Lühmann & Raspe, 2012).

Stoffwechselerkrankungen

Die Lebenszeitprävalenz des bekannten Diabetes mellitus steigt ab der Altersgruppe der 60- bis 69-Jährigen deutlich an. Beträgt die Rate in der Altersgruppe der 50- bis 59-Jährigen 5,7 Prozent, so erreicht sie bei den 60- bis 69-Jährigen bereits 13,8 Prozent und steigt in der Altersgruppe der 70 bis 79-Jährigen nochmals auf 21,9 Prozent an. Frauen erkranken etwas häufiger an Diabetes mellitus als gleichaltrige Männer (vgl. Heidemann, Du, Schubert, Rathmann & Scheidt-Nave 2013, S. 668ff).

Der Anteil von Personen mit einem Gesamtcholesterin über 190 mg/dl und einer ärztlichen Diagnose einer Dyslipidämie steigt mit dem Alter an. So weisen 30,7 Prozent der 18- bis 29-Jährigen einen Cholesterinwert über 190 mg/dl auf, während dies auf 55,7 Prozent der 30- bis 44-Jährigen, 78,1 Prozent der 45- bis 64-Jährigen und 86 Prozent der 65- bis 79-Jährigen zutrifft. Frauen und Männer sind in etwa gleichem Umfang betroffen (vgl. Scheidt-Nave, Knopf, Schienkiewitz, Ziese, Nowossadeck, Gößwald & Busch 2013, 661ff).

Krebserkrankungen

Im Jahr 2010 wurde bei 477.300 Menschen ein Krebs diagnostiziert. Die Zahl der Personen, bei denen in den letzten fünf Jahren eine Krebsdiagnose gestellt wurde, lag im Jahr 2010 bei mehr als 1,5 Millionen. Die häufigsten Lokalisationen für Krebs sind bei Männern die Organe Prostata, Lunge sowie Darm und bei Frauen Brustdrüse, Darm und Lunge. Männer sind insgesamt etwas häufiger von Krebserkrankungen betroffen. Bei Personen über 64 Jahre verstärkt sich diese Verteilung. Mit steigendem Alter nimmt auch das Risiko einer Krebserkrankung deutlich zu. Das mittlere Erkrankungsalter liegt in beiden Geschlechtern bei 69 Jahren (Robert Koch-Institut, 2013).

Multimorbidität

Das Auftreten von Mehrfacherkrankungen (Multimorbidität) ist ein Charakteristikum der gesundheitlichen Lage älterer Menschen. Ab dem mittleren Lebensalter nimmt die Multimorbidität stark zu. So weisen 74 Prozent der über 74-Jährigen Männer und 82 Prozent der gleichaltrigen Frauen zwei und mehr behandlungsbedürftige Erkrankungen auf (vgl. Fuchs, Busch, Lange & Scheidt-Nave 2012, S. 576ff). Das Erkrankungsrisiko steigt bei fehlender sozialer Integration, bei besonderen Lebensbelastungen und einschneidenden Lebensereignissen (vgl. Kuhlmey, 2008). Von Multimorbidität betroffene Personen haben oftmals verringerte Möglichkeiten der gesellschaftlichen Teilhabe sowie einer unabhängigen, selbstbestimmten Lebensführung. Häufig ergibt sich aufgrund der Multimorbidität ein umfassender Behandlungsbedarf. Die Versorgung älterer multimorbider Patienten stellt daher eine besondere Herausforderung dar.

Demenzielle Erkrankungen

Demenzielle Erkrankungen rücken immer mehr in den Fokus der gesundheitsbezogenen Herausforderungen einer älter werdenden Gesellschaft. In Deutschland leben ca. 1,5 Millionen Menschen mit Demenz. Etwa 15 Prozent der 80- bis 84-Jährigen und 40 Prozent der über 90-Jährigen leiden an Demenz (vgl. Bickel, 2012a). Eine eigenständige Lebensführung ist in einem fortgeschrittenen Stadium der Demenz meist nicht mehr möglich. Demenzen bergen das höchste relative Risiko für die Entwicklung einer Pflegebedürftigkeit (vgl. Rothgang, Müller & Unger, 2013). An der Betreuung und pflegerischen Versorgung der an Demenz erkrankten Personen im häuslichen Setting sind durchschnittlich 2,2 Personen aus dem Familien- oder Bekanntenkreis beteiligt (vgl. Schäufele, Köhler, Teufel & Weyerer, 2005). Für 2050 werden 3 Millionen Demenzkranke prognostiziert - bei durchschnittlichen Kosten von über 40.000 Euro pro Patient und Jahr (vgl. Bickel 2012b, S. 18ff).

Demenzen gehen mit einer sehr hohen Institutionalisierungsrate einher. So weisen ca. 75 Prozent der Pflegeheimbewohner eine Demenzerkrankung auf. Schätzungen gehen aktuell von einer Gesamtzahl von 500.000 Demenzerkrankten in deutschen Pflegeheimen aus (vgl. Bickel 2012b, S. 18ff; Schäufele, Köhler, Lode & Weyerer, 2009). Als Hauptrisikofaktor für den Ausbruch einer Demenz gilt zunächst ein hohes Alter. Daneben stellen bei älteren Personen leichte kognitive Störungen, sowie Bluthochdruck, die koronare Herzkrankheit und Diabetes mellitus wesentliche Risikofaktoren dar. Auch ein Mangel an Bewegung, Übergewicht, Rauchen sowie übermäßiger Alkoholkonsum bergen ein Risiko für die Entwicklung insbesondere einer vaskulären Demenzerkrankung. Die Stärke des Einflusses einer genetischen Veranlagung ist nicht vollends geklärt. Diesbezüglich liegen kontroverse Befunde vor (vgl. Bickel, 2012b). Eine Heilung der Demenzen ist aktuell nicht möglich und auch für die nächste Zukunft ist nicht mit einem therapeutischen Durchbruch zu rechnen.

Pflegebedarf

Die Bereiche Soziales und Pflege stehen vor entscheidenden Veränderungen. Im Jahr 2011 waren insgesamt 2,5 Millionen Menschen in Deutschland pflegebedürftig, 65 Prozent davon waren Frauen. Statistisch betrachtet, steigt die Rate der Pflegebedürftigkeit mit Erreichen des 80. Lebensjahres steil an. 56 Prozent aller pflegebedürftigen Personen sind 80 Jahre und älter (Statistisches Bundesamt, 2012). Die Anzahl der pflegebedürftigen Personen in Deutschland wird sich, den Berechnungen des Statistischen Bundesamtes zufolge, bei konstanter Pflegequote auf 2,9 Millionen im Jahr 2020, 3,37 Millionen im Jahr 2030 und 4,5 Millionen im Jahr 2050 erhöhen (Statistisches Bundesamt, 2010). Derzeit werden ca. zwei Drittel der Pflegebedürftigen zu Hause versorgt. Die Pflege wird im überwiegenden Anteil von engen Angehörigen und hier vor allem von Frauen geleistet, die ihrerseits durch die Belastungen der Pflegetätigkeit häufig Gesundheitsprobleme entwickeln (Statistisches Bundesamt, 2012; Schmidt & Schneekloth, 2011).

Zu den häufigsten pflegebegründenden Erkrankungen in der Altersgruppe ab 65 Jahren gehören Krebserkrankungen, Muskel-Skelett-Erkrankungen, Krankheiten des Herz-Kreislaufsystems sowie psychische und Verhaltensstörungen (Brucker & Seidel, 2013). Im gesamten Verlauf einer Pflegebedürftigkeit entstehen durchschnittliche Kosten von 84.000€ für Frauen und 42.000€ für Männer (Rothgang, Müller, Unger, Weiß, & Wolter 2012, S. 20).

3.4 Nachhaltige Präventionsstrategien

3.4.1 Prinzipien und Standards einer modernen Gesundheitsförderung

Modernen Präventionskonzepten liegt der lebensbegleitende und ganzheitliche Ansatz der Gesundheitsförderung zugrunde (Weltgesundheitsorganisation, 1986). Ziel ist es, die Gesundheitsressourcen und Gesundheitskompetenz der Zielgruppen zu stärken. Das Konzept moderner Gesundheitsförderung berücksichtigt die individuelle Ebene (Verhaltensprävention) und die strukturellen Rahmenbedingungen (Verhältnisprävention). Die individuelle Gesundheitsförderung muss frühzeitig beginnen und lebensbegleitend, alters- und zielgruppengerecht fortgesetzt werden. Zwei weitere wichtige Prinzipien einer modernen Gesundheitsförderung sind die Stärkung persönlicher Kompetenzen (Empowerment) und die Beteiligung der Zielgruppen an der Entwicklung und Umsetzung der Konzepte (Partizipation). Diese Prinzipien liegen auch den Programmen der Bundeszentrale für gesundheitliche Aufklärung (BZgA) zugrunde, die als obere Bundesbehörde im Geschäftsbereich des Bundesministeriums für Gesundheit (BMG) für den Bund Aufgaben der Prävention und Gesundheitsförderung wahrnimmt.

Von großer Bedeutung ist zudem der Bereich Qualitätssicherung und Qualitätsmanagement. In der Gesundheitsförderung wird intensiv darüber diskutiert, welche Instrumente und Strategien der Qualitätssicherung geeignet sind und wie durch Qualitätsmanagement in Einrichtungen der Gesundheitsförderung und Prävention die Erfolgsaussichten der Strategien und Maßnahmen verbessert werden können. Besonders wichtig ist es, einen Standard von Qualität in Programmen und Maßnahmen, die sich direkt an die Zielgruppen oder an Multiplikatoren richten, zu gewährleisten, um die Wirksamkeit zu erhöhen. Dabei müssen moderne Konzepte Aspekte der Struktur-, der Prozess- und auch der Ergebnisqualität berücksichtigen. Zur Verbesserung von Angeboten im Gesundheitswesen wurde der Public Health Action Cycle entwickelt. Der Public Health Action Cycle (vgl. Rosenbrock, 1995) benennt die Voraussetzungen für das Erreichen der Präventions- und Gesundheitsförderungsziele.

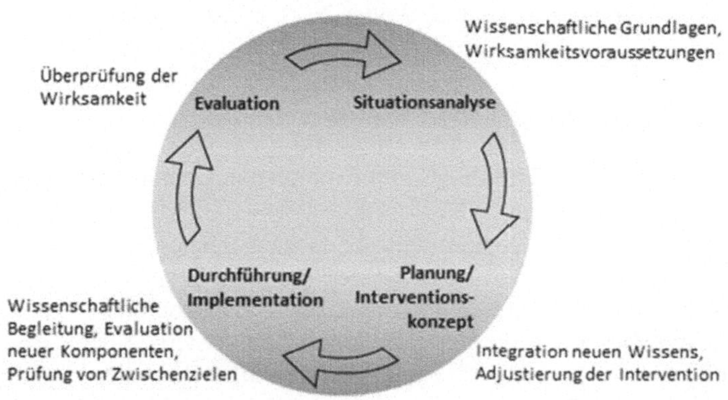

Abb.3.2: Der Public Health Cycle.

3.4.2 Strategien der Gesundheitsförderung bei älteren Menschen

Das Thema Gesundheitsförderung und Prävention bei älteren Menschen gewinnt vor dem Hintergrund der demografischen Entwicklung immer mehr an Bedeutung. Entsprechende Strategien der Gesundheitsförderung müssen sich mit den herrschenden Altersbildern auseinander setzen und zu einem positiveren Blick auf das Alter und die älteren Menschen beitragen. Die Zielgruppe der älteren Menschen ist äußerst heterogen und weist große Unterschiede hinsichtlich der persönlichen Voraussetzungen und Lebensverläufe auf. Daher ist es wichtig, die Lebensumstände wie z. B. die familiäre Einbindung, soziale Kontakte, gesellschaftliche Aufgaben und die Gesundheit zu berücksichtigen. Wichtig sind auch der berufliche und kulturelle Hintergrund, die finanzielle Absicherung, die persönlichen Interessen sowie das Freizeitverhalten.

Erfolgreiche Programme und Maßnahmen setzen an den Lebenswelten und am Alltag der älteren Menschen an. Hierfür ist es notwendig, die jeweiligen Voraussetzungen vor Ort sehr sorgfältig zu analysieren, Transparenz über die bestehenden Angebote herzustellen und die Bedarfe und Interessen älterer Menschen zu klären. Zur Verbesserung der Angebotssituation für ältere Menschen ist es wichtig, die Zusammenarbeit der relevanten Akteure vor Ort zu stärken. Ein Austausch ist erforderlich, Angebote müssen abgesprochen und vernetzt, geeignete Zugangswege und passende Angebotsformen identifiziert werden. Erfolg versprechend ist eine zielgerichtete Zusammenarbeit unterschiedlicher Professionen und Sektoren. Auch ist es notwendig, einen an den Ressourcen orientierten Ansatz zu wählen. Neben der Erhaltung und Förderung physischer, psychischer und kognitiver Fähigkeiten sollte es Ziel der Maßnahmen sein, dass ältere Menschen so lange wie möglich aktiv, selbstständig, selbstbestimmt, sozial integriert und gesundheitsbewusst leben und ihre Ressourcen ausschöpfen können. Dabei gilt es zu vermitteln, dass Programme zur Prävention und Gesundheitsförderung in jedem Alter begonnen werden können und mit einem hohen gesundheitlichen Nutzen für den einzelnen Menschen verbunden sind. Darüber hinaus ist es wichtig, das individuelle Gesundheitswissen der älter werdenden Menschen zu erweitern. Eine zentrale Rolle spielt hierbei die Vermittlung von qualitätsgesicherten Gesundheitsinformationen über das Internet.

3.5 Fazit und Ausblick

Da sich die demografischen Veränderungen in Deutschland regional äußerst heterogen vollziehen, ist die Entwicklung regional adäquater Ansätze zur Gesundheitsförderung und Prävention für ältere Menschen eine besondere Herausforderung für die Zusammenarbeit unterschiedlicher staatlicher Ebenen. Zur Verbesserung der Angebotssituation vor Ort ist es notwendig, die Zusammenarbeit aller relevanten Akteure auf unterschiedlichen staatlichen Ebenen und unterschiedlicher Sektoren vor Ort zu stärken. Beispielhaft genannt seien hier

Apotheken, Ärzteschaft, Beratungsstellen, Ehrenamtliche, interessierte Bürgerinnen/Bürger, Kassenärztliche Vereinigungen, Kirchengemeinden, Krankenkassen, Kommunalpolitik, Landesvereinigungen, Landeszentralen, Länderministerien, Pflegesektor, Selbsthilfe, Seniorenvertretungen, Sportbereich, Stadtplanung, Sozialverbände, Therapiebereich, Universitäten, Unternehmen, Vereine, Weiterbildung, Wohnungsbaugesellschaften sowie viele weitere relevante Akteure, die einbezogen werden sollten. Der sektorenübergreifende Dialog zwischen Bund, Ländern, Kommunen, Wissenschaft, Praxis und Zielgruppen ist wichtig, um eine gemeinsame zielgerichtete Umsetzung Erfolg versprechender Strategien und Maßnahmen der Gesundheitsförderung für ältere Menschen realisieren zu können.

Literatur

Balzer, K., Bremer, M., Schramm, S., Lühmann, D. & Raspe, H. (2012). Schriftenreihe Health Technology Assessment (HTA) in der Bundesrepublik Deutschland Bd. 116. Sturzprophylaxe bei älteren Menschen in ihrer persönlichen Wohnumgebung. Deutsches Institut für Medizinische Dokumentation und Information. Köln.

Bickel, H. (2012a). Die Epidemiologie der Demenz. Deutsche Alzheimer Gesellschaft. Berlin.

Bickel, H. (2012b). Epidemiologie und Gesundheitsökonomie. In: Wallesch, C. W. & Förstl, H. (Hrsg.). Demenzen, 18–35. Georg Thieme Verlag. Stuttgart.

Brucker, U. & Seidel, J. (2013). Begutachtungen des Medizinischen Dienstes für die Pflegeversicherung. Pflegebericht 2011/2012. Medizinischer Dienst des Spitzenverbandes Bund. Essen.

Bruttel, O., Köcher, R., & Institut für Demoskopie Allensbach: Generali Zukunftsfonds (Hrsg.) (2012). Generali Altersstudie 2013. Wie ältere Menschen leben, denken und sich engagieren. Frankfurt am Main, 194-200 . Fischer Taschenbuch Verlag.

Busch M. A. et al. (2013). Prävalenz des Schlaganfalls bei Erwachsenen im   Alter von 40 bis 79 Jahren in Deutschland. Ergebnisse der Studie zur Gesundheit Erwachsener in Deutschland (DEGS1). Bundesgesundheitsblatt. 56, 656-660.

Deutscher Bundestag (2010). Sechster Bericht zur Lage der älteren Generation in der Bundes-republik Deutschland – Altersbilder in der Gesellschaft. [Internet]. Verfügbar unter: http://www.bmfsfj.de/RedaktionBMFSFJ/Abteilung3/Pdf-Anlagen/bt-drucksache-sechster-altenbericht,property=pdf,bereich=bmfsfj,sprache=de,rwb=true.pdf ([26.1.2015])

Die Drogenbeauftragte der Bundesregierung (2013). Drogen und Suchtbericht. Bundesministerium für Gesundheit. Berlin.

Ekblom-Bak, E., Ekblom, B., Vikström, M., de Faire, U. & Hellenius, M. L. (2014). The im-portance of non-exercice physical activity for cardiovascular health and longevity. British Journal of Sports Medicine. 48: 233-238.

Fuchs, J., Busch, M., Lange, C. & Scheidt-Nave, C. (2012). Prevalence and patterns of morbidity among adults in Germany. Bundesgesundheitsblatt. 55: 576–586.

Fuchs, J., Rabenberg, M. & Scheidt-Nave, C. (2013). Prävalenz ausgewählter muskuloskelettaler Erkrankungen. Ergebnisse der Studie zur Gesundheit Erwachsener in Deutschland (DEGS1). Bundesgesundheitsblatt. 56:678-686.

Glaeske, G. & Schicktanz, C. (2013). Barmer GEK Arzneimittelreport 2013. Barmer GEK. Berlin.

Gößwald, A., Schienkiewitz, A., Nowossadeck, E. & Busch, M. A. (2013). Prävalenz von Herzinfarkt und koronarer Herzkrankheit bei Erwachsenen im Alter von 40 bis 79 Jahren in Deutschland. Ergebnisse der Studie zur Gesundheit Erwachsener in Deutschland (DEGS1). Bundesgesundheitsblatt. 56, 650–655.

Heidemann, C., Du, Y., Schubert, I., Rathmann, W. & Scheidt-Nave, C. (2013). Prävalenz und zeitliche Entwicklung des bekannten Diabetes mellitus - Ergebnisse der Studie zur Gesundheit Erwachsener in Deutschland (DEGS1). Bundesgesundheitsblatt. 56, 668-677.

Knopf, H. & Grams, D. (2013). Arzneimittelanwendung von Erwachsenen in Deutschland. Ergebnisse der Studie zur Gesundheit Erwachsener in Deutschland (DEGS1). Bundesgesundheitsblatt. 56: 868–877.

Krug, S., Jordan, S., Mensik, G., Müters, S., Finger, J. D. & Lampert, T. (2013). Körperliche Aktivität. Ergebnisse der Studie zur Gesundheit Erwachsener in Deutschland (DEGS1). Bundesgesundheitsblatt, 56:765-771.

Kuhlmey, A. (2008). Altern - Gesundheit und Gesundheitseinbußen. In: Kuhlmey, A. & /Schaeffer, D. (Hrsg.) Alter, Gesundheit und Krankheit. (S. 85-96). Huber. Bern.

Mensink, G. B. M., Schienkiewitz, A., Haftenberger, M., Lapert, T. Ziese, T. &Scheidt-Nave, C. (2013). Übergewicht und Adipositas in Deutschland. Ergebnisse der Studie zur Gesundheit Erwachsener in Deutschland (DEGS1). Bundesgesundheitsblatt. 56, 786-794.

Motel-Klingelbiel, A., Wurm, S. & Tesch-Römer, C. (Hrsg.) (2010). Altern im Wandel. Befunde des Deutschen Alterssurvey (DEAS). Kohlhammer. Stuttgart.

Neuhauser, H. et al. (2013). Blutdruck in Deutschland 2008 - 2011. Ergebnisse der Studie zur Gesundheit Erwachsener in Deutschland (DEGS1). Bundesgesundheitsblatt. 56, 795-801.

Nowossadeck, S. & Engstler, H. (2013). Report Altersdaten. Familie und Partnerschaft im Alter. [Internet]. Verfügbar unter:http://www.dza.de/fileadmin/dza/pdf/GeroStat_Report_Altersdaten_Heft_3_2013_PW.PW.pdf [04.12.2014].

Pohlmann, S. (2011). Sozialgerontologie. München: UTB/Reinhardt.

Robert Koch-Institut (Hrsg.) (2012). Daten und Fakten: Ergebnisse der Studie „Gesundheit in Deutschland aktuell 2010". Beiträge zur Gesundheitsberichterstattung des Bundes. Robert Koch-Institut. Berlin.

Robert Koch-Institut, Gesellschaft der epidemiologischen Krebsregister in Deutschland e.V. (2013). Krebs in Deutschland. 9. Ausgabe. Robert Koch-Institut. Berlin.

Rosenbrock Rolf (1995). Public Health als soziale Innovation. In: Das Gesundheitswesen, 57. Jg.,Heft 3, S. 140-144.

Rothgang, H., Müller, R. & Unger, R. (2013). Barmer GEK Pflegereport 2013. Asgard-Verlagsservice GmbH. Siegburg.

Rothgang, H., Müller, R., Unger, R., Weiß, C. & Wolter, A. (2012). Barmer GEK Pflegereport 2012. Asgard-Verlagsservice GmbH. Siegburg.

Saß, A. C., Wurm, S. & Ziese, T. (2009). Somatische und psychische Gesundheit. In: Böhm, K., Tesch-Römer, C. & Ziese, T. (Hrsg). Gesundheit und Krankheit im Alter, 31–61).Robert Koch-Institut. Berlin.

Schäufele, M., Köhler, L., Lode, S. & Weyerer, S. (2009). Menschen mit Demenz in stationären Pflegeeinrichtungen: aktuelle Lebens- und Versorgungssituation. In: Schneekloth, U., Wahl, H. W. & Engels, D. (Hrsg.). Pflegebedarf und Versorgungssituation bei älteren Menschen in Heimen. Demenz, Angehörige und Freiwillige. Beispiele für „Good Practice", Forschungsprojekt MuG IV, 159-221. Kohlhammer. Stuttgart.

Schäufele, M., Köhler, L., Teufel, S. & Weyerer, S. (2005). Betreuung von demenziell erkrankten Menschen in Privathaushalten: Potenziale und Grenzen. In: Schneekloth, U. & Wahl, H. W. (Hrsg). Möglichkeiten und Grenzen selbstständiger Lebensführung in privaten Haushalten (MuG III), 99–144. Bundesministerium für Familie, Senioren, Frauen und Jugend. München.

Scheidt-Nave, C., Knopf, H., Schienkiewitz, A., Ziese, T., Nowossadeck, E.. Gößwald, A. & Busch, M. A. (2013). Verbreitung von Fettstoffwechselstörungen bei Erwachsenen in Deutschland – Ergebnisse der Studie zur Gesundheit Erwachsener in Deutschland (DEGS1). Bundesgesundheitsblatt. 56, 661-667.

Schmidt, M. & Schneekloth, U. (2011). Abschlussbericht zur Studie „Wirkungen des Pflegeweiterentwicklungsgesetzes". Bundesministerium für Gesundheit. Berlin.

Statistisches Bundesamt (2009). Bevölkerung Deutschlands bis 2060. 12. koordinierte Bevölkerungsberechnung. Wiesbaden.

Statistisches Bundesamt (2010). Demografischer Wandel in Deutschland. Auswirkungen auf Krankenhausbehandlung und Pflegebedürftige im Bund und in den Ländern. Wiesbaden.

Statistisches Bundesamt (2012). Pflegestatistik 2011. Wiesbaden.

Statistisches Bundesamt (2013). Bevölkerung und Erwerbstätigkeit. Sterbetafel Deutschland. Wiesbaden.

Statistisches Bundesamt (2014). Zensus 2011. Bevölkerung nach Alter in Jahren und Geschlecht für Deutschland. Wiesbaden.

Van Eimeren, B. & Frees, B. (2014). Ergebnisse der ARD/ZDF-Onlinestudie 2014. [Internet]. http://www.ard-zdf-onlinestudie.de/fileadmin/Onlinestudie_2014/PDF/0708-2014_Eimeren_Frees.pdf [04.12.2014].

Völker, K. (2012). Zusammenhang von körperlicher Aktivität mit physischer und psychischer Gesundheit - eine Einführung. In: Geuter, G. & Hollederer, A. (Hrsg.). Handbuch Bewegungsförderung und Gesundheit (S.23-32). Huber. Bern.

Warburton, D., Whitney, C. & Bredin, S. (2006). Health benefits of physical activity: the evidence. Canadian Medical Association Journal. 174 (6): 801-809.

Weltgesundheitsorganisation (1986). Ottawa Charta zur Gesundheitsförderung. 1. Internationale Konferenz zur Gesundheitsförderung. Ottawa.

World Health Organization (2010). Global Recommendations on Physical Activity for Health. World Health Organization. Geneva.

4   Präventive Vermeidung von Altersarmut

Irene Götz & Katrin Lehnert

Dieser Beitrag thematisiert die Vulnerabilität, insbesondere die materielle Prekarisierung, älterer Frauen mit ihren gesellschaftspolitischen Ursachen und alltagsweltlichen Auswirkungen. Es wird skizziert, warum und in welcher Weise Frauen im Alter benachteiligt sind und welche Mehrfachdiskriminierungen kumulieren können. Anschließend wird ein neues Forschungsprojekt[1] der Europäischen Ethnologie (LMU München) über Prekarisierungserfahrungen von Frauen im Rentenalter vorgestellt und es werden erste Vermutungen über Vermeidungs- und Bewältigungsstrategien der Betroffenen vor dem Hintergrund ihrer sozialen und kulturellen Kapitalien (Herkunft, Netzwerke, Bildung und Wissen) formuliert. Es handelt sich dabei um einen ethnografischen Forschungsansatz zur Untersuchung der Vulnerabilität älterer Frauen

4.1   Vulnerabilität älterer Frauen

4.1.1   Die Spezifik weiblichen Alter(n)s

Spezifisch weibliche Probleme und Bewältigungsstrategien von Prekarität im Alter besitzen eine gesellschaftliche Relevanz, die sowohl wissenschaftlich als auch politisch unterschätzt wird. In den Sozial- und Wirtschaftswissenschaften war das Thema „Gender and Ageing" lange Zeit nur im englischsprachigen Raum zu finden. Die deutschsprachige Forschung beschrieb Alter(n) meist unreflektiert aus einer männlichen Sicht, die an der männlichen „Normalbiografie" ausgerichtet ist. Ausnahmen in Deutschland stellen Forschungen von Gertrud M. Backes (1983), Insa Fooken (1986) und François Höpflinger (1994) dar, die bereits seit den 1980er-Jahren Geschlechtsunterschiede im Alter(n) beschreiben. Sie stellen übereinstimmend fest, dass neben anderen Differenzen wie Klasse, Kohorte und

---

1   DFG-finanziertes Projekt „Prekärer Ruhestand. Arbeit und Lebensführung von Frauen im Alter." (2014–2017) unter der Leitung von Prof. Dr. Irene Götz, Institut für Volkskunde/Europäische Ethnologie, LMU München. siehe http://www.volkskunde.uni-muenchen.de/forschung/forsch_projekte/prekaerer-ruhestand/index.html; siehe auch die gleichnamige Tagung und die entsprechende Online-Dokumentation unter http://www.volkskunde.uni-muenchen.de/veranstaltungen/tagungen/prekaerer-ruhestand/index.html.

Nationalität insbesondere auch geschlechtsspezifische Lebensverläufe und Vergesellschaftungsweisen im Alter ihre Fortsetzung finden. Erkennbar wird dies unter anderem in unterschiedlichen nachberuflichen Tätigkeiten: Männer streben häufig eine bezahlte oder ehrenamtliche Fortsetzung ihres Berufes an – und ernten damit auch die entsprechende Anerkennung für ihr Wirken in der Öffentlichkeit –, während Frauen sich auch und gerade im Alter weiterhin häufig auf Haus- und Familienarbeit konzentrieren.

Der geschlechtersegregierte Arbeitsmarkt – Frauen verdienen in Deutschland durchschnittlich immer noch mindestens 20 Prozent weniger als Männer (vgl. Cornelißen 2005: 222) – verlängert sich auch dadurch in die Zeit nach der Rente, dass sich das zurückliegende Erwerbsarbeits- und Familienleben direkt in der Höhe der Rente widerspiegelt: Mittlerweile gilt als unumstritten, dass die meisten Erwerbsbiografien von Frauen zu einem geringeren Alterseinkommen als diejenigen von Männern führen. Hauptgründe dafür sind Kindererziehungs- und Pflegezeiten von Frauen, die anschließend an diese Phasen entweder gar nicht mehr ins Berufsleben einsteigen, oder für immer in Teilzeitarbeit und geringfügigen Beschäftigungen verbleiben. Insbesondere in Westdeutschland hat das sogenannte Familienernährermodell beziehungsweise das sich verbreitende Zuverdienermodell zur Folge, dass eine eigenständige soziale Absicherung von Frauen erschwert wird (BMFSFJ 2011: 18). In den neuen Bundesländern ist der als „gender pension gap" bekannte Unterschied in den Alterseinkommen geringer, weil hier andere familienpolitische Werte nachwirken. In ganz Deutschland verfügten im Jahr 2007 Männer ab 65 Jahren über ein durchschnittliches persönliches Nettomonatseinkommen von 1.598 Euro, Frauen derselben Altersgruppe hingegen nur über eines von 959 Euro (ebd.: 5), was in etwa der errechneten Armutsgefährdungsgrenze für Deutschland von durchschnittlich 940 Euro entspricht. In Bayern liegt die aktuelle Armutsgefährdungsquote in der Gruppe der ab-65-Jährigen für Männer bei 16,1 Prozent, für Frauen bei 21,2 Prozent und für allein lebende Frauen bei 28,3 Prozent (BSMASFF 2012: 92 u. 348).

Auch wenn sich die Geschlechterunterschiede in den Erwerbsbiografien heute immer mehr angleichen, gibt es konstante Faktoren im Altern von Frauen und Männern. Aufgrund der längeren Lebenserwartung von Frauen betrifft der Verlust des Ehepartners primär weibliche Lebensläufe. Dies ist neben geschlechtsspezifischen Rollenerwartungen auch ein wichtiger Grund dafür, dass die Pflege von Angehörigen in erster Linie Frauen betrifft. Sie betreuen und pflegen ihre Ehemänner bis zum Tod, können selbst aber seltener auf derartige Hilfen zurückgreifen (vgl. Backes 2004: 396f.). Zudem wiederverheiraten sich verwitwete Männer sehr viel häufiger als verwitwete Frauen. Es leben daher bereits heute signifikant mehr ältere Frauen als ältere Männer in Singlehaushalten, eine Tatsache, die sich noch weiter verstärken wird (vgl. Niederfranke 1999: 11ff.; Höpflinger 2007: 251f.). Somit sind Frauen in der Regel nicht nur finanziell schlechter gestellt, sondern auch stärker Individualisierungstendenzen ausgesetzt und müssen ihr Leben primär selbst gestalten. Sie sind häufiger als Männer von Altersarmut und Einsamkeit betroffen, sind häufiger chronisch krank, müssen familiale Leistungen erbringen, die ihrer gesundheitlichen Situation nicht mehr angemessen sind, und müssen häufiger dazuverdienen. Anders ausgedrückt: Ältere Männer leiden seltener und weniger intensiv unter sozialen Problemen als Frauen. Die geschlechtsspezifische Rollenverteilung bringt jedoch auch mit sich, dass Männer schlechter mit Veränderungen und Verlusten umgehen können (vgl. Backes 2004: 396f.).

4.1.2 Lebenslange Auswirkung und Kumulation von Benachteiligungen

Trotz der genannten Tendenzen zu einer Spezifik weiblichen Alter(n)s kann von einer „typisch weiblichen" (Normal-)Biografie nicht ausgegangen werden, da die Lebens-, Familien- und Arbeitsverhältnisse von Frauen eine große Heterogenität aufweisen. Daraus folgt eine ebenso große Pluralität weiblicher Lebenslagen und Lebensstile im Alter: Ein ForscherInnen-Team um Stephan Lessenich und Silke van Dyk macht sechs „typische" Sozialfiguren des Ruheständlers aus, die sich insbesondere darin unterschieden, wie aktiv sie ihren Ruhestand gestalten, ob sie diese Aktivitäten freiwillig erbringen oder erzwungen, wie zufrieden sie dabei sind und wie ihre Einstellung zur Produktivität ist (Dyk u.a. 2013: 326f.). Als typisch weibliche Figuren gelten dabei „Die verhinderte Ruheständlerin" und „Die Gebremste". Erstere begreift den Ruhestand als verdiente Ruhephase, kommt jedoch aufgrund helfender Aktivitäten insbesondere in Betreuung und Pflege nicht dazu, sich „auszuruhen". Letztere ist ihr Gegenpart: Sie besitzt eine hohe Produktivitätsorientierung, deren Erwartung erfüllender Aktivitäten sich aber unter anderem aufgrund finanzieller Prekarität, Ausgrenzungserfahrungen im ehrenamtlichen Kontext und Einschränkungen durch den Ehemann nicht erfüllt.

Die Ergebnisse von Lessenich und Dyk müssen ebenso wie die Pluralität weiblicher Lebenslagen im Allgemeinen vor dem Hintergrund sozialer Ungleichheit gelesen werden. Im Sechsten Altenbericht der Bundesregierung (BMFSFJ 2010: 43-63) erinnern Harm-Peer Zimmermann und Peter Borscheid in Anlehnung an die US-amerikanische „Double-Jeopardy"-Theorie daran, dass altersbezogene Exklusionen sich zur drei- und vierfachen ausweiten, wenn ethnische Diskriminierungen sowie Unterschiede zwischen Frauen und Männern und solche zwischen verschiedenen sozialen Schichten mitbedacht werden. So könne geradezu von einem „grey triangle of structural agism" gesprochen werden, innerhalb dessen sich Frauen mit nichtwestlichem Migrationshintergrund aus unteren Bevölkerungsschichten in der schwierigsten Alterssituation befänden. Folgerichtig betonen Zimmermann und Borscheid die Grenzen der Gestaltbarkeit des Lebensalters durch individuelles Handeln (ebd.: 58f.).[2]

Dieser Befund wird in verschiedenen Ausprägungen auch in anderen Quellen bestätigt: Der Bayerische Sozialbericht stellt eine besondere Armutsgefährdung von Frauen ab 65 Jahren fest, die einen Migrationshintergrund haben und in Singlehaushalten leben (BSMASFF 2012: 348). Der Deutsche Alterssurvey hebt hervor, dass die Zugehörigkeit zu einer Bildungsgruppe die größte Diskrepanz in den Alterseinkommen hervorruft (BMFSFJ 2012: 14). Die Soziologin Gertrud Backes wiederum konstatiert Kumulationen von Benachteiligungen bei Arbeiterwitwen ohne oder mit nur geringfügiger Qualifikation, mit diskontinuierlichem Erwerbsverlauf und mit Mehrfachbelastung (Backes 2004: 398). Umgekehrt häuften sich bei Männern die Vorteile durch hohe Qualifizierung und kontinuierliche Beschäftigung mit entsprechendem Einkommen, Prestige und Einfluss, die sich bis ins hohe Alter hinein auf ihre Lebenslage auswirkten (ebd.).

Es kann also festgehalten werden: Rentenalter, weibliches Geschlecht, Arbeiter- und Migrationshintergrund, geringe Bildung und Singlehaushalt sind armutsgefährdende Kategorien und Mixturen. Weibliche Altersarmut wird allerdings längst bis in die mittleren sozialen Schichten hinein zunehmend zu einem Problem – zumal in Folge der seit den Hartz IV-Reformen in Deutschland stark angewachsenen Minijobs mit geringer sozialer Absicherung, in denen sich besonders häufig Frauen finden.

Diese Situation fordert sozialstaatliche, zivilgesellschaftliche und kirchliche Institutionen zukünftig verstärkt heraus und zwingt die Betroffenen und ihr Umfeld zu Neuorientierungen und kreativen Bewältigungsstrategien. Insbesondere in teuren urbanen Räumen wie München ist dies zu beobachten und führt mitunter zum Umzug in günstigere Gegenden (und zum Verlust sozialen, nachbarschaftlichen Kapitals), nicht selten aber auch zu Verarmung oder der Abhängigkeit von Unterstützungsleistungen, bezahlten Tätigkeiten (bspw. Kinderbetreuung, Pflegearbeit, Flaschensammeln) und informellen Tauschökonomien.

---

2 Dazu kann angemerkt werden, dass innerhalb dieser Grenzen individuelle und kreative Arbeit am eigenen Alltagsleben geleistet wird, d.h. dass ältere Menschen verschiedene Formen von „agency" zur Überwindung schwieriger Lebenssituationen besitzen und immer wieder neu schaffen, vgl. den Abschnitt „Individuelle und gruppenspezifische Bewältigungsstrategien zur Überwindung von Altersarmut".

4.2 Gesellschaftspolitische Aspekte: Arbeitsteilung und Leistungsdruck

Die je nach sozialen Milieus, Geschlecht und Lebenslagen ungleich verteilten Möglichkeiten und Notwendigkeiten der Gestaltung des eigenen Lebensabends sind abhängig von den jeweils politisch unterstützten gesellschaftlichen Arbeitsverhältnissen und Geschlechterrollen, die in der Bundesrepublik Deutschland seit Ende des Zweiten Weltkrieges mehrere Veränderungen durchgemacht haben.

4.2.1 Geschlechtsspezifische Arbeitsteilung und „gender pension gap"

Noch in den 1950er-Jahren hatten Rentnerinnen und Rentner in der Bundesrepublik als generell arm und gebrechlich gegolten; gleichwohl war es für viele üblich und notwendig, trotz Verrentung weiterzuarbeiten. Dies änderte sich in den späten 1960er-Jahren, als die westdeutsche Wirtschaft nach den Wohlstandsjahren wieder zu stagnieren begann und es politisch gewollt war, dass die Älteren zugunsten der jüngeren Arbeitsuchenden zuhause bleiben. Etwa zeitgleich setzte sich die von einer konservativen Familienpolitik unterstütze Ein-Ernährer-Familie durch. Dieses Modell, das der Soziologe Talcott Parsons als funktional in der arbeitsteiligen Industriegesellschaft ausmachte (vgl. Parsons/Bales, 1955), erlebte in der Wirtschaftswunderzeit des westlichen Europas bis in die 1970er-Jahre hinein eine Blüte. Jetzt konnten es sich die mittleren Schichten leisten, die Frau auf die reproduktiven Aufgaben zu beschränken. Zumindest in bestimmten Regionen verdiente ein Facharbeiter erstmals in der Geschichte genügend, um einer Familie einen bescheidenen Wohlstand – auch im Rentenalter – zu sichern.

Die Folge für viele Frauen war, dass sie zwar besser ausgebildet waren als ihre Mütter, sie ihre erlernten Berufe aber nur bis zur Familiengründung ausübten. Womit diese Frauen neben dem gesicherten Erwerbseinkommen des Ehemannes ebenfalls rechnen zu können glaubten, war der fraglose Erhalt der familiären Solidarität – Scheidungen waren bekanntlich seltener und noch schwieriger, weil sich hier rechtlich noch „Schuldfragen" und bis in die späten 1970er-Jahre auch entsprechend diffizile Fragen der Versorgung stellten. Frauen konnten, wenn sie gemeinsam mit ihrem Ehemann alt wurden, mit einer Witwenrente rechnen, die zwar eine Einbuße bedeutete, aber Altersarmut dennoch besser vorbeugte als heute. Erwerbstätige Single-Frauen und Verheiratete, die nicht aus dem Erwerbsleben ausschieden, gab es natürlich ebenfalls, doch das fordistische Standardmodell (vgl. Götz 2013) war und blieb lange Zeit die männlich dominierte Ein-Ernährer-Familie, die auch durch diverse Familien- und Sozialgesetzgebungen politisch unterfüttert wurde. Vollzeitarbeit war überdies in der BRD der Normalfall, und sie war männlich und ist es bis heute.

Die Frauen der nächsten Generation, geboren in den 1960er-und 1970er-Jahren, waren, kurz gesagt, die Profiteurinnen des in ihren Familien erwirtschafteten relativen Wohlstands, sie waren auch die Profiteurinnen der 1968er-Modernisierungsbewegung, der zweiten Frauenbewegung und vor allem einer entsprechenden Bildungsoffensive. Vergleichsweise gut ausgebildet und mit anderen Erwartungen an die eigene Berufswahl und -ausübung als ihre Mütter versehen (wenngleich oft nicht mit anderen Geschlechterrollen-Konzepten bezüglich familiärer Arbeitsteilung), strebte diese Generation auf den Arbeitsmarkt. Diese Frauen waren es vor allem, die die „normative Subjektivierung" von Erwerbsarbeit mit ihren Selbstverwirklichungs- und Vereinbarkeitsansprüchen seit den 1980er-Jahren vorantrieben (vgl. Baethge, 1991): Diese Frauen strebten vor allem Teilzeitarbeit an, sie wollten Familie *und* Sinnerfüllung im Beruf und/oder sie mussten vielfach wieder zum Familieneinkommen beitragen. Diese Generation autonomer gewordener Frauen trieb das Teilzeitarbeitsmodell als solches „von unten" mit voran. Teilzeitarbeit war zunächst im Dienstleistungsbereich, in den viele Frauen drängten, ein Synonym für Frauenarbeit geworden, und es wurde – und wird – den Frauen von den Betrieben und der Arbeitsmarktpolitik auch als Wohltat für Vereinbarkeitsfragen verkauft. Doch es erwies sich nicht nur als Chance, sondern, karrierestrategisch und rententechnisch gesehen, für die Frauen als Falle.

Inzwischen ist hinlänglich bekannt, dass durch die Arbeitsmarktreformen der letzten Jahrzehnte die Flexibilisierung der Arbeitsverhältnisse so ausgebaut wurde, dass sie vor allem auch den Betrieben für ihre flexibilisierte Einstellungspolitik zur Abfederung von Marktschwankungen und zur Einsparung von Lohnnebenkosten nützt. Der „reflexive Kapitalismus" hat sich, wie es Luc Boltanski und Ève Chiapello (2006) ausgedrückt haben, eine widerständige oder emanzipatorische Errungenschaft der Beschäftigten – den Wunsch nach Subjektivierung und Flexibilisierung im Arbeitsleben – einmal mehr zunutze gemacht. Und dies gereicht angesichts der seit den Hartz-IV-Reformen zunehmenden atypischen Arbeitsverhältnissen – Minijobs, Leiharbeit, Werkverträge, Teilzeitarbeit unter 20 Wochenstunden – den Beschäftigten selbst zum Nachteil: Die Kinder der Babyboomer-Generation, welche selbst zunächst von der Teilzeitarbeit als Errungenschaft zu profitieren schien, springen jetzt, zumal in Zeiten der Entwertung akademischer Abschlüsse, als „Generation Praktikum" von Werkvertrag zu Minijob und Zweitjob. Wenn diese einmal in 30 bis 40 Jahren in Rente gehen, wie wird sich ihre Rentenzahlung dann, sofern sie in der heutigen Form noch existiert, zusammensetzen? Zweitjobs und Praktika geben keine Rentenpunkte. Hinzu kommt, dass die Frauen der mittleren und jungen Generation angesichts der zunehmenden Scheidungszahlen nicht mehr mit einer Absicherung im Alter durch eine zweite Rente bei geteilter Haushaltsführung rechnen können wie ihre Mütter und Großmütter. Die familiäre Solidarität zwischen den Generationen wird angesichts der häufig allein lebenden älteren (und immer älter werdenden) Generation zukünftig genauso verstärkt auf die Probe gestellt wie das Sicherungssystem des Staates.

Frauen treffen diese Entwicklungen noch immer härter, weil sie vor allem die Teilzeitarbeits- und Minijob-Modelle nutzen. Laut dem Dritten „Bericht der Staatsregierung zur sozialen Lage in Bayern" aus dem Jahr 2012 sind in Bayern 75,6 Prozent der erwerbstätigen Mütter mit Kindern unter 18 Jahren teilzeitbeschäftigt (BSMASFF 2012: 124f.). Bei heterosexuellen Paaren mit minderjährigen Kindern tragen knapp 65 Prozent der Paare beide durch Erwerbsarbeit zum Familieneinkommen bei, wobei anzunehmen ist, dass die Kindererziehungs- und Pflegearbeit dennoch nach wie vor bei den Frauen liegt. In 29 Prozent der Fälle übernimmt immer noch der Mann die alleinige Ernährerrolle; bei lediglich drei Prozent ist nur die Frau erwerbstätig. Eine andere Statistik besagt: Der Frauenanteil in Bayern bei Teilzeitbeschäftigungen beträgt fast 85 Prozent; bei älteren Arbeitnehmerinnen nimmt der Anteil an Teilzeitbeschäftigten und geringfügig Beschäftigten noch einmal drastisch zu (ebd.: 125).

Viele Elternpaare leben also immer noch das traditionelle Rollenmodell mit entsprechend langen Zeiten weiblicher Erwerbslosigkeit. Die Folge sind Lücken in der Rentenvorsorge der Frauen. Auch die Sozialgesetze orientieren sich weiterhin am Modell des sogenannten Normalarbeitsverhältnisses. Auch wenn mit der Anrechenbarkeit von Kindererziehungszeiten auf die Rentenansprüche die noch immer wirkmächtigen typisch weiblichen Lebensläufe stärker berücksichtigt werden, ist das Rentenmodell somit weiterhin männlich geprägt und codiert.

4.2.2   Weibliche Mehrfachbelastung und Leistungsdruck im Alter

In einem aktuellen Forschungsbericht der Robert Bosch-Stiftung – „Die Zukunft der Arbeitswelt. Auf dem Weg ins Jahr 2030" (Robert Bosch-Stiftung, 2013) – erarbeitete eine interdisziplinäre Expertenkommission konkrete Handlungsanweisungen für Politik, Betriebe, Gesetzgeber und die Sozialpartner, um der „demographischen Zeitenwende", das heißt der alternden und schrumpfenden Bevölkerung, zu begegnen. Die leitende Frage war: Wie wird es möglich sein, trotz eklatanten Rückgangs der Erwerbsbevölkerung und Zunahme der über 65-Jährigen in den nächsten Jahrzehnten das Gesamtarbeitsvolumen als zentrale Basis für Wohlstand und Wachstum zu sichern? Wie lässt sich angesichts des demografischen Wandels überhaupt vermeiden, dass die sozialen Sicherungssysteme noch mehr belastet werden? Und wie lässt sich hier Generationengerechtigkeit herstellen? Als konkrete Handlungsempfehlung an die Politik empfiehlt die Kommission neben einigen anderen Maßnahmen: „Lebensarbeitszeit verlängern" und „Beschäftigungsquoten erhöhen" (ebd.: 5).

Die Modellrechnungen für die Zukunft laufen darauf hinaus, dass Arbeit im Alter als volkswirtschaftlich unerlässlich erachtet wird und von den Sozialpartnern und Betrieben durch spezifische Angebote ermöglicht werden soll. Und auch gerade die Frauen, die Teilzeitarbeit favorisieren, sollen, ja müssen, so fordert es die Kommission, aktiviert werden. Teilzeitarbeit um ein Drittel zu senken sei, so die Experten, einer der wirkungsvollsten Hebel, um die Produktivität der Volkswirtschaft bei einem veränderten Bevölkerungsaufbau zu erhalten. Damit treiben sie die bereits durch den Umbau staatlicher Arbeitsmarkt- und Sozialpolitiken im Sinne des „aktivierenden" Sozialstaates vorbereiteten und von Ursula von der Leyen als Familienministerin, siebenfache Mutter und Karrierefrau, politisch unterstützte Doppel- oder Dreifachbelastung der Frau (Arbeit, Kinder, Pflege) weiter voran. Denn Teilzeitarbeit wird in erster Linie von berufstätigen Müttern praktiziert. Die Forderung nach einer Verlängerung der Lebensarbeitszeit wiederum wird, wie die Rentenpolitik immer wieder zeigt, nicht nur mit einem früheren Eintritt ins Berufsleben, sondern auch mit einem späteren Eintritt in die Rente umgesetzt. Die weibliche Mehrfachbelastung wird daher in Zukunft noch mehr als bisher ins höhere Lebensalter verlängert werden.

Mit den politischen Forderungen nach einer Verlängerung der Lebensarbeitszeit einher geht vor allem auch ein Wandel des gesellschaftlichen Altersbildes: Das politische Narrativ des „wohlverdienten Ruhestands" sowie die seit den 1970er-Jahren weithin verbreitete Praxis des entberuflichten Alters wird abgelöst durch das Leitbild der Eigenverantwortung, das die „jungen Alten" als neue Sozialfigur entdeckt: „Die heutige Generation der Älteren ist die mit am wohlhabendste, gebildetste, gesündeste, fitteste und engagierteste aller Zeiten", liest man im Bayerischen Sozialbericht (BSMASFF 2012: 88). Befragungen bestätigen die Zufriedenheit vieler gut gestellter älterer Menschen, die die Vorstellung vom „bedürftigen Alten" oder vom „rüstigen Rentner" im „wohlverdienten Ruhestand" als überholt von sich weisen. Dieses Selbstbild wird ihnen nicht zuletzt durch die medialen Diskurse und Altenberichte nahe gelegt. Es ist ein Ausdruck dessen, dass sich unsere Gesellschaft und vor allem die ältere Generation selbst den „Ruhestand" nicht mehr leisten kann und will. Das Ergebnis ist eine unter Leistungsdruck stehende Gruppe „neuer Alter", die als „Alterskraftunternehmer" angesichts des demographischen Wandels und der Begleiterscheinungen leerer Sozialkassen sowie des (drohenden) Fachkräftemangels in die Pflicht genommen werden (vgl. Dyk/Lessenich, 2009).

Die gesellschaftspolitische Gefahr liegt in der Diskreditierung von Hilfsbedürftigkeit und (finanzieller) Abhängigkeit älterer Menschen, die insbesondere Frauen mit gebrochenen Erwerbsbiografien, zumal Alleinlebende und Opfer von Mehrfachdiskriminierung sowie die nicht mehr „produktiven" Hochaltrigen, betreffen. Darüber hinaus blendet eine am männlichen Erwerbsverlauf orientierte Engführung des Produktivitätsbegriffs typische Frauenaktivitäten wie Bildung, eigene Veränderung und Beziehungs- sowie Reproduktionsarbeit aus (vgl. Rohleder, 2003). Gerade prekarisiert lebende Frauen lassen sich nicht ohne Weiteres als disponible Arbeitskräfte aktivieren oder für ehrenamtliche Tätigkeiten gewinnen. Sie sind mit dem eigenen (Über-)Leben beschäftigt und in anderer Weise als es der Diskurs um fitte, zufriedene und „freiwillig" engangierte (oft männliche und meist mittelschichtliche) Ehrenämtler suggeriert, aus anderen Nöten heraus (re-) produktiv.

4.3 Das Forschungsprojekt „Prekärer Ruhestand – Arbeit und Lebensführung von Frauen im Alter"

4.3.1 Forschungsdesign

Das am Institut für Europäische Ethnologie der LMU angesiedelte Forschungsprojekt „Prekärer Ruhestand. Arbeit und Lebensführung von Frauen im Alter"[3] widmet sich den oben umrissenen Problemstellungen wie Prekarisierungserfahrungen, (drohender) Altersarmut und dem Zwang zur Arbeit neben der Rente. Es analysiert diese problematischen Gemengelagen in ihrer Verwobenheit mit Systemkrisen wie der des demografischen Wandels und der Überforderung staatlicher Sozialkassen. Die übergeordnete Forschungsfrage lautet, inwiefern geschlechtsspezifische Unterschiede sich im Rentenalter fortsetzen und hier als Begrenzung und Ressource weiblicher Lebenswelten gelten können. Konkret wird danach gefragt, wie von älteren Frauen auf Prekarisierungserfahrungen reagiert wird, auf welche Arbeits- und Tätigkeitsformen sie dabei zurückgreifen und wie diese mit der oben beschriebenen (Selbst-)Wahrnehmung der aktiven und leistungsbereiten Alten in Zusammenhang gebracht werden. In der Tradition der Arbeitsethnografie wird ein weiter Arbeitsbegriff zugrunde gelegt, der nicht nur Formen des Gelderwerbs – in diesem Fall nach der Verrentung – einschließt. Vielmehr werden auch andere im Alltag entwickelte Tätigkeiten wie emotionale oder reproduktive Arbeit und der Aufbau von Tauschbeziehungen berücksichtigt,

---

3 Vgl. Anm. 1.

durch die im Rentenalter erfolgte Einbußen an Einkommen, sozialer Einbindung und Sinnhaftigkeit kompensiert werden.

Es ist nicht unwahrscheinlich, dass ältere Frauen sowohl aus familiären oder finanziellen Zwängen als auch zugleich aus einem inneren Sinnverlust und Selbstverwirklichungswunsch heraus arbeiten. Deshalb wird auch erforscht, was das gewandelte Altersbild, diese veränderte Erwartung an ein selbstvorsorgendes und aktives Alter, speziell für Frauen bedeutet, für ihre Lebensstandards und alltägliche Lebensführung im Alter, für ein Wirtschaften mit vielleicht knappen Mitteln und Zusatzjobs, angesichts eines alternden Körpers und geringer werdender „employability": Wie, wann und von welchen Milieus wird der Eintritt ins Rentenalter überhaupt als eine Zäsur erlebt? Welche Lösungen finden ältere Frauen gegenwärtig und in Zukunft, um Altersarmut zu begegnen oder vorzubeugen? Wie bewältigen sie Prekarisierungsprozesse und ihre oft gebrochenen Erwerbsbiografien? Es sollen jedoch nicht nur ökonomische Probleme des Lebenserhalts thematisiert werden, sondern auch die Begleiterscheinungen von Prekarität. Diese sind, wie die Prekaritätsforschung immer wieder herausgestellt hat, neben einer nicht ausreichenden materiellen Existenzsicherung auch eine fehlende Planungssicherheit, Angst vor Statusverlust (nicht mehr mithalten zu können), fehlende institutionelle und soziale Einbindung, entsprechend Einsamkeit und fehlende Sinnhaftigkeit des Alltags (bspw. Castel/Dörre, 2009). Aus diesen Problemfeldern erwachsen subjektive Formen von „agency", das heißt von aktiv geleisteter „Arbeit" am (Über-)Lebensentwurf im letzten Lebensdrittel. Diese wird individuell geleistet oder auch innerhalb von Unterstützungsnetzwerken wie beispielsweise Mehrgenerationenwohnhäusern oder Tauschringen außerhalb der Geldökonomie. Solche Institutionen und Netzwerke, von denen die Frauen gegebenenfalls unterstützt werden oder die sie selbst aktiv unterstützen, werden in die Untersuchung einbezogen. Dadurch kann Aufschluss über die sozialen und gesellschaftlichen Teilhabemöglichkeiten älterer Frauen gewonnen werden. Zugleich wird die Rolle von sozialstaatlichen, kirchlichen und zivilgesellschaftlichen Institutionen für die Lebensqualität im Alter beleuchtet.

Die oft verborgenen schöpferischen Leistungen älterer Frauen werden mit Hilfe biografischer Tiefeninterviews erforscht.[4] Aus einer subjektorientierten Perspektive werden die Interviewpartnerinnen als handelnde Akteure begriffen und

---

4   Insgesamt werden circa 70 Tiefeninterviews geführt. Dadurch wird eine gewisse Variationsbreite an Interviewpartnerinnen gewährleistet, während gleichzeitig die Konzentration auf das eng umgrenzte Feld hilfsbedürftiger und abstiegsgefährdeter Frauen im Rentenalter (in zwei bestimmten Stadtteilen Münchens) ermöglicht, tief in die Struktur dieses Problemfeldes vorzudringen und es mit makroökonomischen Entwicklungen sowie soziostrukturellen Rahmendaten zu verknüpfen.

mithilfe „dichter Beschreibung" (Geertz, 1983) werden ihre aktiv aufgebauten formellen und informellen Ökonomien beleuchtet. Zudem ermöglichen es die im Zuge von längeren vertrauensvollen Beziehungen erstellten teilnehmenden Beobachtungen, auch gemeinhin private und oft tabuisierte Bereiche wie die (prekäre) Wohnsituation oder das soziale Umfeld der Probandinnen in die Betrachtung miteinzubeziehen. Ergänzend zu diesen mikroperspektivischen, explorativen Analysen, die zu Fallporträts verdichtet und typisiert werden, wird die Makroebene der Familien-, Arbeits- und Sozialpolitik sowie die entsprechende mediale Debatte über gegenwärtige (aktivierende) Altersbilder und speziell über (weibliche) Altersarmut berücksichtigt. Die Einbeziehung dieses makrokontextuellen Rahmens ist, folgt man Pierre Bourdieus Theorien zum sozialen Raum, schon deshalb wichtig, weil er als mit den habituellen Verortungen der Interviewten in komplexer Weise verwoben gedacht werden kann (vgl. Bourdieu, 1982). Die so gewonnenen Forschungsergebnisse tragen dazu bei, ein Phänomen wie Prekarisierung im Alter aus der Sicht und der Erfahrung der Betroffenen vor dem Kontext objektivierbarer Ursachen und Zusammenhänge zu verstehen. Gleichzeitig erlauben die Forschungsergebnisse, die praktische Arbeit einschlägiger Institutionen und Netzwerke mit handhabbarem und explorativem Wissen über die subjektiven Sichtweisen und Erfahrungen älterer Frauen zu versorgen.

4.3.2 Individuelle und gruppenspezifische Bewältigungsstrategien

Die Leitthese des beschriebenen Forschungsprojekts ist gemäß einschlägiger Pilot-Interviews von Esther Gajek (vgl. Gajek, 2014), dass die Bewältigungsstrategien von Altersarmut von der jeweiligen Zusammenstellung von Kapitalsorten im Sinne Pierre Bourdieus (1982) abhängen, also von spezifischen Kombinationen aus kulturellem Kapital (Bildung), sozialem Kapital (Netzwerken) und symbolischem Kapital (Anerkennungsstrukturen), die das fehlende ökonomische Kapital (Altersvorsorge, Vermögensbildung) je nach Milieu und Schicht in seinen lebensweltlichen Wirkungen abfedern können und unterschiedliche Lebensweisen begründen. Die verfügbaren Kapitalsorten sind abhängig von Faktoren wie Geschlecht, geografischer und sozialer Herkunft sowie dem physischen und psychischen Befinden. So wird der Blick insbesondere auf das Milieu und die vorhandenen Netzwerke und Kapitalien gerichtet, das heißt danach gefragt, welche Kapitalsorten in welcher Weise den Umgang mit Prekarität im Alter beeinflussen. Die Pilot-Interviews erbrachten zum Beispiel, dass Frauen aus den Mittelschichten sowohl über kulturelles Wissen und Techniken des Wirtschaftens, Sparens und Selber-Machens verfügen, als auch entsprechende Netzwerke mit gut situierten Familienangehörigen und Freunden besitzen, die ihnen aushelfen, sie einladen, ihnen Geschenke machen, hochwertige, aber abgelegte Kleidung überlassen, kostenlosen Rechtsbeistand bieten können und vieles andere mehr. Gleichzeitig stehen sie aber auch unter einem großen sozialen Druck, ihr Lebensniveau und eine „gutbürgerliche" Fassade zu halten; Armut wird gegenüber Freunden, Nachbarn und selbst gegenüber Familienangehörigen häufig versteckt.

In der Beantwortung der Frage, was sinkende Rentenbezüge einerseits und das aktivierende Altersbild andererseits speziell für solche Frauen bedeuten, die Prekarisierungserfahrungen machen, muss also differenziert werden nach den Lebensläufen von abstiegsgefährdeten Frauen aus der Mittelschicht und von Frauen aus einem unterprivilegierten Milieu, was sich in einem zweigeteilten Sample im Münchner Forschungsprojekt niederschlägt.

Das erste Teilprojekt erforscht die Lebenswelten der vom sozialen Abstieg bedrohten, allein in einem Haushalt lebenden Rentnerinnen aus dem Mittelstand. Sozialer Abstieg ergibt sich hier einerseits aus objektiven Kriterien wie Einbußen von Einkommen und Sicherheiten durch die Verrentung, durch Scheidung, Verlust des bürgerlichen Umfelds, durch Umzüge in günstigere Wohnviertel etc. Andererseits wird gefragt nach der Eigenwahrnehmung der Situation, dem Gefühl der Verwundbarkeit[5] und individuellen Strategien, um prekären Situationen zu begegnen. Es stellt sich die Frage, ob und wie die Frauen in ihrem gewohnten Umfeld bestehen können, welche Opfer sie dafür bringen und welches kreative Potenzial sie dabei entwickeln. Entscheidend ist hier auch, ob ihr Leben von Konkurrenzverhältnissen oder von Solidarität geprägt ist. Diese Fragen werden durch Tiefeninterviews erforscht und mit den Biografieverläufen, ökonomischen Situationen und sozialen Netzwerken der betreffenden Frauen in Zusammenhang gebracht. Esther Gajeks Pilot-Studien zufolge erscheint es hier gewinnbringend, in den zu erstellenden Fallportraits eine „offizielle" (nach außen kommunizierte) von einer „inoffiziellen" (tatsächlichen) Biografie zu unterscheiden. Dadurch werden sowohl die antizipierten, statusorientierten Bilder von gelingendem Alter(n) als auch die zu diesen nicht passenden Brüche und Diskontinuitäten im Lebenslauf alleinstehender älterer Frauen aus der Mittelschicht direkt sichtbar und Abhängigkeiten respektive Autonomien von ehemaligen Ehemännern, Familienmitgliedern, sozialen Netzwerken sowie staatlichen Institutionen offen gelegt.

Das zweite Teilprojekt erforscht die Lebenssituationen älterer Frauen, die nicht aus ehemals mittelschichtlichen sozialen Zusammenhängen kommen, und fragt ebenfalls nach ihren Tätigkeitsformen und Vernetzungen im Rentenalter. Die Fragen richten sich wiederum auf Konkurrenzverhältnisse und Solidarität, Zukunftserwartungen und Bewältigungsstrategien, wobei besonderes Augenmerk auf die Interdependenz von Benachteiligungen gelegt wird. Es wird, wie es die

---

5 Vgl. den Begriff der „Vulnerabilität" bei Robert Castel (2000).

oben beschriebenen Forschungsbefunde nahelegen, davon ausgegangen, dass soziale Benachteiligungen sich im Laufe des Lebens aufschichten und das Alter die daraus entstehenden Prekarisierungsrisiken verstärkt. Somit spielen hier auch und gerade soziale Institutionen und Netzwerke, die Benachteiligungen ausgleichen (können), eine Rolle. Erfahrungsberichte der PraktikerInnen zeigen jedoch, dass das professionelle Beratungsangebot sowie finanzielle Hilfen für Ältere kaum genutzt werden (vgl. Sozialreferat München 2012: 88). Daraus ergibt sich die Frage, welche Stigmata der Hilfsbedürftigkeit im Alter anhaften und welche Strategien angewendet werden, um ihr selbstständig zu entkommen. Weiterführend wird gefragt, welche Rolle familiäre und soziale Netzwerke bei der Bewältigung von Altersarmut sowohl in ökonomischer als auch in psychologischer Hinsicht spielen. Dabei ist – insbesondere im Vergleich mit den Ergebnissen aus dem ersten Teilprojekt – interessant, ob sich eine verstärkte Solidarität über gesellschaftliche Gruppen und Partikularinteressen hinweg beobachten lässt, und auf welche Weise im Alter Faktoren wie Geschlecht, soziales Milieu, Generation, Ethnizität und Religiosität als Behinderungen oder Ressourcen für die Lebensgestaltung wirksam werden.

4.4 Thesen zur Prävention weiblicher Altersarmut

Das beschriebene Forschungsprojekt hat nicht zum Ziel, konkrete Handlungsanweisungen für die Politik zu formulieren, wie Altersarmut von Frauen verhindert oder bekämpft werden kann. Stattdessen strebt es zunächst an, mit durch Tiefeninterviews gewonnenen Fallgeschichten für das Phänomen weiblicher Altersarmut zu sensibilisieren, das heißt vertiefte, plastische Einblicke in einzelne Lebensgeschichten zu geben. Dabei sollen die oft polarisierenden Altersbilder – Drohszenarien von Altersarmut einerseits und „Active Ageing" als neuer Altersprogrammatik und ökonomischer Ressource andererseits – ersetzt werden durch einen differenzierten Blick auf die im Alltag entwickelten Taktiken, Praktiken und Kompetenzen von Frauen im Rentenalter, um so ein vielschichtiges und akteurnahes Bild weiblichen Alter(n)s zu zeichnen. Zentral ist auch das Ziel, Teilhabebarrieren auszuleuchten und individuelle Lebensstrategien in den öffentlichen Diskurs einzubringen, ohne dass sich die untersuchten Frauen ideologisch oder politisch „vom Kosten- zum Produktionsfaktor" wandeln (BMFSFJ 2010: 77). Der Blick auf die individuellen und gruppenspezifischen Lebensbedingungen im Alltag ist unserer Meinung nach ein entscheidender Schritt, um politische Reaktionen auf den demokratischen Wandel zu diskutieren. Dabei kann und muss sich die Politik an den Bedürfnissen und bereits heute praktizierten Lösungsstrategien der Akteurinnen selbst orientieren. Beispielsweise können existente Selbsthilfe-

und Unterstützungsstrukturen älterer Frauen wie etwa Mehrgenerationenwohnhäuser durch sozialstaatliche Instrumente subventioniert werden. Um Mitspracherecht, gerade auch von unterprivilegierten Gruppen, zu ermöglichen, müssen neue und andere Beteiligungsstrukturen geschaffen werden. Hier könnten Nachbarschaftsvereinigungen und Mieterzusammenschlüsse ein erster Schritt sein. Auch städtische Einrichtungen, wie die Alten- und Service-Zentren in München, leisten solche Unterstützung beziehungsweise bieten einen Raum, entsprechende zivilgesellschaftliche Aktivitäten zur Bekämpfung von Altersarmut, Einsamkeit und Sinnverlusten zu entwickeln. Um eine wirkliche Beteiligung zu erreichen, muss gleichzeitig gezielt auf die Nöte und Lebenslagen älterer Menschen eingegangen werden. Dies schließt zuallererst ausreichende Sozial- und Pflegeleistungen ein. Beteiligungsformen und Mitspracherecht dürfen kein Instrument zur Geldersparnis werden. Im Gegenteil, es müssen spezifische Förderinstrumente und Angebote für ältere Frauen, insbesondere für solche mit Mehrfachdiskriminierungen, entwickelt werden. Ein angemessener ökonomischer Ausgleich für Erziehungs- und Pflegezeiten scheint hier unerlässlich.

Diesbezüglich können die derzeit diskutierten beziehungsweise neu eingeführten rentenpolitischen Ausgleichszahlungen aufgrund ihrer symbolischen Beträge wenig bewirken.[6] Sie werden nicht verhindern, dass immer mehr Menschen nach einem prekären Arbeitsleben im Rentenalter dazuverdienen müssen. Nach einer Statistik des Deutschen Frauenrates waren bereits Ende 2011 deutschlandweit von 7,5 Millionen MinijobberInnen 10,5 Prozent – fast 800.000 Personen – über 65 Jahre alt. Von 2,8 Millionen männlichen Minijobbern waren 15 Prozent – also 420.000 Personen – über 65 Jahre und von 4,7 Millionen weiblichen Minijobberinnen waren immerhin schon 7,8 Prozent – also 366.600 Personen – im Rentenalter (vgl. Buls 2014: 131).

Nicht eingerechnet ist hier die Dunkelziffer an inoffiziell Erwerbstätigen, die ihre Rente beispielsweise durch Pflegetätigkeiten, Putzen, Regale im Supermarkt einräumen, Kinderbetreuung als „Leih"-Omas oder sogar durch Flaschensammeln aufbessern. Bei diesen Tätigkeiten dürfte die Anzahl von Frauen weit höher sein. Außerdem fehlt bei den genannten Zahlen sicher auch eine Dunkelziffer derjenigen, die sich bei entsprechenden Befragungen nicht zu ihrer Tätigkeit bekennen, und dies nicht nur aus Angst vor Rentenkürzungen: Ein Teil der Frauen,

---

6 Wer ein ab dem 1. Januar 1992 geborenes Kind erzogen hat, bekommt 3 Jahre Erziehungszeit und somit 3 Rentenpunkte gutgeschrieben. Ein Rentenpunkt entspricht derzeit monatlich 28,61 Euro im Westen und 26,39 Euro im Osten, das bedeutet eine monatliche Erziehungsrente von 85,83 Euro in den alten und 79,17 Euro in den neuen Bundesländern. Für Kinder, die vor 1992 geboren wurden, werden seit dem 1. Juli 2014 zwei Erziehungsjahre anerkannt. Vgl. BMAS (2010); Deutsche Rentenversicherung (2014).

die zu ihrer geringen Rente noch staatliche Unterstützungsleistungen beziehen könnten, vermeiden den Gang zu den Ämtern, teils aus Scham oder Stolz, teils auch aus Unwissen über ihnen zustehende Hilfen. Auch hier kommt Altenzentren oder karitativen Einrichtungen eine wichtige Aufklärungsfunktion zu.

Präventionsmaßnahmen, um weibliche Altersarmut zu verhindern oder zumindest abzumildern, müssen demnach – außer auf der skizzierten Mesoebene zivilgesellschaftlicher Institutionen zur solidarisierenden Unterstützung, Information und Aufklärung im lokalen Nahraum – auf zwei Ebenen weiterentwickelt werden:

(1) auf der Makroebene der Arbeitsmarkt-, Renten- und Familienpolitik
(2) auf der Ebene gesellschaftlicher Rollenbilder und individueller Lebensplanung

Zu 1): Arbeitsmarkt-, Renten- sowie Familienpolitik sind gegenwärtig, zumal angesichts des demografischen Wandels, viel diskutierte Felder einschlägiger Reformdebatten. Aktuelle konträr debattierte Stichworte sind etwa das „Betreuungsgeld", die „Mütterrente", die Rente mit 67 oder auch die abschlagsfreie Rente mit 63 (nach 45 Beitragsjahren). Frauen mit ihren häufig unterbrochenen Erwerbsarbeitszeiten erfüllen in den seltensten Fällen die Voraussetzungen um abschlagsfrei mit 63 Jahren in Rente zu gehen. Auch für die propagierte private Zusatzvorsorge (z.B. „Riester-Rente") fehlt Frauen nachweislich oft das nötige Einkommen (vgl. Buls, 2014).

Aus den bisherigen Ausführungen ist deutlich geworden, dass andere Ansätze zur Vermeidung von weiblicher Altersarmut sinnvoll wären, um die Rentenansprüche von Frauen zu erhöhen: In erster Linie bedarf es einer geschlechtergerechten Arbeitsmarkt- und Sozialpolitik, die zur Aufhebung von Geschlechtsunterschieden im Erwerbseinkommen und in den Rentenbezügen führt. Diese darf jedoch nicht zu einer Mehrfachbelastung von Frauen führen, indem diese dazu angehalten werden, neben Kindererziehung und Pflegetätigkeiten in Vollzeitarbeit ihre Lebensarbeitszeit zu erhöhen.

Um Frauen bereits während der Familiengründungsphase und bis zur Verrentung im Arbeitsleben zu unterstützen, bedarf es institutioneller Unterstützung wie ausreichend qualitätsvolle Kinderbetreuungsplätze, Entlastungen bei der Pflege von Angehörigen und familienfreundliche Betriebskulturen. Insbesondere ist es am Arbeitsplatz und zuhause entscheidend, dass sich die genderspezifischen Leitbilder und die Verteilung der Arbeitslasten radikal verändern. Prävention weiblicher Altersarmut fängt bereits da an, wo „neue Väter" wirklich gleich und kooperativ Erziehungs- und Pflegeaufgaben übernehmen wollen, können und dürfen, wo also die naturalisierte Zuschreibung dieser Tätigkeiten als primär weibliche Domänen wirklich partnerschaftlichen Modellen weicht. Letztere müssen bei allen Beteiligten, insbesondere auch bei den Betrieben durch die Freistellung von Männern für reproduktive Aufgaben und die Ermöglichung von Teilzeitarbeit für Männer, noch mehr Akzeptanz finden.[7]

Zugleich müssen auch dort, wo Frauen Vollzeit arbeiten wollen, aber nicht können, neue Angebote geschaffen werden. Insbesondere in den mehrheitlich weiblich besetzten Dienstleistungsberufen finden sich kaum noch Vollzeitarbeitsplätze. Diese Tatsache geht einher mit einer diskriminierenden Entlohnungspolitik: Traditionell hausarbeitsnahe oder aus der Reproduktionsarbeit abgeleitete „Frauenberufe" sind noch immer vergleichsweise schlecht bezahlt und bieten kaum Aufstiegs- und Weiterqualifizierungsmöglichkeiten. Ihre ursprüngliche Bestimmung für die kurze Phase der Erwerbstätigkeit von Frauen vor der Eheschließung ist längst überholt und steht in keinem Zusammenhang zu ihrer gesellschaftlichen Notwendigkeit. Neben einer besseren Entlohnung müssen diese Berufe nicht zuletzt auch durch eine damit verbundene gesellschaftliche Anerkennung aus ihrem Status als „Zuverdiener"- oder „Sackgassen"-Jobs befreit werden.

Doch auch wenn in anderen Branchen Frauen mit Männern um die Arbeitsplätze, Weiterqualifizierungsmöglichkeiten und Karrieren scheinbar gleichberechtigt konkurrieren, bleibt die bekannte Gehaltslücke zwischen Männern und Frauen bestehen (vgl. Buls, 2014). „Frauenlohngruppen" sind längst abgeschafft, doch in der betrieblichen Praxis wird Frauen weniger Gehalt angeboten als Männern in vergleichbaren Positionen. Frauen verhandeln sozialisationsbedingt schlechter und fallen wegen Teilzeitarbeit, Erziehungs- und Pflegezeiten bei Beförderungen immer wieder hinter die männlichen Konkurrenten zurück. Hier müsste sowohl auf individueller Ebene, etwa durch verstärkte Coaching-Angebote für Frauen nicht nur in Führungspositionen, als auch durch betriebliche Gleichstellungsmaßnahmen und deren strengere Überwachung durch machtvollere Gleichstellungsinstitutionen sowie nicht zuletzt durch die Transparenz von Löhnen und Gehältern an einem Bewusstseins- und Verhaltenswandel gearbeitet werden.

Steuerliche Anreize wie das Ehegattensplitting, das das Alleinverdiener-Familienmodell finanziell attraktiv macht, sind genauso wie die Fülle von steuerfreien Minijobs, die Frauen in der „schwächeren" Zuverdiener-Rolle belassen, im Hinblick auf die Prävention von Altersarmut problematisch. Dies vor allem auch, weil die Institution Ehe angesichts der Scheidungswahrscheinlichkeiten

---

7 Nach Angaben des Statistischen Bundesamtes steigt zwar die Anzahl derjenigen Männer, die Elterngeld in Anspruch nehmen, kontinuierlich. Die Dauer des Bezugs ändert sich jedoch kaum. Im Jahr 2011 bezogen mehr als drei von vier Männern (77%) für maximal zwei Monate Elterngeld, während Frauen in neun von zehn Fällen ein Jahr lang Elterngeld bezogen. Vgl. Statistisches Bundesamt 2013.

ihre Funktion als Subsidaritäts- und Versorgungseinrichtung für ihre Mitglieder eingebüßt hat. Auch deshalb ist die Mitversicherung des Ehepartners oder die „schlechtere Steuerklasse" (Steuerklasse 5) für die „zuverdienende" Ehefrau risikobehaftet und überhaupt für Frauen auch deshalb ungünstig, weil sowohl Elterngeld als auch Arbeitslosengeld gegebenenfalls nach dem entsprechend niedereren Nettogehalt bemessen werden. Hier hat die Familienpolitik Spielräume, um die finanzielle Benachteiligung von Frauen zu verringern.

Neben diesen längerfristigen Vorsorgemaßnahmen kann auch bei älteren ArbeitnehmerInnen angesetzt werden. Der Sechste Altenbericht der Bundesregierung schreibt gegen das – mit den Vorruhestandsregelungen der 1980er-Jahre einhergehende (und diese legitimierende) – Stereotyp des weniger leistungs- und lernfähigen älteren Arbeitnehmers an[8] und zeigt „best practice"-Modelle auf, die Arbeitsumgebungen schaffen, die auch für ältere Arbeitnehmerinnen und -nehmer die Möglichkeit bieten, ihre Kompetenzen und Erfahrungen, die „Potenziale des Alters", produktiv zu entfalten und an die Jüngeren weiterzugeben (BMFSFJ 2010: 93-124; Kruse/Rentsch/Zimmermann, 2012). Nach Jahren der Frühverrentung sollten nun sowohl die älteren Beschäftigten als auch die Gewerkschaften und Unternehmen umdenken und mehr ältere ArbeitnehmerInnen einstellen. Es wird belegt, dass die Beschäftigungsquote der Altersgruppe zwischen 54 und 65 Jahren tatsächlich im Zeitraum von 1996 bis 2009 in vielen Branchen wieder deutlich gestiegen ist: bei den Frauen sogar um über 72 Prozent, bei den Männern um gut 32 Prozent (BMFSFJ 2010: 95). Wenn diese Erwerbstätigkeit Älterer nicht bedeutet, dass das Renteneintrittsalter immer weiter hochgesetzt wird, sondern dass einer Diskriminierung älterer ArbeitnehmerInnen entgegengesteuert und auf ihre Bedürfnisse eingegangen wird, ist diese Entwicklung zu begrüßen. Eine längere Erwerbstätigkeit trägt dann nicht nur zu einer höheren Rentenzahlung bei, sondern beugt auch Sinnverlusten vor und kann zu einer bereichernden Erfahrung werden, wo entsprechend gestaltete Arbeitskulturen älteren Menschen weiterhin Teilhabe und Kompetenzentfaltung ermöglichen. Allerdings stellt sich aus einer gendersensiblen Perspektive die Frage, inwieweit das Gros der Frauen von dieser Aktivierung profitieren kann: Gerade die physisch und psychisch sehr belastenden Tätigkeitsfelder, in denen sich viele Frauen finden, wie zum Beispiel

---

8 Dieser mit entsprechenden Vorurteilen begründete vorzeitige Ausstieg ins Rentenleben wurde Mitte der 1980er-Jahre tendenziell immer früher möglich: die Frühverrentung war in Zeiten steigender Arbeitslosigkeit ein Instrument der Arbeitsmarktpolitik und nutzte vor allem der Verjüngung der Unternehmen. Seit den gesetzlichen Regelungen zum „Vorruhestand" und der wenig altersfreundlichen Einstellungspolitik der Unternehmen waren die Erwerbsquoten der älteren Arbeitnehmerinnen und Arbeitnehmer, nicht nur in Deutschland, drastisch zurückgegangen. Gleichzeitig wurden dann bereits alterspolitische Aktivierungsprogramme auf den Weg gebracht. BMFSFJ 2010: 48-51.

die Arbeit als Erzieherin, in der Kranken- und Altenpflege, als Verkäuferin in klimatisierten Räumen mit und ohne Tageslicht, bereiten unter Umständen im höheren Lebensalter besondere Schwierigkeiten. Dies gilt selbstverständlich auch für die männlich dominierten Handwerksberufe und viele Tätigkeiten in den Produktionsabteilungen der Betriebe.

So stellt sich also die Frage, unter welchen konkreten Bedingungen und für welche sozialen Milieus und Berufsgruppen die politischen Programmatiken zur Produktivmachung von Arbeitskräftepotenzialen, also auch der Älteren und der Frauen, tatsächlich positive Wirkungen entfalten können (und nicht lediglich einer neoliberalen Deregulierungs-, Spar- und Aktivierungslogik entspringen). Dieses Vorhaben könnte zunächst ganz generell dort gelingen und Sinn machen, wo gesetzliche Rahmenbedingungen im Hinblick auf eine altersgerechte Beschäftigungspolitik tatsächlich von den Sozialpartnern genutzt werden, um Männer UND Frauen länger in Erwerbsarbeit zu halten. Es gilt hier, zumal angesichts der „Rente mit 67", die längere Lebenserwerbsarbeitszeit auch attraktiv und arbeitnehmerfreundlich zu gestalten und altersgerechte Arbeitsplätze und -zeiten zu schaffen. Hier dürfen also nicht weiter nur im enthusiastischen Diskurs gebetsmühlenartig die „ jungen Alten" als die neuen „Best Agers", sondern vor allem auch die gesellschaftlichen, politischen und ökonomischen Institutionen zu innovativem und flexiblem Denken (re-)aktiviert werden.

Nicht zuletzt ist zur Verhütung von Altersarmut selbstverständlich die Höhe der Rente entscheidend, die kontinuierlich der Inflation entsprechend angepasst werden muss und die, wie bereits erwähnt, Erziehungs- und Pflegezeiten angemessen berücksichtigen muss. Im Sinne einer für Mehrfachdiskriminierungen sensiblen Rentenpolitik muss außerdem gezielt auf die Nöte und Bedürfnisse ehemaliger GastarbeiterInnen und MigrantInnen eingegangen werden. Häufig haben sie den Wunsch, nach Ausscheiden aus dem Erwerbsleben in ihre Herkunftsländer zurückzukehren. Dabei kann es aber vorkommen, dass ihre in Deutschland erworbenen Rentenansprüche gemindert werden. Zugleich benötigen sie im Alter häufig eine spezielle Betreuung, die eventuelle Traumatisierungen und Rassismuserfahrungen, Sprachprobleme und kulturelle Bedürfnisse berücksichtigt. Diesbezüglich müssen gesundheitspolitische, familien- und rentenpolitische Verbesserungen eingeführt werden (vgl. Münchmeyer-Eliş/Eliş, 2011).

Zu 2): Im Sinne einer Prävention von weiblicher Altersarmut ist es auch notwendig, auf der Ebene gesellschaftlicher Rollenbilder und damit verbundener individueller Lebensentscheidungen anzusetzen. Es gilt, bereits in den Schulen oder spätestens während der Berufsausbildung durch stärker zu institutionalisierende Beratung die Möglichkeiten und Konsequenzen von Lebensplanungen erkennbar zu machen, über konkrete Löhne und Gehälter der unterschiedlichen

Berufe und über die Risiken traditioneller Zuverdiener-Rollen zu informieren, Rentenmodelle (nach dem gegenwärtigen Stand) und ergänzende Formen der Bildung von finanziellen Rücklagen vorzustellen. Die Geschlechterteilung, nach der Frauen sich an Dienstleistungsberufen und Geisteswissenschaften, Männer an Handwerksberufen und Naturwissenschaften orientieren, mit fatalen Folgen für die Einkommens- und somit Rentenperspektiven für Frauen, muss aufgebrochen werden. Hierzu eigenen sich auch bereits in Kindertagesstätten, Kindergärten und Schulen eingesetzte aufklärende (Lehr-)Bücher, aber auch und besonders eine geschlechtersensible Schulung des pädagogischen Personals sowie der Einsatz von geschlechtergerechtem Spielzeug, das nicht bereits im Frühkindesalter die Interessen und Neigungen von Jungen und Mädchen beeinflusst bzw. behindert.[9]

Mit dem Aufbrechen gesellschaftlich festgeschriebener Rollenbilder muss, wie oben angedeutet, eine betriebliche Politik einhergehen, die es ermöglicht, dass auch Männer Familien- und Sorgearbeiten übernehmen und dafür freigestellt werden bzw. in Teilzeit arbeiten. Denn eine bessere Ausbildung und Bezahlung von Frauen allein führt nicht zur Schaffung von mehr und besser bezahlten Arbeitsstellen. Vielmehr müssen sowohl die Arbeit als auch die Entlohnung gerechter verteilt werden.

Daneben muss angesichts ungesicherter Renten die individuelle Vorsorge für oder jedenfalls Vorausschau auf das eigene Alter mit einem realistischen, informierten Blick frühzeitig ansetzen. Dafür gilt es auf der Basis von Schul- und Ausbildungslehrplänen immer wieder zu sensibilisieren. Wie können Lebensplanungen bis ins Alter aussehen, wenn die Lebensläufe erwartbar flexibilisiert und mobilisiert werden? Feste Berufslaufbahnen weichen häufig temporären Projekten oder Jobs. Die Ehe und Familie ist kein Versorgungsmodell (mehr); jede zweite bis dritte Ehe wird geschieden. Das neue Scheidungsrecht sieht nicht mehr vor, dass Frauen von ihren ehemaligen Ehemännern ein Leben lang versorgt werden. Gerade angesichts der oft unbewussten, in den Familien erlernten Weitergabe traditioneller Geschlechterrollen und -Leitbilder gilt es aufzuklären, welche Gefährdungen und Vulnerabilitäten der Verlust lebenslanger Erwerbsarbeit in einer qualifizierten (Vollzeit-)Tätigkeit haben kann.

---

9 Vgl. in diesem Zusammenhang die aktuell boomende Zweiteilung von Spielsachen, Süßigkeiten und Kleidung für Mädchen und Jungen, die Geschlechterstereotype und Rollenzuweisungen bereits im Frühkindesalter festschreibt. Im Gegensatz dazu existieren vereinzelte Versuche, diese Dichotomisierung aufzubrechen, beispielsweise durch Spielzeug für Mädchen, das ihr naturwissenschaftliches Interesse unterstützt. So kritisiert der Spielzeughersteller „Goldie Blox" die einseitige Fokussierung von ingenieurwissenschaftlichem Spielzeug auf Jungen: „By designing a construction toy from the female perspective, we aim to disrupt the pink aisle and inspire the future generation of female engineers." (www.goldieblox.com/pages/about, Zugriff am 8.8.2014).

Wichtig erscheint es auch, in gesellschaftlichen wie innerfamiliären Debatten frühzeitig für die Frage zu sensibilisieren: Wie und wo will ich im Alter leben? Hierzu gehört auch ein stärkerer Dialog zwischen Alt und Jung – Begegnungen, Austausch, mehr Wissen voneinander, die Vermittlung von Erfahrungen, die z. B. auch durch verstärkt zu schaffende Institutionen wie altersgemischte Arbeitsgruppen oder ehrenamtliches intergenerationales Miteinander befördert werden kann. Eine weitere Möglichkeit der individuellen Vorsorge ist es, vorausschauend soziale Netzwerke zu pflegen, soziales Kapital aufzubauen, sich etwa um altersgemäße Wohn- und Lebensformen zu bemühen, um der Singularisierung und Prekarisierung des Alters vorzubeugen.

4.5   Fazit und Ausblick

All diese Strategien des geschickten Umgangs mit dem Alter, sei es durch ökonomisches Kapital – private Rentenmodelle –, oder durch den nachhaltigen Aufbau sozialen Kapitals – Formen zivilgesellschaftlicher Selbstorganisation, etwa in altersgemischten Wohnformen –, setzen jedoch Ressourcen an Geld, Gesundheit, Zeit, Wissen und Bildung voraus. Sowohl die individuelle Prävention als auch die Aktivierung der Älteren als (ehrenamtliche) Arbeitskräfte scheitert dann, wenn Menschen bereits in jüngeren Jahren ums Überleben kämpfend kaum Vorsorge treffen können oder ihre Arbeits- und Lebenskraft im Alter durch lebenslange Erwerbsarbeit verbraucht ist. So bleibt abschließend trotz Zustimmung für die Notwendigkeit von Gender Mainstreaming in der individuellen Lebensgestaltungen doch eine große Skepsis gegenüber aktivierenden Appellen: Wie sieht die Forderung oder auch Notwendigkeit, möglichst lange produktiv zu bleiben und sogar über die Rente hinaus zu arbeiten oder sich ehrenamtlich zu engagieren, für diejenigen aus, die nicht dem Bild des „rüstigen Rentners" entsprechen und für die Arbeit im Rentenalter eine ökonomisch notwendige, aber körperlich und geistig unzumutbare Belastung darstellt? Hier sind der Staat, die Zivilgesellschaft und auch privilegierte Einzelne verstärkt gefordert. Und hier fehlen noch tiefergehende empirische Befunde, die anzuregen nicht zuletzt auch Ziel unserer ethnografischen Kasuistik sein wird.

Literatur

Backes, G. M. (1983). Frauen im Alter. Ihre besondere Benachteiligung als Resultat lebenslanger Unterprivilegierung. Bielefeld: AJZ Verlag.

Backes, G. M. (2004). Alter(n). Ein kaum entdecktes Arbeitsfeld der Frauen- und Geschlechterforschung. In: Becker/Kortendiek (2004): 395-401.

Baethge, M. (1991). Arbeit, Vergesellschaftung, Identität. Zur zunehmenden normativen Subjektivierung der Arbeit. In: Soziale Welt 42,1: 6–19.

Becker, R. & Kortendiek, B. (Hrsg.) (2004). Handbuch Frauen- und Geschlechterforschung. Wiesbaden: VS Verlag für Sozialwissenschaften.

BMAS – Bundesministerium für Arbeit und Soziales (Hrsg.) (2010). Rentenratgeber für Frauen. Stand Januar 2010. Bonn.

BMFSFJ – Bundesministerium für Familie, Senioren, Frauen und Jugend (Hrsg.) (2010). Sechster Bericht zur Lage der älteren Generation in der Bundesrepublik Deutschland. Altersbilder in der Gesellschaft und Stellungnahme der Bundesregierung (Bundestagsdrucksache 17/3815, 17. Wahlperiode). Berlin.

BMFSFJ – Bundesministerium für Familie, Senioren, Frauen und Jugend (Hrsg.) (2011). Biografiemuster und Alterseinkommensperspektiven von Frauen. Berlin.

BMFSFJ – Bundesministerium für Familie, Senioren, Frauen und Jugend (Hrsg.) (2012). Altern im Wandel. Zentrale Ergebnisse des Deutschen Alterssurveys (DEAS). 3. Auflage. Berlin.

Boltanski, L. Chiapello, È. (2006). Der neue Geist des Kapitalismus. Konstanz: UVK Universitätsverlag.

Bourdieu, P. (1982). Die feinen Unterschiede. Kritik der gesellschaftlichen Urteilskraft. Frankfurt/Main: Suhrkamp Verlag.

BSMASFF – Bayerisches Staatsministerium für Arbeit und Sozialordnung, Familie und Frauen (Hrsg.) (2012). Dritter Bericht der Staatsregierung zur sozialen Lage in Bayern. München.

Buls, H. (2014). Diskurs und Realität weiblicher Altersarmut und die derzeit diskutierten Politiken, 113–133. In: Götz, I. & Lehnert, K. (2014). Prekärer Ruhestand. Arbeit und Lebensführung von Frauen im Alter. Workshop-Dokumentation. URL: www.volkskunde.uni-muenchen.de/vkee_download/doku_prekaerer-ruhestand.pdf, Zugriff am 23.7.2014.

Castel, R. & Dörre, K. (Hrsg.) (2009). Prekarität, Abstieg, Ausgrenzung. Die soziale Frage am Beginn des 21. Jahrhunderts. Frankfurt/Main: Campus Verlag.

Castel, R. (2000). Die Metamorphosen der sozialen Frage. Eine Chronik der Lohnarbeit. Konstanz: UVK Universitätsverlag.

Cornelißen, W. (Hrsg.) (2005). Gender-Datenreport. 1. Datenreport zur Gleichstellung von Frauen und Männern in der Bundesrepublik Deutschland. Erstellt im Auftrag des Bundesministeriums für Familie, Senioren, Frauen und Jugend durch das Deutsche Jugendinstitut e.V. in Zusammenarbeit mit dem Statistischen Bundesamt. 2. Fassung. München.

Deutsche Rentenversicherung (2014). Das Rentenpaket: Fragen und Antworten. Sonderinformation. 2. Auflage (6/2014). URL: www.deutsche-rentenversicherung.de/Allgemein/de/Inhalt/5_Services/03_broschueren_und_mehr/01_broschueren/01_national/rentenpaket_fragen_und_antworten.html, Zugriff am 17.4.2015.

Dyk, S. van & Lessenich, S. (Hrsg.) (2009). Die jungen Alten. Analysen einer neuen Sozialfigur. Frankfurt/M./New York: Campus Verlag.

Dyk, S. van, Lessenich, S., Denninger, T. & Richter, A. (2013). Gibt es ein Leben nach der Arbeit? Zur diskursiven Konstruktion und sozialen Akzeptanz des „aktiven Alters". In: WSI-Mitteilungen 5: 321-328.

Fooken, I. (1986). Gerontologie – eine Männerwissenschaft oder: Der Mann im Alter – das unbekannten Wesen? – Editorial. In: Zeitschrift für Gerontologie 19: 221-222.

Gajek, E. (2013). Seniorenprogramme an Museen. Alte Muster – neue Ufer (Regensburger Schriften zur Volkskunde/Vergleichenden Kulturwissenschaft 25). Münster: Waxmann.

Gajek, E. (2014). Gut versteckt. Beginnende Verarmung von älteren Frauen in den mittleren Schichten und Strategien der Bewältigung (ein Werkstattbericht). Powerpoint-Präsentation, 53–66.. In: Götz, I. & Lehnert, K. (Hrsg.). Prekärer Ruhestand. Arbeit und Lebensführung von Frauen im Alter. Workshop-Dokumentation. URL: www.volkskunde.uni-muenchen.de/vkee_download/doku_prekaerer-ruhestand.pdf, Zugriff am 23.7.2014.

Geertz, C. (1983). Dichte Beschreibung. Beiträge zum Verstehen kultureller Systeme. Frankfurt/M.: Suhrkamp Verlag.

Götz, I. & Lehnert, K. (Hrsg.) (2014): Prekärer Ruhestand. Arbeit und Lebensführung von Frauen im Alter. Workshop-Dokumentation. URL: www.volkskunde.uni-muenchen.de/vkee_download/doku_prekaerer-ruhestand.pdf, Zugriff am 23.7.2014.

Götz, I. (2013): Sensing Post-Fordist Work Life. Recent Perspectives in the Ethnography of Work. In: Ethnologia Europaea 41:1, 68-87.

Hollstein, Matzner (Hrsg.) (2007): Soziale Arbeit mit Jungen und Männern. München: Reinhardt.

Höpflinger, F. (1994). Frauen im Alter – Alter der Frauen. Ein Forschungsdossier. Zürich: Seismo Verlag.

Höpflinger, F. (2007). Männer im Alter – Altern von Männern, 243–263.. In: Hollstein, M. (Hrsg.). Soziale Arbeit mit Jungen und Männern. München: Reinhardt.

ins Jahr 2030. Zusammenfassung. Stuttgart.

Kruse, A., Rentsch, T. & Zimmermann, H.-P. (Hrsg.) (2012). Gutes Leben im hohen Alter. Das Altern in seinen Entwicklungsmöglichkeiten und Entwicklungsgrenzen verstehen. Heidelberg: Akademische Verlagsgesellschaft.

Münchmeyer-Eliş, G. & Eliş, A. (Hrsg.) (2011). Im Alter sind wir alle grau. Dokumentation des Fachtages 50 Jahre Migration und Partizipation? – Altenhilfe für Migranten. Bremen: Sujet Verlag.

Niederfranke, A. (1999). Das Alter ist weiblich. Frauen und Männer altern unterschiedlich, 7-52. In: Niederfranke, A., Naegele, G. & Frahm, E. (Hrsg.) (1999). Lebenslagen und Lebenswelten, soziale Sicherung und Altenpolitik (Funkkolleg Altern 2). Wiesbaden: VS Verlag für Sozialwissenschaften.

Niederfranke, A., Naegele, G. & Frahm, E. (Hrsg.) (1999). Lebenslagen und Lebenswelten, soziale Sicherung und Altenpolitik (Funkkolleg Altern 2). Wiesbaden: VS Verlag für Sozialwissenschaften.

Parsons, T. & Bales, R. F. (1955). Family, Socialization and Interaction Process. Glencoe: Free Press (Reprint London u. a. 1998).

Reichert, M., Maly-Lukas, N. & Schönknecht, C. (Hrsg.) (2003). Älter werdende und ältere Frauen heute. Wiesbaden: VS Verlag für Sozialwissenschaften.

Robert Bosch-Stiftung (Hrsg.) (2013). Die Zukunft der Arbeitswelt – Auf dem Weg

Rohleder, C. (2003). Frauen und Produktivität im Alter, 193–221. . In: Reichert, M., Maly-Lukas, N. & Schönknecht, C. (Hrsg.). Älter werdende und ältere Frauen heute. Wiesbaden: VS Verlag für Sozialwissenschaften.

Sozialreferat München (Hrsg.) (2012). Münchner Armutsbericht 2011. München.

Statistisches Bundesamt (2013). Pressemitteilung Nr. 176 vom 27.05.2013: Elterngeld: Väterbeteiligung mit 27,3 % auf neuem Höchststand. URL: www.destatis.de/DE/PresseService/Presse/Pressemitteilungen/2013/05/PD13_176_22922.html, Zugriff am 17.4.2015.

5 Prävention im Alter: Anthropologischer Kontext, Konzepte, Befunde

Andreas Kruse

5.1 Selbst- und Weltgestaltung im Alter als Grundlage der Prävention

Die Umsetzung von Präventionsmaßnahmen mit dem Ziel der Vermeidung von Krankheiten (primäre Prävention), der Vermeidung eines Fortschreitens bestehender Erkrankungen (sekundäre Prävention) und der Vermeidung funktioneller Einschränkungen im Falle bestehender chronischer Krankheiten (tertiäre Prävention) ist an die *persönliche Erfahrung des Potenzials zur Selbst- und Weltgestaltung* gebunden. In dem Maße, in dem das Individuum das gegebene Potenzial zur Gestaltung eigener Entwicklung – mithin auch der gesundheitlichen Entwicklung – und zur Gestaltung seiner sozialen und räumlichen Nahumwelt wahrnimmt und umsetzt, wird es sich auch gegenüber Präventionskonzepten öffnen und diese umsetzen. Dies bedeutet, dass das Individuum – im persönlich ansprechenden Austausch mit nahestehenden Menschen wie auch in der intensiven Beschäftigung mit einem Gegenstand oder einer Aufgabe – Möglichkeiten findet, *sich selbst zu erfahren* und zu einer *differenzierten Einschätzung des eigenen Selbst* zu gelangen.

Zu dieser Selbsterfahrung und differenzierten Einschätzung des eigenen Selbst gehört das *Innewerden der Selbstaktualisierung*, also der Tendenz des Psychischen, sich mitzuteilen, sich auszudrücken, sich weiter zu differenzieren (vgl. Goldstein, 1947; Kruse, 2009a). Dabei weist das Konstrukt der Selbstaktualisierung eine Nähe zu jenem des *Flow-Erlebens* (vgl. Csíkszentmihályi, 2008) auf, das sich charakterisieren lässt als Aufgehen in einer Tätigkeit sowie als Sinnerfahrung in der Ausübung dieser Tätigkeit. Die Nähe zum Flow-Erleben ergibt sich in der Hinsicht, als im Aufgehen in einer Tätigkeit die *dynamische Qualität* des Psychischen in besonderem Maße erfahrbar wird, ein *Antrieb* also, der dazu motiviert, die Tätigkeit kontinuierlich fortzusetzen. In der Begrifflichkeit der Existenzanalyse sensu Viktor Frankl (vgl. Frankl, 2005), die ideengeschichtlich durchaus Bezüge zur Theorie des Flow-Erlebens aufweist, lässt sich dieser Prozess wie folgt umschreiben: Erst dadurch, dass das Individuum aus sich heraustritt, dass es sich in den Dienst eines anderen Menschen, einer Idee, einer Sache stellt, *verwirklicht es Sinn*, erst dadurch wird es im eigentlichen Sinne kreativ (vgl. Csíkszentmihályi, 2010; siehe auch die Beiträge in Kruse, 2010a).

Nachfolgend werden Selbstgestaltung und Weltgestaltung im Alter ausführlicher betrachtet, denn es wird – wie dargelegt – davon ausgegangen, dass die Umsetzung von Präventionsmaßnahmen auch an die persönliche Erfahrung von Selbstgestaltung und Weltgestaltung gebunden ist.

5.1.1   Selbst- und Weltgestaltung als Aspekte einer Anthropologie des Alters

In seiner am 15. März 2013, zwei Tage nach seiner Wahl zum Papst, gegebenen Audienz für die Kardinäle äußerte sich Papst Franziskus auch zum Wesen des Alters. Nachfolgend sei die entsprechende Passage seiner Rede angeführt:

> *„Liebe Mitbrüder, nur Mut! Die Hälfte von uns steht in fortgeschrittenem Alter: Das Alter ist – gern drücke ich es so aus – der Sitz der Weisheit des Lebens. Die Alten haben die Weisheit, im Leben ihren Weg zurückgelegt zu haben wie der greise Simeon, wie die greise Anna im Tempel. Und genau diese Weisheit hat sie Jesus erkennen lassen. Schenken wir diese Weisheit den jungen Menschen: Wie der gute Wein, der mit den Jahren immer besser wird, so schenken wir den jungen Menschen die Weisheit des Lebens. Mir kommt in den Sinn, was ein deutscher Dichter über das Alter gesagt hat: ,Es ist ruhig das Alter und fromm.' Es ist die Zeit der Ruhe und des Gebets. Und es ist auch die Zeit, den jungen Menschen diese Weisheit zu geben. "*
> (Papst Franziskus 2013, S. 25f)

Diese Charakterisierung ist aus folgendem Grund bemerkenswert: Zunächst wird – ein Gedicht Friedrich Hölderlins (1770-1843) aufgreifend – das Alter als „Zeit der Ruhe und des Gebets" gedeutet: „Es ist ruhig das Alter und fromm", so heißt es in Hölderlins Gedicht „Meiner verehrungswürdigen Großmutter zu ihrem 72. Geburtstag". Papst Franziskus gilt als ein Hölderlin-Kenner, und die Tatsache, dass er aus den zahlreichen Deutungen des Alters, die Friedrich Hölderlin in seinem Schrifttum vorgenommen hat, gerade diese auswählt, weist darauf hin, dass er die Ruhe („ruhig") und das Gebet („fromm") als zentrale psychologische und religiöse Merkmale des Alters ansieht. Doch treten zwei weitere Aspekte hinzu, und diese geben der gewählten Charakterisierung aus einem weiteren Grund besonderes Gewicht: Das Alter wird als „Sitz der Weisheit des Lebens" beschrieben, wobei diese Weisheit des Lebens auf den Erlebnissen, Erfahrungen und Begegnungen gründet, die Menschen im Laufe ihrer Biografie gewonnen haben, wie auch auf der Reflexion dieser biografischen Stationen. Nur so lässt sich die Aussage: „Die Alten haben die Weisheit, im Leben ihren Weg zurückgelegt zu haben" deuten. Diese Weisheit bildet eine potenzielle Stärke oder Ressource des Alters, und zwar vor allem in den Beziehungen zwischen den Generationen, wenn es nämlich heißt: „Und es ist auch die Zeit, den jungen Menschen diese Weisheit zu geben."

Wir finden hier Aspekte einer *Anthropologie des Alters*, die uns helfen, die Selbst- und Weltgestaltung noch klarer zu umschreiben: Zu nennen sind hier vor allem die differenzierte Wahrnehmung des eigenen Selbst, die Integration von persönlicher Vergangenheit, Gegenwart und Zukunft, die Verwirklichung kosmischer Bezüge, in die die eigene Existenz eingebettet ist, sowie die Integration in eine Generationenfolge, innerhalb derer man nicht nur empfängt, sondern auch gibt (siehe auch Erikson, 1998; Tornstam, 1989). Mit anderen Worten: In dem Maße, in dem das Individuum zu einer differenzierten Wahrnehmung des eigenen Selbst gelangt und dieses – im Prozess der Integration von Vergangenheit, Gegenwart und Zukunft – bewusst gestaltet, in dem Maße, in dem es Verantwortung nicht nur für sich selbst, sondern auch für seine soziale Umwelt (Mitverantwortung) sowie für die Schöpfung (Nachhaltigkeitsverantwortung) erkennt und übernimmt, ist mit höherer Wahrscheinlichkeit von einer Umsetzung der Präventionsmaßnahmen auszugehen. Denn in der subjektiv erlebten Selbstverantwortung, Mitverantwortung und Nachhaltigkeitsverantwortung erkennt das Individuum in besonderer Weise den *Wert des eigenen Lebens* und damit die Herausforderung, *dieses Leben durch eigenes Handeln zu erhalten und zu fördern*. Ohne das Erkennen und Wahrnehmen von Selbst-, Mit- und Nachhaltigkeitsverantwortung, ohne das Erkennen und Umsetzen des Potenzials zur Selbst- und Weltgestaltung ist hingegen die Umsetzung von Präventionsmaßnahmen weniger wahrscheinlich.

Diese Aussagen sind für unser Verständnis von Prävention zentral: Der Prozess der Umsetzung von Präventionsempfehlungen – auch wenn diese auf das Individuum zugeschnitten sind – lässt sich ohne die Haltung des Individuums sich selbst gegenüber, lässt sich ohne die Weltbezüge des Individuums nicht wirklich verstehen. Eine bejahende Haltung sich selbst und dem Leben gegenüber sowie Bezogenheitserfahrungen – mit Blick auf die ausgeübten Tätigkeiten, mit Blick auf die soziale Umwelt, mit Blick auf die Ideenwelt – bilden die *entscheidende Motivstruktur*, auf deren Grundlage sich die Umsetzung empfohlener Präventionsmaßnahmen vollzieht. Die nicht selten vorgebrachte Klage, dass die auf das Individuum zugeschnittenen Präventionsmaßnahmen viel zu selten umgesetzt werden, sollte sich sehr viel stärker mit der hier beschriebenen Haltung des Individuums sich selbst und der Welt gegenüber befassen.

5.1.2   Die Annahme und Gestaltung des Alters als schöpferische Leistung

Bleiben wir noch kurz bei Friedrich Hölderlin stehen. Zunächst sei ein Abschnitt aus jenem Gedicht – „Meiner verehrungswürdigen Großmutter zu ihrem 72. Geburtstag" – angeführt, dem die Aussage des Papstes entnommen ist:

> *„Manches hab ich versucht und geträumt und habe die Brust mir*
> *Wund gerungen indes, aber ihr heilet sie mir;*
> *O ihr Lieben! und lange, wie du, o Mutter! zu leben*
> *Will ich lernen; es ist ruhig das Alter und fromm.*
> *Kommen will ich zu dir; dann segne den Enkel noch einmal,*
> *Dass dir halte der Mann, was er, als Knabe, gelobt. "*

Im Kontext dieses Abschnittes wird noch deutlicher, wie die Aussage „Es ist ruhig das Alter und fromm" zu verstehen ist: In der Art und Weise, wie ältere Menschen leben, können sie jüngeren Menschen Vorbild sein (im Sinne von Mitverantwortung, Weltgestaltung und Nachhaltigkeitsverantwortung). Umgekehrt können jüngere Menschen schon dadurch, dass sie geistiges und emotionales Interesse an der Art und Weise zeigen, *wie* ein älterer Mensch sein Leben gestaltet – auch das Leben in Grenzsituationen –, dazu beitragen, dass dieser sein Alter bei aller Verletzlichkeit, mit der das hohe Alter konfrontiert, annimmt. Und es sollte nicht übersehen werden, dass die konzentrierte Betrachtung der Lebensführung und Lebensgestaltung alter Menschen jüngere Menschen selbst bereichern kann (vgl. Kruse, 2013).

In seiner aus sechs Strophen bestehenden Ode „Abendphantasie" verwendet Friedrich Hölderlin eine ähnliche, gleichzeitig eine etwas anders gerichtete Formulierung. In dieser Ode heißt es:

> *„Komm du nun, sanfter Schlummer! zu viel begehrt*
> *Das Herz; doch endlich, Jugend! verglühst du ja,*
> *Du ruhelose, träumerische!*
> *Friedlich und heiter ist dann das Alter. "*

Das Alter erscheint hier als Zielpunkt des Lebens, und Friedrich Hölderlin drückt aus, wie er sich die Ausgestaltung dieses Zielpunkts vorstellt: Friedlich (im Sinne des Friedens mit anderen Menschen, im Sinne des Friedens mit sich selbst – hier durchaus im Sinne der Ich-Integrität zu verstehen) und heiter (im Sinne einer optimistischen, positiven Einstellung gegenüber der eigenen Zukunft), wobei er das „Glühen" der Jugend dem „Frieden" und der „Heiterkeit" des Alters gegenüberstellt.

Hier nun wird ein bedeutendes geistig-emotionales Potenzial des Alters beschrieben, dessen Verwirklichung angesichts der Verletzlichkeit als eine schöpferische Leistung zu deuten ist (vgl. Lehr, 2011) – die, wie Studien übereinstimmend zeigen, von der überwiegenden Mehrzahl alter Menschen auch tatsächlich gezeigt wird (vgl. Kessler & Staudinger, 2010).

Diese Haltung kann sich, wie in der Theorie der Sozioemotionalen Selektivität (vgl. Carstensen & Lang, 2007) angenommen, dabei vor allem in *emotional intimen Beziehungen* zeigen, die in besonderer Weise geeignet sind, positive Emotionen anzustoßen. Gerade in solchen emotional intimen Beziehungen kann sich das von Hölderlin beschriebene Gefühl der Heiterkeit (als Ausdruck der Überwindung von Grenzen sowie der Bejahung des Lebens in seiner Verletzlichkeit und Endlichkeit) einstellen.

Es ist bemerkenswert, dass Paul Celan (1920-1970) in einem – in seinem Nachlass gefundenen – Gedicht ebenfalls das Wort „heiter" verwendet:

> *„Ich lotse Dich hinter die Welt,*
> *da bist du bei dir, unbeirrbar,*
> *heiter*
> *vermessen die Stare den Tod,*
> *das Schilf winkt dem Stein ab, du hast*
> *alles*
> *für heut Abend."*

Der hier gewählte Ort des Wortes „heiter" lässt uns dessen Gehalt noch besser verstehen: Heiter zu sein ist nicht mit „guter Stimmung" gleichzusetzen; vielmehr ist hier mit diesem Wort die *Verbindung von Gefasstheit, Zufriedenheit und Optimismus* auch bei dem Blick auf die eigene Vergänglichkeit und Endlichkeit gemeint. Vergänglichkeit und Endlichkeit bilden das zentrale Thema des von Celan verfassten Gedichts; zugleich aber die Fähigkeit, diese *innerlich zu überwinden*: Damit nähert man sich dem theoretischen Konzept der „Gerotranszendenz", das die innere Überwindung der Vergänglichkeit und Endlichkeit als eine der Bedingungen für die vermehrte Ausbildung der kosmischen Orientierung des Menschen versteht (Tornstam 1989).

Die Gleichzeitigkeit von Entwicklungspotenzialen und Verletzlichkeit im hohen Alter, die sich in der Hinsicht ausdrücken lässt, dass Entwicklungspotenziale *in* der Verletzlichkeit des Lebens erkennbar sind, bildet eines der für diesen Lebensabschnitt zentralen Themen (vgl. Kruse, 2013). Dabei sind die Entwicklungspotenziale auch, wenn nicht sogar primär in den Beziehungen zu anderen, vor allem zu jüngeren Menschen zu sehen – ganz wie dies in der Rede von Papst Franziskus ausgedrückt wird. Die Weitergabe von Lebenswissen (vgl. Rentsch,

2013) bildet hier eine Domäne des Alters, sodass wir sagen können: Der Reichtum an biografischem Material kann in der Hinsicht befruchtend wirken, als sich alte Menschen auch als *Gebende* erleben, deren Lebenswissen, deren Rat von anderen Menschen geschätzt wird – damit ist eine bedeutende Komponente der Weltgestaltung angesprochen. Die auf Dionysios von Halikernassos zurückgehende Aussage: „Meine Leiden werden zu Lehren werden für die anderen" (pathemata paideumata genesetai tois allois) erweist sich auch in diesem Kontext als bedeutsam. Die Befruchtung ist nicht nur auf Seiten des jüngeren Menschen erkennbar, sondern auch auf Seiten des alten Menschen selbst.

5.1.3 Soziale Bezogenheit im Alter als eine Grundlage von Selbst- und Weltgestaltung im Alter

Neben der Weitergabe von Lebenswissen ist ein weiterer Aspekt zu nennen, der gerade mit Blick auf die Weltgestaltung als wichtig erscheint: Es ist die Sorge des Menschen *für* und *um* Andere. In einer Studie zu „Daseinsthemen" (als zentralen Anliegen und Orientierungen des Individuums) im hohen Alter (85 Jahre +) konnten wir n= 400 Frauen und Männer ausführlich zu Biografie, Gegenwart und Zukunft interviewen (vgl. Kruse, 2014; Kruse & Schmitt, 2015). Dabei zeigte die daseinsthematische Analyse der Gegenwart und Zukunft, welches Gewicht die subjektiv erlebte Sorge *für* und *um* Andere im Erleben alter Menschen besitzt: Diese Sorge gilt ihnen als Ausdruck eines mitverantwortlichen Lebens und dieses wiederum als Ausdruck der Teilhabe. Mit dem Begriff der Sorge ist hier gemeint, dass man Andere aktiv unterstützt („Sorge *für*") oder dass man sich innerlich intensiv mit der Lebenssituation Anderer beschäftigt, dass man sich in deren Lebenssituation hineinversetzt und darüber nachdenkt, wie man diese durch eigenes Handeln fördern kann („Sorge *um*"). Nicht wenige Teilnehmerinnen und Teilnehmer unserer Untersuchung, die keine Möglichkeiten mehr sahen, für Andere zu sorgen und sich um Andere zu sorgen, berichteten, dass sie das Gefühl hätten, „aus der Welt gefallen zu sein". Der aktive Beitrag zu einer „Sorgestruktur" (oder einer „sorgenden Gemeinschaft") ist für das Lebensgefühl des Menschen auch im hohen Alter von grundlegender Bedeutung.

In Arbeiten des Philosophen Emmanuel Levinas (1995) wird der *unbedingte Anspruch des Anderen* hervorgehoben, der dem eigenen Anspruch vorgeordnet sei. Die zentrale Stellung des Subjekts wird hier zugunsten des unbedingten Anspruchs des Anderen aufgegeben. Bevor ich zu mir selbst komme, so Levinas, steht mir der Andere gegenüber; dieser besitzt die Qualität der unbedingten vorausgehenden Verpflichtung – und erst durch den Anderen komme ich zu mir selbst. Dieser unbedingten Inanspruchnahme durch den Anderen ist das Subjekt

unterworfen, weswegen Immanuel Levinas den lateinischen Begriff „subjectum"
im Sinne von „subjactum" – nämlich „unterworfen" – übersetzt. Diese Anthropologie bildet eine bemerkenswerte Grundlage für ein tieferes Verständnis der
Lebenssituation alter Menschen, die in der Verwirklichung von *freundschaftlich
gemeinter Sorge* eine Möglichkeit finden, die eigene Verletzlichkeit und Endlichkeit anzunehmen und in dieser schöpferisch zu leben – wobei die vertiefte Auseinandersetzung mit dem eigenen Selbst Wissen und Erkenntnisse zutage fördert,
die in die Beziehung zu anderen Menschen (vor allem nachfolgender Generationen) eingebracht werden und diese in besonderer Weise befruchten können: Ein
wichtiges Fundament der freundschaftlich gemeinten Sorge.

Diese Aussage ist mit Blick auf den gesellschaftlichen und kulturellen Umgang mit dem Alter wichtig, beschreibt sie doch eine zentrale Aufgabe unserer
Gesellschaft und Kultur: Den Menschen darin zu unterstützen, sich auch sorgend
(und zwar im positiven Sinne des Wortes) anderen Menschen zuzuwenden, zu erkennen und vor sich selbst anzuerkennen, wie viel er bzw. sie anderen Menschen
geben kann – wobei sich die Formen verwirklichter Sorge von Person zu Person
erheblich voneinander unterscheiden können, je nach materiellen und ideellen
Ressourcen, über die das einzelne Individuum verfügt. Damit verwirklichen alte
Menschen auch das Motiv der *Generativität*, das heißt der Bereitstellung eigener
Ressourcen für nachfolgende Generationen mit dem Ziel, diese in ihrer Entwicklung zu unterstützen und in deren Leben „fortzuleben" (vgl. McAdams, Josselson
& Lieblich, 2006).

5.2   Was ist Gesundheit? Eine anthropologische Annäherung

5.2.1   Dimensionen der Gesundheit

Hans Georg Gadamer geht von der Annahme aus, dass dem gesunden Menschen
das Wesen der Gesundheit *verborgen* bleibe: Auf die Frage hin, was er unter Gesundheit verstehe, könne dieser im Kern nicht differenziert antworten. Erst im
Falle eingetretener Erkrankungen erhelle sich dem Menschen, was er unter Gesundheit verstehe: nämlich das, was ihm derzeit fehle. Dem gesunden Menschen
bleibe die Gesundheit zunächst verborgen; daraus erwachse die Aufgabe, sich
in Zeiten der Gesundheit reflektiert mit der Frage auseinanderzusetzen, *durch
welche Merkmale sich Gesundheit im eigenen Verständnis auszeichne*, was man
selbst dafür tun könne, um Gesundheit zu erhalten. Zudem solle der Mensch
schon früh nach Antwort auf die Frage suchen, inwieweit sich verschiedene Dimensionen der Gesundheit differenzieren lassen, zum Beispiel eine körperliche,
eine funktionelle, eine seelisch-geistige Dimension. Im Falle eingetretener Er-

krankungen sei diese Differenzierung wichtig: Denn auch dann, wenn auf der körperlichen Dimension Einbußen und Störungen eingetreten seien, könne sich auf der funktionellen, vor allem aber auf der seelisch-geistigen Dimension weiterhin ein Entwicklungspotenzial zeigen, das als Merkmal von Gesundheit zu verstehen sei (vgl. Gadamer, 1993).

Der Verfasser dieser Arbeit hat als Ergebnis einer eigenen Untersuchung zur Bewältigung chronischer Erkrankungen im Alter zwischen vier Dimensionen differenziert, die bei der Analyse des Krankheitsgeschehens und der Bewältigung dieses Geschehens zu berücksichtigen sind: *der körperlichen, der kognitiven, der motivational-emotionalen und der existenziellen Dimension* (vgl. Kruse, 1987). Diese Differenzierung spiegelt sich auch in der von Gadamer (1993) getroffenen Aussage wider, wonach die Behandlung des Leibes nicht möglich sei ohne die Behandlung der Seele und ohne das Wissen um das ganze Sein.

Diese Differenzierung zeigt sich auch in einer Schrift von Hans-Georg Gadamer zum Wesen des Schmerzes (vgl. Gadamer, 2003), in der dieser Philosoph – der Zeit seines Lebens mit zum Teil schweren Schmerzen zu kämpfen hatte – darlegt, dass der Schmerz das Leben umgreife und den Menschen ständig neu herausfordere. Der Schmerz verlange viel vom Menschen – vor allem, nicht den Mut aufzugeben. Wem dies gelinge, der könne die Schmerzen „verwinden". Vor allem aber könne dem Individuum in Phasen des Schmerzerlebens bewusst werden, *was sein Leben trage*. In der Tradition seines akademischen Lehrers Karl Jaspers stehend – und hier auf dessen Philosophie der Grenzsituationen Bezug nehmend (siehe dazu vor allem Jaspers, 1973) –, postuliert Gadamer, dass in den Grenzsituationen des Lebens *besonders klar hervortrete, was unser Leben fundiere, was diesem Sinn und Halt gebe*. In Zeiten der Beschwerdefreiheit könne das Bewusstsein des eigenen Fundamentes erkennbar verringert sein – das Leben werde in diesen Zeiten eher als selbstverständlich gegeben wahrgenommen.

5.2.2 Kohärenzsinn

Die hier angesprochenen seelisch-geistigen Kräfte bilden auch den thematischen Kern der von Aaron Antonovsky entwickelten Theorie der *Salutogenese*, die den *Kohärenzsinn* als jenen psychischen Mechanismus identifiziert, der zur Erhaltung seelischer Gesundheit auch unter dem Einfluss (zum Teil extremer) Stressoren beiträgt (vgl. Antonovsky, 1979). Die Fähigkeit zur Erhaltung von Gesundheit auch im Falle von Krankheit wird dabei von Antonovsky wie folgt umschrieben:

> *„Wir alle sind sterblich. Ebenso sind wir alle, solange noch ein Hauch von Leben in uns ist, gesund. Der Verlust von Gesundheit ist natürlich;*

> *um den Erhalt der Gesundheit muss gekämpft werden. Was macht, was erhält einen Menschen gesund? "* (1997, S. 6)

Wie die Pathogenese nach Ursachen für die Entstehung einer Krankheit fragt, so ist für die Salutogenese die *Suche nach Ursachen für die Entstehung und Erhaltung von Gesundheit* konstitutiv. Gesundheit oder die hergestellte Ordnung unseres Organismus ist als ein *aktiv* herbeigeführter Zustand zu begreifen, der das Ergebnis des Zusammenwirkens sozialer, psychischer und somatischer Bedingungen bildet. Im Kontext dieses Bedingungsgefüges nimmt das Kohärenzgefühl, das den subjektiv empfundenen Zusammenhang des Individuums mit der Welt beschreibt, eine zentrale Stellung ein. Das Kohärenzgefühl definiert Antonovsky

> *"als eine globale Orientierung, die ausdrückt, in welchem Ausmaß man ein durchdringendes, andauerndes und dennoch dynamisches Gefühl des Vertrauens hat, dass 1. die Stimuli, die sich im Verlauf des Lebens aus der inneren und äußeren Umgebung ergeben, strukturiert, vorhersehbar und erklärbar sind; 2. einem die Ressourcen zur Verfügung stehen, um den Anforderungen, die diese Stimuli stellen, zu begegnen; 3. diese Anforderungen Herausforderungen sind, die Anstrengung und Engagement lohnen. "* (1997, S. 14)

Der subjektiv empfundene Zusammenhang des Individuums mit der Welt spiegelt sich dieser Theorie zufolge in den folgenden drei Faktoren wider: Verstehbarkeit, Handhabbarkeit und Bedeutsamkeit. Sie bilden zusammen das Kohärenzgefühl. Mit *"Verstehbarkeit"* wird ausgedrückt, dass Lebensereignisse – wie auch der persönliche Werdegang – sinnvoll geordnet sind und vom Individuum verstanden werden. *"Handhabbarkeit"* beschreibt die individuelle Überzeugung, Lebensereignisse bewältigen zu können. Entsprechend werden diese Ereignisse auch als Herausforderungen wahrgenommen, die das Individuum akzeptiert, mit denen es sich aktiv auseinandersetzt. Dabei beschränkt sich das Vertrauen nicht nur auf die eigene Person, sondern schließt ausdrücklich auch das Vertrauen in nahestehende Menschen oder in Gott ein. Mit *"Bedeutsamkeit"* wird ausgedrückt, dass das Individuum Lebensereignisse – wie auch bestimmte Lebensbereiche und biografische Entwicklungen – als wichtig und sinnvoll erkennt und erlebt.

Das Konzept der „Salutogenese" postuliert, dass Stressoren nicht nur in ihren potenziell negativen Einflüssen verstanden werden dürfen. Je nachdem, wie Menschen Stressoren erleben und auf diese antworten, können diese durchaus auch entwicklungsförderliche Einflüsse haben. In ähnlicher Weise ist in der „Pathosophie" von Viktor von Weizsäcker (2005) zu lesen: „Gesundheit ist nicht ein Kapital, das man aufzehren kann, sondern sie ist nur dort vorhanden, *wo sie in je-*

dem Augenblick des Lebens erzeugt wird." (2005, S. 129) Ähnlich wie Antonovsky betont auch Viktor von Weizsäcker die (physischen, kognitiven, emotionalen,
sozialen) *Ressourcen* des Menschen, die diesen in die Lage versetzen, Gesundheit
zu erhalten oder wiederherzustellen – diesem weiten Verständnis von Ressourcen
liegt dabei ein umfassendes Person-Konzept zugrunde.

Für einen theoretisch-konzeptionellen Zugang zur Gesundheit im Alter sind
das weite Ressourcen-Verständnis und das umfassende Person-Konzept in der
Hinsicht bedeutsam, als das Wohlbefinden des Menschen in zunehmendem Maße
von dessen Fähigkeit beeinflusst ist, gesundheitliche und funktionelle Einbußen
seelisch-geistig zu bewältigen – dies gilt vor allem für das hohe Alter, in dem
die Wahrscheinlichkeit des Auftretens chronischer körperlicher und psychischer
Erkrankungen zunimmt. Der Einsatz von Ressourcen mit dem Ziel, Einbußen
möglichst weit zu kompensieren und eine persönlich tragfähige (optimistische,
hoffnungsvolle, bejahende) Zukunftssicht aufrechtzuerhalten, bildet einen zentralen psychischen Mechanismus für die Wahrung oder Wiederherstellung von
Gesundheit im Falle von Krankheit.

Ludolf von Krehl, Begründer einer Medizinischen Anthropologie, die das
Subjekt in das Zentrum der Theorie stellt, entwickelt in seiner Schrift „Pathologische Physiologie" (1906) folgendes Verständnis von Krankheit: Jeder Krank-
heitsvorgang stelle etwas Neues dar, „das so noch nie da war und so nie wieder
sein wird." (1906, S. 206). Dies habe im Einzelfalle die medizinische Betrachtung zu erweisen. Diese beschäftige sich mit „zwei Reihen von Vorgängen": mit
den allgemeinen Beziehungen der Morphologie, Physiologie, Ätiologie und Pathogenese im menschlichen Organismus wie auch mit der *„Umgestaltung des
Typisch-Menschlichen"* durch die Persönlichkeit des Individuums. Hier spiegelt
sich das umfassende Person-Konzept wider, das auch im Verständnis des experi-
mentell arbeitenden Mediziners grundlegend für die Deutung von Krankheiten,
deren Verlauf und deren Bewältigung ist.

5.2.3 Beziehung zwischen den Patienten und den für deren Versorgung Verantwortlichen

Aus dem umfassenden Person- und Ressourcen-Ansatz ergeben sich unmittelba-
re Folgerungen für die Interaktion zwischen dem Patienten einerseits und jenen
Personen, die für dessen Behandlung und Heilung verantwortlich sind, anderer-
seits. In der Tradition dieser Medizinischen Anthropologie stehend, hat Richard
Siebeck (1973) die „ärztliche Seite" dieser Interaktion wie folgt charakterisiert:
Gesundes und krankes Leben müsse in seinen vielgestaltigen Beziehungen und

Zusammenhängen gesehen werden. Das persönliche Wesen des Patienten sowie die biografischen und sozialen Zusammenhänge seien hier von großer Bedeutung. Der Arzt müsse „Erlerntes und Erfahrenes", „Erkanntes und Empfundenes", „Bewusstes und Unbewusstes" zusammenführen; in dieser Bewegung werde dieser hervorheben, was ihm „wesentlich" erscheine (1973, S. 172).

Eine Deutung des Arzt-Patienten-Verhältnisses findet sich in den Aufzeichnungen des jüdischen Arzt Mosche ben Maimon (Moses Maimonides; *1135 in Córdoba; †1204 in Kairo – vgl. Kapitel 2 in diesem Band). Damit Heilung (auch im Sinne des Heilseins verstanden) gelingt, müssten Arzt und Patient *in ein rechtes Verhältnis zueinander kommen* und den *Bezug zu einem übergeordneten Ziel des Lebens gefunden* haben (vgl. Maimonides, 1992; siehe auch Hayoun, 1999; Heidrich, 2010). Eine solche Deutung diente dem Verfasser dieses Beitrags als Grundlage für folgendes Verständnis von Gesundheit (Kruse, 2009b): Diese sei nicht unser höchstes Gut; sie solle vielmehr dazu dienen, *unser Leben in den Dienst anderer Menschen, einer Idee, einer Sache zu stellen* – und damit unser höchstes Gut zu verwirklichen. Dies heißt: Aus der Gesundheit erwächst auch Verantwortung – für das eigene Leben (Selbstverantwortung) wie für das Leben anderer (Mitverantwortung, Nachhaltigkeitsverantwortung).

5.3   Gesundheit im Alter aus Sicht der Prävention

Gesundheit im Alter wird in Arbeiten zur Präventionsforschung als ein *mehrdimensionales Konstrukt* verstanden, das sich aus fünf Dimensionen zusammensetzt (Kruse, 2007):

- Fehlen von Krankheiten und Krankheitssymptomen
- optimaler funktionaler Status
- aktive, selbstverantwortliche, persönlich zufrieden stellende Lebensgestaltung
- gelingende Bewältigung von Belastungen und Krisen
- individuell angemessenes System medizinisch-pflegerischer / sozialer Unterstützung.

Aus dieser Definition von Gesundheit lässt sich folgendes Präventionsziel für das hohe Alter ableiten: Vermeidung von Erkrankungen und Funktionseinbußen, Erhaltung der funktionalen Unabhängigkeit, Erhaltung der aktiven Lebensgestaltung, Vermeidung von psychischen Erkrankungen aufgrund von Überforderung, Aufrechterhaltung eines angemessenen Systems der Unterstützung (vgl. Kümpers & Rosenbrock, 2010).

Der Sachverständigenrat für die Konzertierte Aktion im Gesundheitswesen legte eine Definition von Gesundheit im Alter vor, die sich an den verschiedenen Dimensionen des Alterns (der physischen, der psychischen, der sozialen Dimension) orientiert und somit vermeidet, das Altern ausschließlich als einen körperlich determinierten Prozess zu verstehen (vgl. Kommission, 2001). In dem Bericht des Sachverständigenrates heißt es: *„Die hohen präventiven Potenziale bei älteren Menschen werden unterschätzt.* Um diese Potenziale zu realisieren, sollten sich die Maßnahmen und Strategien nicht allein auf die Verhütung von Krankheiten beziehen, sondern vielmehr den gesamten Alternsprozess mit seinen funktionellen Einschränkungen und dem drohenden oder tatsächlichen Verlust an körperlicher und mentaler Fitness sowie den daraus resultierenden Problemen der sozialen Integration berücksichtigen."* (2001, S.129)

5.3.1   Zielsetzungen

Gesundheitsförderung und Prävention im Alter haben dabei folgende *Ziele* (Kruse, 2002):

(1) die Erhaltung einer aktiven, selbstständigen Lebensführung,

(2) die Erhaltung körperlicher und geistiger Leistungsfähigkeit,

(3) die Vermeidung von körperlichen und psychischen Erkrankungen und

(4) die Aufrechterhaltung eines angemessenen Systems der Unterstützung.

In Bezug auf den optimalen funktionalen Status als Merkmal von Gesundheit gewinnt das Konzept der aktiven Lebenserwartung (vgl. Katz et al., 1983; Salomon et al., 2013) große Bedeutung. Diesem Konzept liegt die Annahme zugrunde, dass Erkrankungen nicht notwendigerweise zu Behinderungen führen. Des Weiteren wird angenommen, dass sich Erfolge der Prävention, Therapie und Pflege nicht allein in dem Hinausschieben von Erkrankungen („Kompression der Morbidität") (vgl. Fries, Green & Levine, 1989; Fries, 2012), sondern auch im späteren Auftreten von Behinderungen widerspiegeln (vgl. Han et al., 2013; Manton, Stallard & Corder, 1997).

In mehreren Untersuchungen konnte gezeigt werden, dass die steigende Lebenserwartung mit einem *Gewinn an aktiven Jahren* einhergeht (vgl. Caprara et al., 2013; Rechel et al., 2013). Mit dem Begriff „aktive Jahre" wird dabei die aktive, selbstverantwortliche Lebensführung beschrieben, wie sich diese in der selbstständigen Ausführung der Aktivitäten des täglichen Lebens widerspiegelt. Die 1917 geborenen Männer hatten im Alter von 67 bis 70 Jahren im Durchschnitt 73 % ihrer Lebensjahre in Aktivität verbracht, die 1917 geborenen Frauen 72,5 %. Für die 1927 geborenen Männer lag der Anteil der aktiven Jahre mit

81,5 % deutlich höher. Gleiches gilt für die 1927 geborenen Frauen, die im Alter von 67 bis 70 Jahren 77 % ihrer Lebensjahre in Aktivität verbracht hatten (vgl. Unger, 2002).

Mit Blick auf die Entwicklung im Altern wird zwischen *physiologisch-biologischem, psychologischem und sozialem Altern* unterschieden (Kruse & Wahl, 2009). In diesen drei Dimensionen folgen Entwicklungsprozesse verschiedenartigen Entwicklungsgesetzen. In der physiologisch-biologischen Dimension sind eher Verringerungen der Anpassungsfähigkeit und der Leistungskapazität des Organismus erkennbar, die sich in einer erhöhten Verletzlichkeit oder Anfälligkeit des älteren Menschen für Erkrankungen äußern. In der psychologischen Dimension finden sich sowohl Gewinne als auch Verluste: Gewinne sind vor allem in jenen Bereichen zu beobachten, die auf Erfahrung und Wissen sowie auf der gelungenen Auseinandersetzung mit Entwicklungsaufgaben in früheren Lebensjahren beruhen. Verluste treten eher in Bereichen auf, die in hohem Maße an die Umstellungsfähigkeit von Nervenzellverbänden gebunden sind, wie zum Beispiel das Kurzzeitgedächtnis oder eine hohe Geschwindigkeit im Denken. In der sozialen Dimension ist mit Alter auf der einen Seite der Verlust bedeutsamer sozialer Rollen verbunden. Zugleich bedeutet in unserer Gesellschaft das Ausscheiden aus dem Beruf für nicht wenige Menschen eine *späte Freiheit,* da sie zu diesem Zeitpunkt nicht nur über eine gute Gesundheit, sondern auch über zufrieden stellende materielle Ressourcen verfügen und die Alterssicherung in unserem Land (verglichen mit anderen Ländern, verglichen mit der Sicherung von Kindern) relativ hoch und stabil ist.

Die soziale Dimension zeigt auch, dass der Einfluss kultureller Deutungen des Alters auf den gesellschaftlichen und individuellen Umgang mit dem Alter sehr hoch ist (vgl. Rosenmayr, 2011). Erst allmählich setzt sich in unserer Gesellschaft ein kultureller Entwurf des Alters durch, der die seelisch-geistigen und sozialkommunikativen Stärken älterer Menschen betont und in diesen eine Grundlage für die kreative Lösung von gesellschaftlich relevanten Fragen sieht (zum Beispiel durch bürgerschaftliches Engagement) (siehe die Beiträge in Kruse, 2010a; 2011).

Neben der Notwendigkeit, zwischen physiologisch-biologischem, psychologischem und sozialem Altern zu differenzieren, ist es wichtig, die positive Beeinflussbarkeit von Entwicklungsprozessen im Alter aufzuzeigen. Die *Plastizität* körperlicher wie auch seelisch-geistiger Prozesse im Alter wird heute erheblich unterschätzt.

Die positiven Effekte des körperlichen und geistigen Trainings auf die Leistungsfähigkeit sprechen für ein hohes Maß an Plastizität und damit für die positive Beeinflussbarkeit von Entwicklungsprozessen im Alter (vgl. Lövdèn et al.,

2010). Gestaltungsfähigkeit und Gestaltungswille des Individuums – in der frühen psychologischen Forschung mit dem Begriff der Plastik, in der psychologischen Forschung mit dem Begriff der Selbstregulation umschrieben (vgl. Brandtstädter, 2007) – enden nicht mit einem bestimmten Lebensalter, sondern bilden ein über die gesamte Lebensspanne bestehendes Entwicklungspotenzial.

5.3.2   Altersbilder in ihrer Bedeutung für Kompetenz im Alter

Altersbilder gehen einher mit spezifischen Kompetenz- und Rollenerwartungen, die in spezifischen Situationen erhebliche Barrieren für die Ausbildung und Nutzung von individuellen Fähigkeiten und Fertigkeiten darstellen können. Die von Margret Baltes durchgeführten Untersuchungen zu sozialen und institutionellen Ursachen von Unselbständigkeit belegen, dass unselbständiges Verhalten älterer Menschen in stationären Einrichtungen häufig weniger auf im Alternsprozess eingetretene Kompetenzeinbußen als vielmehr auf *soziale und institutionelle Verstärkungspläne* zurückgeht, in denen sich negative Erwartungen hinsichtlich des Alternsverlaufs widerspiegeln (vgl. Baltes, 1996). Gleichzeitig belegen Interventionsstudien, in denen ein eigens entwickeltes Trainingsprogramm für Mitarbeiter des Pflegepersonals in Altenheimen eingesetzt wurde (vgl. Baltes et al., 1994), dass es möglich ist, durch eine Schulung des Pflegepersonals *defizitorientierte Altersbilder zu verändern* und so zu einer Zunahme selbstständigen Verhaltens von Altenheimbewohnern beizutragen (vgl. Pohlmann, 2013).

Als auf vermeintlich alterstypische Ansprüche, Bedürfnisse und Bedarfe gerichtete Meinungen und Überzeugungen haben Altersbilder Einfluss auf die Ausgestaltung sozialer Institutionen und institutioneller Praktiken. Altersbilder tragen so zur gesellschaftlichen Definition von Verhaltensspielräumen und zur Ressourcenallokation ebenso bei wie zur Entwicklung und Nutzung von Potenzialen und zu Vorstellungen von intergenerationeller Solidarität und Generationengerechtigkeit (vgl. Pohlmann, 2011).

Als auf den Verlauf und die *Gestaltbarkeit von Alternsprozessen* gerichtete allgemeine Meinungen und Überzeugungen haben Altersbilder Bedeutung für die Antizipation, Wahrnehmung, Deutung und Bewältigung von Entwicklungsaufgaben, für die individuelle Dynamik von Zielbindung, Zielverfolgung und Zielablösung sowie für das Aufsuchen und Gestalten oder Vermeiden spezifischer Entwicklungskontexte und die Nutzung bestehender Entwicklungsoptionen (vgl. Brandtstädter, 2007; Schmitt, 2013).

In der Ohio Longitudinal Study of Aging and Retirement wiesen Personen im Alter 50+, die im Jahre 1975 ihren eigenen Alternsprozess positiver beurteilt hatten, 20 Jahre später eine deutlich bessere funktionale Gesundheit und eine um

7,5 Jahre höhere Lebenserwartung auf als in Alter, objektivem Gesundheitszustand, Geschlecht, Einkommen, sozialer Integration, ethnischer Gruppenzugehörigkeit, subjektivem Gesundheitszustand und sozioökonomischem Status im Jahre 1975 vergleichbare Personen, die sich durch eine weniger günstige Selbstwahrnehmung eigenen Alterns auszeichnet hatten (vgl. Levy, 2003). Eine positivere Selbstwahrnehmung ihres eigenen Alterns ging mit höheren internalen Kontrollüberzeugungen einher – einem stärkeren Vertrauen in die eigene Fähigkeit, Bedürfnisse, Anliegen und Ziele verwirklichen und Aufgaben und Anforderungen des Alterns meistern zu können. Entsprechend zeichneten sich Personen mit einer positiveren Selbstwahrnehmung eigenen Alterns eher durch gesundheitsförderliche Verhaltensweisen aus.

In der Baltimore Longitudinal Study of Aging erwiesen sich die 1968 erhobenen Altersstereotype nach Kontrolle der Kovariablen Alter, BMI, Depression, Bildung, Blutdruck, Todesfälle infolge kardiovaskuläre Erkrankungen in der Familie, Geschlecht, Familienstand, chronische Erkrankungen, Ethnizität, subjektive Gesundheit, Serum-Cholesterin und Nikotin als bedeutsamer Prädiktor kardiovaskulärer Ereignisse (vgl. Levy et al., 2009). Von den Untersuchungsteilnehmern mit einem im Vergleich zum Gruppenmittel positiveren Altersstereotyp im Jahr 1968 waren in den folgenden 30 Jahren 13 Prozent von einem kardiovaskulären Ereignis betroffen, von den Untersuchungsteilnehmern mit einem im Vergleich zum Gruppenmittel negativeren Altersstereotyp im Jahr 1968 dagegen 25 Prozent.

Der Verlauf von Alternsprozessen, die Realisierung von Entwicklungschancen und Potenzialen sowie der Umgang mit Risiken, Verlusten und Verletzlichkeit sind erheblich von individuellen und gesellschaftlichen Altersbildern beeinflusst. Die dargestellten Befunde machen deutlich, dass das *Bemühen um eine Beeinflussung von Altersbildern* - sei es im Sinne einer Korrektur nicht haltbarer Defizitannahmen, sei es im Sinne einer Differenzierung von Perspektiven auf Alter und ältere Menschen, sei es im Sinne einer Beeinflussung der Salienz der Kategorie Alter oder spezifischer Prototypen – ein lohnendes Interventionsziel darstellt, auch wenn es eine definitive Lösung, im Sinne der Etablierung eines verbindlich anzustrebenden Altersbildes, nicht gibt und infolge der Heterogenität und Plastizität des Alters auch nicht geben kann (vgl. Pohlmann, 2015).

5.4 Die Integration einer Entwicklungs- und Verletzlichkeitsperspektive in ihrer Bedeutung für ein umfassendes Verständnis von Gesundheit

5.4.1 Entwicklungs- und Potenzialperspektive

Die gesellschaftliche, kulturelle und politische Betrachtung des Alters sollte vor dem Hintergrund wissenschaftlicher Befunde und zahlreicher gesellschaftlicher Erfahrungen nicht allein von Belastungsdiskursen bestimmt sein, sondern auch Potenzialdiskurse auf- und ernstnehmen, wie diese in Wissenschaft, Praxis und Politik heutzutage auch geführt werden (vgl. Pohlmann, 2012). Belastungsdiskurse lassen vielfach unberücksichtigt, dass das Lebensalter allein keine Aussage über Selbstständigkeit und Selbstverantwortung, über Kreativität und Produktivität eines Menschen rechtfertigt: von der wachsenden Anzahl älterer Menschen auf eine entsprechende Zunahme finanzieller Belastungen unserer Gesellschaft schließen zu wollen, erscheint danach als ungerechtfertigt (vgl. Kruse, 2013). Dies gilt auch angesichts der Tatsache, dass der Alternsprozess gesellschaftlich wie individuell *gestaltbar* ist: Durch die Schaffung engagement-förderlicher Strukturen kann die Gesellschaft einen Beitrag zur Förderung des mitverantwortlichen Lebens älterer Menschen in der Arbeitswelt wie auch in der Zivilgesellschaft leisten – und zwar eines mitverantwortlichen Lebens, das von älteren Frauen und Männern als sinnstiftend und bereichernd erlebt wird. Durch die Schaffung *gesundheits- und kompetenzförderlicher Strukturen* – im Sinne der Stärkung von Bildung, Prävention und Rehabilitation für alle Altersgruppen und für alle Sozialschichten – leistet die Gesellschaft einen Beitrag zur Erhaltung von Gesundheit, Selbstständigkeit und Selbstverantwortung sowie zur Verarbeitung gesundheitlicher und funktioneller Einbußen bis ins hohe Alter. Im Kontext derartiger Strukturen entwickeln sich im Lebenslauf emotionale, kognitive, sozialkommunikative, alltagspraktische und körperliche Ressourcen, die die Grundlage für ein persönlich sinnerfülltes, schöpferisches und sozial engagiertes Altern bilden (Kruse, 2014).

Entscheidend für die Verwirklichung der Gestaltungsfähigkeit und des Gestaltungswillens im Alter sind neben der individuellen Motivlage („Wenn nicht ich für mich, wer denn dann? Wenn nicht jetzt, wann denn dann?"), die in der Biografie entwickelten Ressourcen des Individuums, gesellschaftliche Strukturen, die die Aufrechterhaltung, Weiterentwicklung und Nutzung dieser Ressourcen fördern, sowie Alters-, Generationen- und Menschenbilder, die sich positiv auf die individuelle Motivlage auswirken. Es lassen sich heute überzeugende Beispiele für die gesellschaftlichen und individuellen Potenziale des Alters finden, die deutlich machen, wie sehr ältere Menschen mit ihren differenzierten Wissenssystemen, reflektierten Erfahrungen und Handlungsstrategien *nachfol-*

gende Generationen zu bereichern vermögen und welchen Beitrag sie mit ihrer Produktivität und Kreativität zum Humanvermögen in der Arbeitswelt wie auch in der Zivilgesellschaft leisten (vgl. Kommission, 2006, 2011). Vor dem Hintergrund der Gestaltungsfähigkeit und des Gestaltungswillens des Individuums, vor dem Hintergrund der gesellschaftlichen und individuellen Potenziale des Alters erscheint der einseitige Belastungsdiskurs als Anachronismus. An die Stelle eines einseitigen Belastungsdiskurses sollte vielmehr ein Diskurs treten, der zwei Perspektiven miteinander verbindet: die Potenzialperspektive einerseits, die Verletzlichkeitsperspektive andererseits.

Mit der *Potenzialperspektive* sind dabei die potenziellen Stärken und Kräfte des Alters angesprochen, zu denen neben differenzierten Wissenssystemen, reflektierten Erfahrungen und effektiven, vielfach erprobten Handlungsstrategien auch die Fähigkeit zu zählen ist, selbst im Falle von Belastungen und Verlusten eine positive Lebenseinstellung aufrechtzuerhalten. Dabei zeugt das empirisch fundierte Zufriedenheitsparadoxon – mit dem die Erhaltung oder Wiederherstellung von Zufriedenheit trotz bestehender Einschränkungen und Belastungen umschrieben wird – von hoher kognitiv-emotionaler Kompetenz; es ist zudem ein Beispiel für die *psychische Widerstandsfähigkeit* (Resilienz) im hohen und sehr hohen Alter (vgl. Greve & Staudinger, 2006; Robert Bosch Stiftung, 2013). Zudem werden die erlebte und praktizierte Mitverantwortung für nachfolgende Generationen (Generativität) wie auch die Fähigkeit und Bereitschaft, das eigene Leben in eine umfassende Ordnung zu stellen (Gerotranszendenz) – in eine kosmische Ordnung oder aber in die Ordnung der Generationenfolge –, als Potenziale des Alters beschrieben (vgl. Kruse & Schmitt, 2012).

5.4.2   Verletzlichkeitsperspektive

Mit der Verletzlichkeitsperspektive sind die vor allem im hohen Alter abnehmende körperliche Leistungsfähigkeit sowie das wachsende Risiko körperlicher, cerebrovaskulärer und neurodegenerativer Erkrankungen angesprochen. Die Reaktionen des Organismus werden vom Individuum gerade im sehr hohen Alter (ungefähr ab der zweiten Hälfte des neunten Lebensjahrzehnts) als mehr und mehr unvorhersehbar und unkontrollierbar wahrgenommen; zudem ist die Regenerationsfähigkeit nach eingetretenen Krankheitsepisoden in diesem Alter erkennbar reduziert. Der Begriff der Verletzlichkeit ist nicht einfach gleichzusetzen mit Multimorbidität, auch nicht mit Pflegebedürftigkeit. Entscheidend sind vielmehr die deutlich reduzierten Leistungs-, Kompensations- und Restitutionsreserven, schließlich die deutlich erhöhte Anfälligkeit für Erkrankungen und funktionelle Einbußen.

Nun wäre es falsch, würde man die Potenzialperspektive und die Verletz-lichkeitsperspektive immer streng voneinander trennen. Vielmehr ist es gerade im sehr hohen Alter notwendig, diese beiden Perspektiven miteinander zu verbinden, zu integrieren: Auch im Falle deutlich erhöhter Verletzlichkeit zeigen viele Frau-en und Männer Potenziale, so zum Beispiel ein bemerkenswertes Lebenswissen, eine ausgeprägte psychische Widerstandsfähigkeit und die Fähigkeit, trotz der deutlich erhöhten Verletzlichkeit eine akzeptierende oder sogar positive Lebens-perspektive zu bewahren. Und umgekehrt darf im ausgehenden mittlere Erwach-senenalter und im höheren Alter nicht übersehen werden, dass Menschen trotz zahlreicher Entwicklungspotenziale durchaus eine erhöhte körperliche Verletz-lichkeit aufweisen können: die kontinuierlich zunehmende Auftretenshäufigkeit von Herz-Kreislauf- und Stoffwechselerkrankungen wie auch von Tumoren im siebten und achten Lebensjahrzehnt deuten auf die erhöhte Verletzlichkeit auch im höheren Alter hin. Dabei ist allerdings diese Verletzlichkeit in Form und Aus-prägung nicht mit jener zu vergleichen, die im hohen und sehr hohen Alter zu beobachten ist (vgl. Sieber, 2010).

5.4.3 Die Integration beider Perspektiven für eine Anthropologie des Alters

In einer Anthropologie des Alters sind die beiden Aspekte – Potenziale und Ver-letzlichkeit – konsequent zusammenzuschauen, was alles andere bedeutet als eine einfache Defizitsicht des Alters (vgl. Rentsch, 2012). Mit einer Defizitsicht des Alters ist ja die Annahme verbunden, dass sich im höheren Lebensalter notwendi-gerweise alle Fähigkeiten, Fertigkeiten und Funktionen zurückbilden. Wir vertre-ten hier vielmehr die Annahme, und diese ist wissenschaftlich sehr gut fundiert, dass die verschiedenen Fähigkeiten, Fertigkeiten und Funktionen im hohen und sehr hohen Lebensalter sehr unterschiedliche Entwicklungsverläufe zeigen – im seelisch-geistigen Bereich können speziell die erfahrungsgebundenen Fähigkei-ten und Fertigkeiten eine weitere Zunahme und Differenzierung zeigen, während jene der Informationsverarbeitung, der Umstellung und der Anpassung an neue Anforderungen eher Verluste erkennen lassen (vgl. Kruse & Schmitt, 2010). Zudem sind die *interindividuellen Unterschiede im Alternsprozess* hervorzuhe-ben: Menschen unterscheiden sich – bedingt durch genetische Prädisposition, bedingt durch körperliche, seelisch-geistige und soziale Entwicklungsprozesse im Lebenslauf, bedingt durch erfahrene oder fehlende Anregung und Förderung im Lebenslauf – erheblich in ihrem Altern (vgl. Kessler & Staudinger, 2010). Zusammenfassend: Potenziale und Verletzlichkeit stehen in einem *individuell spezifischen Verhältnis*, wobei dieses Verhältnis auch durch die soziale Schicht-

zugehörigkeit – und dies bedeutet immer auch: durch die Bildungs- und Berufs-
biografie – vermittelt ist.

5.5   Fazit und Ausblick

Diese Überlegungen bilden auch die Grundlage für die Definition einer *altersfreundlichen Kultur*, die ihrerseits eine Rahmenbedingung für das schöpferische und persönlich sinnerfüllte Leben im Alter darstellt. Es sind *sieben Merkmale*, die eine altersfreundliche Kultur auszeichnen (vgl. Kruse, 2013):

(1) Zunächst ist die Einbeziehung älterer Menschen in den gesellschaftlichen, politischen und kulturellen Diskurs – dabei auch in den gesellschaftlichen und kulturellen Fortschritt – zu nennen. Nicht selten ist im
öffentlichen Diskurs die Tendenz erkennbar, über ältere Menschen zu
sprechen, aber eben nicht mit diesen. Über ältere Menschen, aber nicht
mit diesen zu sprechen, legt die Annahme nahe, dass diese nicht als aktiver, mitverantwortlich handelnder Teil der Gesellschaft wahrgenommen,
ja, dass diese in ihren Potenzialen nicht wirklich ernst genommen werden. In einer altersfreundlichen Kultur kommen ältere Frauen und Männer in gleicher Weise zu Wort, wird diesen in gleicher Weise Respekt
entgegengebracht wie jüngeren Menschen. Eine altersfreundliche Kultur
verallgemeinert nicht über die Gruppe der älteren Menschen, sondern
achtet die Einzigartigkeit des Seins älterer Frauen und Männer – und dies
gilt auch für jene Frauen und Männer, die an einer Demenz erkrankt sind.

(2) Mit dem erstgenannten Merkmal einer altersfreundlichen Kultur ver-
wandt, doch einen etwas anderen Akzent setzend, ist die intergeneratio-
nelle Perspektive, die das zweite Merkmal einer altersfreundlichen Kultur bildet: Das Alter wird in eine Intergenerationenperspektive integriert,
wobei ausdrücklich festzustellen ist – empirische Befunde stützen diese
Aussage –, dass zwischen den Generationen ein reger Austausch von
Anregungen, von Wissen, von Erfahrungen, von Hilfeleistungen, von
Sympathiebekundungen besteht. Dieses Eingebundensein in eine Generationenfolge bildet für ältere Menschen noch mehr als für jüngere eine
bedeutende Ausdrucksform von Teilhabe – dies gilt auch für jene Frauen
und Männer, die an einer Demenz erkrankt sind.

(3) Eine altersfreundliche Kultur artikuliert das vitale Interesse an den Potenzialen im Alter (die von Person zu Person sehr verschieden ausfallen
können) und schafft Rahmenbedingungen, die sich förderlich auf die
Verwirklichung von Potenzialen auswirken. Zu diesen zählt die Schaf-

fung von Gelegenheitsstrukturen, wie zum Beispiel Bürgerzentren und sorgende Gemeinschaften, in denen sich die Generationen begegnen, gegenseitig befruchten und unterstützen: ein bedeutender Anreiz zur Verwirklichung von Potenzialen im Alter.

(4) Eine altersfreundliche Kultur begegnet älteren Frauen und Männern, bei denen die Verletzlichkeit deutlich zum Ausdruck kommt, mit Respekt und Sensibilität. Sie schafft sozialräumliche Kontexte, die Selbstständigkeit und Selbstverantwortung fördern und die Teilhabe sichern: Zu nennen sind Begegnungsmöglichkeiten im Wohnquartier, differenzierte, zielgruppenspezifische Dienstleistungssysteme sowie barrierefreie Umwelten, die sich positiv auf die Erhaltung oder Wiedererlangung von Selbstständigkeit und Mobilität auswirken.

(5) Auch im Falle schwerer körperlicher und kognitiver Verluste eines älteren Menschen achtet eine altersfreundliche Kultur dessen Einzigartigkeit, bringt sie ihren Respekt vor dessen Menschenwürde zum Ausdruck, vermeidet sie es, die Lebensqualität dieses Menschen von außen bestimmen zu wollen, spricht sie diesem nicht das grundlegende Recht auf Teilhabe wie auch auf eine fachlich und ethisch fundierte medizinisch-pflegerische Betreuung ab. Eine *Graduierung* der Menschenwürde wird genauso vermieden wie eine altersbestimmte *Abstufung* des Umfangs und der Qualität medizinisch-pflegerischer Leistungen: Entscheidend für diese Leistungen ist allein die fachlich begründete Indikation, jedoch nicht das Lebensalter.

(6) Eine altersfreundliche Kultur ist vom Bemühen bestimmt, soziale Ungleichheit innerhalb der Gruppe älterer Menschen abzubauen und dabei sicherzustellen, dass jeder Mensch – unabhängig von Bildung, Einkommen, Sozialschicht – die sozialen und medizinisch-pflegerischen Leistungen erhält, die sich in seiner konkreten Lebenssituation als notwendig erweisen.

(7) Eine altersfreundliche Kultur leugnet nicht die Rechte, Ansprüche und Bedürfnisse jüngerer Menschen, sondern ist vielmehr von dem Bemühen bestimmt, die Rechte, Ansprüche und Bedürfnisse aller Generationen zu erkennen und anzuerkennen, wobei keine Generation bevorzugt oder benachteiligt wird. Dies ist auch bei Überlegungen zur Ausgestaltung der sozialen Sicherungssysteme ausdrücklich zu bedenken.

Literatur

Antonovsky, A. (1979). Health, stress, and coping. New perspectives on mental and physical well-being. San Francisco: Jossey-Bass.

Antonovsky, A. (1997). Salutogenese. Zur Entmystifizierung der Gesundheit. Tübingen: Verlag Deutsche Gesellschaft für Verhaltenstherapie.

Baltes, M. M. (1996). The many faces of dependency in old age. New York: Cambridge University Press.

Baltes, M.M., Neumann, E.-M., & Zank, S. (1994). Maintenance and rehabilitation in old age: An intervention program for staff. Psychology and Aging, 9, 179-188.

Brandtstädter, J. (2007). Das flexible Selbst. Selbstentwicklung zwischen Zielbindung und Ablösung. Heidelberg: Elsevier.

Caprara, M., Molina, M.A., Schettini, R. et al. (2013). Active aging promotion: Results from the Vital Aging Program. Current Gerontology and Geriatrics Research, Article ID 817813, 14 pages, doi.org/10.1155/2013/817813.

Carstensen, L. L. & Lang, F. (2007). Sozioemotionale Selektivität über die Lebensspanne: Grundlagen und empirische Befunde. In: Brandtstädter, J., Lindenberger, U. (Hrsg.). Entwicklungspsychologie der Lebensspanne. 389-412. Stuttgart: Kohlhammer.

Celan, P.

Csíkszentmihályi, M. (2008). Flow. Stuttgart: Klett-Cotta.

Csíkszentmihályi, M. (2010). Kreativität. Stuttgart: Klett-Cotta.

Erikson, E. H. (1998). The life cycle completed. Extended version with new chapters on the ninth stage by Joan M. Erikson. New York: Norton.

Frankl, V. (2005). Homo patiens. Versuch einer Pathodizee. Bern: Huber.

Fries, J. F. (2012). The theory and practice of active aging. Current Gerontology and Geriatrics Research, Article ID 420637, 7 pages, doi:10.1155/2012/420637.

Fries, J. F., Green, L. W. & Levine, S. (1989). Health promotion and the compression of morbidity. Lancet, 1, 481–483.

Gadamer, H. G. (1993). Über die Verborgenheit der Gesundheit. Frankfurt: Suhrkamp.

Gadamer, H. G. (2003). Schmerz. Einschätzungen aus medizinischer, philosophischer und therapeutischer Sicht. Heidelberg: Universitätsverlag Winter.

Goldstein, K. (1947). Human Nature in the Light of Psychopathology. Cambridge, MA: Harvard University Press.

Greve, W., & Staudinger, U. M. (2006). Resilience and self in old age. In: Cicchetti, D., & Cohne, D. J. (Eds.), Resilience in later adulthood and old age: resources and potentials for successful aging (Developmental Psychopathology, Vol. 3). 796-840. Hoboken, NJ: John Wiley & Sons. ,

Han, L., Allore, H., Murphy, T. et al. (2013). Dynamics of functional aging based on latent-class trajectories of activities of daily living. Annals of Epidemiology, 23, 87-92.

Hayoun, M.-R. (1999): Maimonides. Arzt und Philosoph im Mittelalter. München: Beck.

Heidrich, P. (2010). Im Gespräch mit Meister Eckhart und Maimonides. Rostocker Theologische Studien 22, herausgegeben von H.M. Niemann. Münster: LIT-Verlag..

Jaspers, K. (1973). Philosophie. Heidelberg: Springer.

Katz, S., Branch, L. G., Branson, M. H. et al. (1983). Active life-expectancy. New English Journal of Medicine, 309, 1218–1224.

Kessler, E.-M., & Staudinger, U. M. (2010). Emotional resilience and beyond: A synthesis of findings from lifespan psychology and psychopathology. In: Frey, P. S. & Keyes, C. L. (Eds.) New Frontiers of Resilient Aging. 258-282. Cambridge: Cambridge University Press. ,

Kommission (2001). Sachverständigenrat für die Konzertierte Aktion im Gesundheitswesen. Gutachten 2000 / 2001. Bedarfsgerechtigkeit und Wirtschaftlichkeit. Band 1: Zielbildung, Prävention, Nutzenorientierung und Partizipation. Baden-Baden: Nomos.

Kommission (2006). Potenziale des Alters. Fünfter Altenbericht der Bundesregierung. Berlin: Drucksache 16/2190 des Deutschen Bundestages.

Kommission (2011). Altersbilder in unserer Gesellschaft. Sechster Altenbericht der Bundesregierung. Berlin: Drucksache 70/3815 des Deutschen Bundestages.

Krehl, L. v. (1906). Pathologische Physiologie. Leipzig: Thieme.

Kruse, A. & Schmitt, E. (2010). Potenziale des Alters im Kontext individueller und gesellschaftlicher Entwicklung. In: Kruse, A. (Hrsg.). Potenziale im Altern. Chancen und Aufgaben für Individuum und Gesellschaft. 3-30. Heidelberg: Akademische Verlagsanstalt,.

Kruse, A. & Schmitt, E. (2012). Generativity as a route to active ageing. Current Gerontology and Geriatrics Research, Article ID 647650, 9 pages, doi:10.1155/2012/647650.

Kruse, A. & Schmitt, E. (2015). Shared responsibility and civic engagement in very old age. Research in Human Development, 12, 133-148.

Kruse, A. & Wahl, H.W. (2009). Zukunft Altern – individuelle und gesellschaftliche Weichenstellungen. Heidelberg: Spektrum.

Kruse, A. (1987). Coping with chronic disease, dying and death – a contribution to competence in old age. Comprehensive Gerontology, 1, 1-11.

Kruse, A. (2002). Gesund altern. Stand der Präventionsforschung und Entwicklung ergänzender Präventionsstrategien. Baden-Baden: Nomos.

Kruse, A. (2007). Präventions- und Trainingsansätze im höheren Alter, In: Brandtstädter, J. & Lindenberger, U. (Hrsg.). Entwicklungspsychologie der Lebensspanne. 624-655. Stuttgart: Kohlhammer ,.

Kruse, A. (2009a). Der Respekt vor der Würde des Menschen am Ende seines Lebens. In: Fuchs, T., Kruse, A. & Schwarzkopf, G. (Hrsg.). Menschenbild und Menschenwürde am Ende des Lebens. 27-55. Heidelberg: Universitätsverlag Winter.

Kruse, A. (2009b). Coping – Anthropologische Überlegungen zur Auseinandersetzung des Menschen mit Aufgaben und Belastungen. In: Schaeffer, D. (Hrsg.). Bewältigung chronischer Krankheiten im Lebenslauf. 179-206. Bern: Huber.

Kruse, A. (2013). Alternde Gesellschaft – eine Bedrohung? Ein Gegenentwurf. Freiburg: Lambertus.

Kruse, A. (2014). Entwicklungspotenziale und Verletzlichkeit im hohen und sehr hohen Alter – eine theoretisch-konzeptionelle und empirische Annäherung. Psychotherapie im Alter,1, 56-78.

Kruse, A. (Hrsg.) (2010a). Kreativität im Alter. Heidelberg: Universitätsverlag Winter.

Kruse, A. (Hrsg.) (2010b). Leben im Alter – Eigen- und Mitverantwortlichkeit aus der Perspektive von Gesellschaft, Kultur und Politik. Heidelberg: Akademische Verlagsgesellschaft.

Kruse, A. (Hrsg.) (2011). Kreativität im Alter. Heidelberg: Universitätsverlag Winter.

Kümpers, S. & Rosenbrock, R. (2010). Gesundheitspolitik für ältere und alte Menschen. In: Naegele, G. (Hrsg.). Soziale Lebenslaufpolitik. 281-308. Wiesbaden: VS Verlag für Sozialwissenschaften, ,.

Lehr, U. (2011). Kreativität in einer Gesellschaft des langen Lebens. In: Kruse, A. (Hrsg.). Kreativität im Alter. 73-95. Heidelberg: Universitätsverlag Winter.

Levinas, E. (1995). Zwischen uns. Versuche über das Denken an den Anderen. München: Carl Hanser.

Levy, B. R. (2003). Mind matters: Cognitive and physical effects of aging stereotypes. Journal of Gerontology, 58, 203-211.

Levy, B. R., Zonderman, A. B., Slade, M. D. et al (2009). Age stereotypes held earlier in life predict cardiovascular events in later life. Psychological Science, 20, 296-298.

Lövdén, M., Bäckman, L., Lindenberger, U. et al. (2010). A theoretical framework for the study of adult cognitive plasticity. Psychological Bulletin, 136, 659-676.

Maimonides (1992). Eine Abhandlung zur jüdischen Ethik und Gotteserkenntnis. Hamburg: Meiner.

Manton, K. G., Stallard, E. & Corder, L. S. (1997). Changes in the age dependence of mortality and disability: cohort and other determinants. Demography, 34, 135–157.

McAdams, D. P., Josselson, R. & Lieblich, A. (2006). Identity and story: Creating self in narrative. Washington: APA Books.

Papst Franziskus (2013). Ansprache in der Audienz für die Kardinäle am 15. März 2013. Und jetzt beginnen wir diesen Weg. Die ersten Botschaften des Pontifikats. Freiburg: Herder.

Pohlmann, S. (2011). Sozialgerontologie. München: UTB/Reinhardt.

Pohlmann, S. (2015). Altershilfe. Band 1: Hintergründe und Herausforderungen. Neu-Ulm: AG Spak.

Pohlmann, S. (Hrsg.) (2012). Altern mit Zukunft. Wiesbaden: Springer VS.

Pohlmann, S. (Hrsg.) (2013). Gut beraten – Forschungsbeiträge für eine alternde Gesellschaft. Wiesbaden: Springer VS.

Rechel, B., Grundy, E., Robine, J.-M. et al. (2013). Ageing in the European Union. Lancet, 381, 1312-1322.

Rentsch, T. (2012). Ethik des Alterns: Perspektiven eines gelingenden Lebens. In: Kruse, A. Rentsch, T. & Zimmermann, H.-P. (Hrsg.). Gutes Leben im hohen Alter. Das Altern in seinen Entwicklungsmöglichkeiten und Entwicklungsgrenzen verstehen. 63-72. Heidelberg: Akademische Verlagsgesellschaft ,.

Rentsch, T. (2013). Alt werden, alt sein. Philosophische Ethik der späten Lebenszeit. In: Rentsch, T., Zimmermann, H.-P. & Kruse, A. (Hrsg.). Altern in unserer Zeit. Späte Lebensphasen zwischen Vitalität und Endlichkeit. 86-97. Frankfurt: Campus.

Robert Bosch Stiftung (Hrsg.) (2013). Zweite Heidelberger Hundertjährigen-Studie (Studie des Instituts für Gerontologie der Universität Heidelberg). Stuttgart: Edition Robert Bosch Stiftung.

Rosenmayr, L. (2011). Im Alter noch einmal leben. Wien: LIT-Verlag.

Salomon, J. A., Wang, H., Freeman, M. K. et al. (2013). Healthy life expectancy for 187 countries, 1990–2010: a systematic analysis for the Global Burden Disease Study 2010. Lancet, 380, 2144-2162.

Schmitt, E. (2013). Altersbilder als Determinanten für Selbstwahrnehmung und Verhalten älterer Menschen. Psychotherapie im Alter, 10, 161-176.

Siebeck, R. (1973). Medizin in Bewegung. Thieme: Stuttgart.

Sieber, C. (2010). Ernährungsaspekte im Alter unter wissenschaftlichen und ethischen Gesichtspunkten. In: Kruse, A. (Hrsg.). Leben im Alter - Eigen- und Mitverantwortlichkeit aus der Perspektive von Gesellschaft, Kultur und Politik. 279-287. Heidelberg: Akademische Verlagsgesellschaft,.

Tornstam, L. (1989). Gerotranscendence: A meta-theoretical re-formulation of the Disengagement Theory. Aging, 1, 55–63.

Unger, R. (2002). Soziale Differenzierung der aktiven Lebenserwartung im internationalen Vergleich. Phil. Dissertation. Ruprecht-Karls-Universität, Heidelberg.

Weizsäcker, V. v. (2005). Pathosophie. Frankfurt: Suhrkamp.

6 Prävention von Medikationsfehlern im Alter

Stefan Pohlmann & Andreas Fraunhofer

Der nachfolgende Beitrag gibt einen Einblick in die klinische Pharmakotherapie älterer Patienten und verweist in diesem Zusammenhang zum einen auf bestehende Risiken und zum anderen auf die präventive Vermeidung unerwünschter Nebenwirkungen und Interaktionen. Diese können insbesondere durch eine fachlich und diagnostisch fundierte Verordnung, eine verantwortliche Einnahme und eine kritische Evaluation der erzielten Wirkungen entsprechender Arzneimittel erreicht werden. Die weiteren Ausführungen erklären, warum bei der Medikation gerade im höheren Lebensalter eine besondere Sorgfalt walten muss, in welchen Bereichen eindeutige Veränderungsbedarfe auszumachen sind und welche Überzeugungsarbeit zukünftig intensiv zu betreiben ist. Am Beispiel eines Forschungsprojekts der Autoren wird ferner auf Potenziale der Hochschulen verwiesen, um diese Prozesse nachhaltig zu unterstützen.

6.1 Medikation im Alter

Unbestreitbar können ältere Menschen in vielerlei Hinsicht von einer richtig eingesetzten Pharmakotherapie profitieren. Dies gilt nicht nur im rehabilitativen oder kurativen Bereich, sondern auch im präventiven Sektor. Voraussetzung dafür ist und bleibt, dass die Gabe von Medikamenten dazu beiträgt, drohende Krisen zu vermeiden oder weitgehend abzumildern ohne gleichzeitig allzu große unerwünschte Effekte zu verursachen. In diesem Sinne stellen viele Medikamente eine ganz erhebliche medizinische Errungenschaft dar und tragen wesentlich zur Vermeidung und Bewältigung (psycho-)somatischer Beschwerden bei. Derzeit treten aber mit der Medikation im Alter gleichzeitig derart gravierende Probleme und Risiken in Erscheinung, dass zahlreiche Veränderungen unausweichlich erscheinen. Da es sich hierbei in großen Teilen um vermeidbare Effekte handelt, ist der vorliegende Beitrag in erster Linie als Präventionsstrategie gegenüber gefährlichen und/oder wirkungslosen Pharmakotherapien zu verstehen, der den durch Medikamente erreichten medizinischen Fortschritt an dieser Stelle keineswegs schmälern soll. Zu diesem Zweck benennen die Autoren im Weiteren virulente Problemstellungen in der Medikation älterer Patienten und führen mögliche Wege zur Risikovermeidung an.

6.1.1   Pharmakologische Versorgungsmängel

Anhand der Medikation im Alter lassen sich die drei großen Problemfelder und Kritikbereiche der gesundheitsbezogenen Versorgung veranschaulichen. Es handelt sich dabei um die Über-, Unter- und *Fehlversorgung* (vgl. Pohlmann, 2011). Diese Versorgungsdefizite werden schon im Gutachten des Sachverständigenrates für die Konzertierte Aktion im Gesundheitswesen (2001) ausführlich beschrieben und zunächst auf die unzureichende Berücksichtigung vor allem chronisch kranker und älterer Menschen im Regelwerk unseres Gesundheitssystem zurückgeführt. Im Bereich der Medikation im Alter gehen die drei genannten Versorgungsmängel wesentlich auf eine unzureichende individuelle Diagnostik und Dokumentation der verschriebenen Medikamente zurück.

Unnötige und teilweise gefährliche Behandlungen lassen sich insbesondere bei älteren Privatpatienten nachweisen, die auch bei kostenintensiven Behandlungen eine lukrative Abrechnung garantieren. Das ist zumindest eine ketzerische Kritik gegenüber skrupellosen Geschäftspraktiken in diesem Feld. Nachgewiesen sind überdurchschnittliche Arzneimittelausgaben bei Hochaltrigen aus dieser Patientengruppe (vgl. Wild, 2009). Dabei zeigt sich, dass in der Gesetzlichen Krankenversicherung die Pro-Kopf-Ausgaben ab dem 85. Lebensjahr leicht abnehmen. Dies ist aber bei den Privatversicherten der gleichen Altersgruppe keineswegs der Fall. Darauf verweist unter anderem das Wissenschaftliche Institut der Privaten Krankenversicherung (PKV), das sich als fachlich selbstständige und unabhängige Instanz versteht und insbesondere Finanzierungsfragen im Gesundheitswesen sowie die Analyse von Leistungsmärkten untersucht. Dieser Einrichtung kann man sicherlich keine allzu kritische Sicht auf die PKV unterstellen. Als Begründung wird der geringere Einsatz von Generika angeführt, das heißt ein geringerer Anteil vergleichsweise günstiger Nachahmer-Präparate mit gleichen Wirkstoffen. Man könnte aber auch die Behauptung aufstellen, dass man älteren Privatpatienten aufgrund der Kostenübernahme weitaus häufiger unnötig viele und teure Medikamente verschreibt. Aber ist dieses Phänomen ausschließlich auf privat versicherte ältere Menschen beschränkt? Kölzsch und ihr Team (2010) vom Institut für klinische Pharmakologie und Toxikologie der Charité Berlin verweisen bei ihrer Untersuchung der stationären Versorgung auf eine medikamentöse Überversorgung der Pflegeheimbewohner. Insgesamt wurden die Verordnungen von über 8500 Versicherten der beteiligten gesetzlichen Krankenkasse ausgewertet. Etwa ein Drittel der in die Studie einbezogenen Bewohner aus insgesamt 12 Einrichtungen erhielten im Rahmen von blutdrucksenkenden Therapieverfahren offenbar zu viele Arzneimittel sowie eine problematische Auswahl der eingesetzten Wirkstoffe in teilweise gefährlichen Kombinationen. Klinische Ereignisse, die mit der Medikation zusammenhängen könnten, wurden nur in einem zu geringen Umfang erfasst. Insgesamt besteht ein geradezu paradoxes Miteinander aus vielfachen Medikamentenverordnungen bei älteren Patienten einerseits und medikamentöser Unterversorgung andererseits (vgl. Gosch & Pils, 2012). Bei der Medikation im Alter zeichnen sich demnach nicht nur isolierte Versorgungsmängel ab. Es handelt sich vielmehr um ein gleichzeitiges Zusammenwirken problematischer Entwicklungen.

So ist trotz bestehender Pharmakotherapien zu beobachten, dass allzu häufig bei älteren Personen ernst zu nehmende Symptome nicht als Ausdruck pathologischer Entwicklungsverläufe, sondern lediglich als unvermeidbare Alternserscheinungen gedeutet werden. Hier fehlt es an einer entsprechenden gerontologischen und geriatrischen Qualifikation behandelnder Mediziner. Zweifellos sind in vielen Fällen die Symptome auch nicht eindeutig und werden vielfach zu schnell einer bereits erkannten aber davon unabhängigen Grunderkrankung zugeordnet. Unterstellt man an dieser Stelle hingegen eine Intention, so steckt in der Nichtbeachtung von behandlungsbedürftigen Erkrankungen eine schleichende Rationierung von Gesundheitsleistungen. Der evangelischer Theologe Peter Dabrock (2006, S. 242) kommt zu dem Ergebnis:

> *„Noch nicht einmal das, was medizinisch notwendig und zweckmäßig ist, kann weiterhin von der Solidargemeinschaft der Versicherten bezahlt werden. In den gesundheitssystemischen Theoriedebatten wie den gesundheitspolitischen Programmen sind die kurzfristigen Reaktionen auf dieses Krisensyndrom durchgespielt worden: Weder die Verbreiterung der Einnahmenseite noch die Rationalisierung der Leistungen und ihrer Verwaltung packen das Übel wachsender Gesundheitskosten an der Wurzel. Die erste Alternative gelangt irgendwann in unvermeidliche Konflikte mit der Finanzierung anderer öffentlicher Güter wie Bildung, Verteidigung, Verkehr oder Sicherheit. Die zweite Alternative hat nur einen begrenzten Einspareffekt, schließlich kann man nicht beliebig viel rationalisieren."*

Der demografische Wandel ist an dieser Stelle eben nicht nur mit Finanzierungsfragen, sondern auch untrennbar mit zutiefst ethischen Fragen verknüpft. Der jüngste Arzneimittelreport (vgl. Glaeske & Schicktanz, 2014) von der Barmer GEK beschreibt die Arzneimittelversorgung für rund 9 Millionen Versicherte. Es wird darauf hingewiesen, dass für bestimmte Medikamente auch in der gesetzlichen abgesicherten Verordnung deutliche Hinweise auf eine Unterversorgung auszumachen sind. Gleichzeitig finden Medikamente Verwendung, die aufgrund unerwünschter Nebenwirkungen in die Kritik geraten sind und deren Indikation bei der Verschreibung gerade bei älteren Patienten häufig fraglich ist. Nachgewiesen ist dies zum Beispiel bei Protonenpumpenhemmern, die zur Unterdrückung der Magensäure im Sinne eines Magenschutzes bei den gastrointestinalen Erkrankungen eine wesentliche Rolle spielen.

Eine medikamentöse Fehlversorgung im Alter ist überall dort auszumachen, wo Arzneimittel nicht die gewünschte Wirkung zeigen oder mit schwerwiegenden Nebeneffekten einhergehen. Gründe dafür können Überdosierungen und Wechselwirkungen mit anderen Arzneistoffen darstellen. Mitunter ist zudem der eingesetzte Wirkstoff schlichtweg für diese Patienten ungeeignet, weil er den altersbedingten Veränderungen des Organismus nicht Rechnung trägt oder aber die zugrundeliegenden Erkrankungsursachen nicht hinreichend oder gar nicht berücksichtigt, insofern die Symptomatik zu keiner stimmigen Diagnose geführt hat. Besonders problematisch erscheint die medikamentöse Fehlversorgung bei psychisch kranken älteren Menschen. Aus einer Stellungnahme der Deutschen Psychotherapeuten Vereinigung (DPTV, 2009) geht hervor, dass insbesondere Antidepressiva häufig nicht indiziert seien und Psychotherapien zu selten einbezogen würden. Dahinter verbergen sich nach Ansicht der DPTV ein problematisches Bild vom Alter und von psychischen Krankheiten sowohl bei Patienten als auch bei Ärzten. Dagegen hebt Weyerer (2003) hervor, dass bei der Behandlung von Depressionen Benzodiazepine im Vordergrund stehen. Zwar hat man in den letzten Jahren die Ausbildung von Abhängigkeiten in diesem Zusammenhang durchaus erkannt, doch unterstreicht auch der bereits genannte Arzneimittelreport, dass insbesondere ältere Frauen nach wie vor überproportional häufig Antidepressiva erhalten. Der Bericht verweist aber auch auf eine Vielzahl anderer Arzneimittel mit fragwürdiger Indikation bei weiblichen Patientinnen. Hier heißt es:

> *„Es ist schon seit langem bekannt und gut untersucht, dass Frauen häufiger ihre Ärztinnen und Ärzte aufsuchen und daher auch häufiger Arzneimittel verordnet bekommen – Rezepte werden so Praxisbindungsmittel. Eine Rolle spielen dabei vor allem Osteoporosemittel, Psychopharmaka, hier vor allem Schlafmittel und Antidepressiva, aber auch Migräne-, Schilddrüsen- und Herz-Kreislaufmittel, oft genug auch noch immer Hormonpräparate gegen starke Wechseljahrsbeschwerden."* (Glaeske & Schicktanz, 2014, S. 43)

Daneben treten auch bei männlichen Patienten bei bestimmten Arzneiprodukten deutliche Häufungen auf:

> *„Männer bekommen häufig Herz-Kreislaufpräparate verordnet, daneben Mittel gegen Asthma, COPD und gegen urologische Beschwerden."* (Glaeske & Schicktanz, 2014, S. 43)

Insgesamt ist die Korrelation zwischen Medikamentenverschreibung und Alter in der Literatur umstritten (vgl. Mertens, 2009). Das nachfolgende Unterkapitel soll daher die Besonderheiten des Medikamentenkonsums älterer Menschen in ihrer Vielschichtigkeit verdeutlichen.

6.1.2 Polypharmazie und ihre Ursachen

Die genaue Bestimmung, wie viele Medikamente von älteren Menschen tatsächlich eingenommen werden, ist nicht einfach vorzunehmen. Trotz der zahlreichen Untersuchungen zu dieser Frage gibt es bislang keine eindeutigen Antworten (vgl. z. B. Borchelt, 2005; Junius-Walker, Theile & Hummers-Pradier, 2006; Jyrkkä, Vartiainen, Hartikaninen, Sulkava & Enlund, 2006; Steinmann et al. 2006; Thomas, Sweetnam, Janchawee & Luscombe, 1999; Ziere et al., 2006; Wehling & Peiter, 2003). Bei den bislang vorliegenden Studien werden keine einheitlichen Altersuntergruppen verwendet und auch die Rekrutierungsstrategien der untersuchten Stichproben und die analysierten Verschreibungskontexte variieren stark. Hinzu kommt, dass viele Medikamente rezeptfrei und ohne Arztkonsultation erworben oder auch mit erheblichem zeitlichem Verzug eingenommen werden (vgl. Fulton & Allen, 2005). Im Alltag ist gleichwohl für viele ältere Menschen die Einnahme von Medikamenten eine meist mehrfach eingesetzte tägliche Routine. Gurwitz et al. (2003) weisen bei einer Kohortenstudie mit 30.397 Teilnehmerinnen und Teilnehmern aus, dass die über 65-jährigen Menschen im Jahr 2003 zwar „nur" 13 Prozent der Weltbevölkerung ausmachten, diese jedoch 40 Prozent der Medikamente konsumierten. Medikamente, insbesondere Psychopharmaka, sind bei der alternden Gesellschaft oft die Therapie der Wahl (vgl. Molter-Bock, Hasford & Pfundstein, 2006; Borchelt, 2005, S. 593–598), weshalb sich dieses Verhältnis durch die Verschiebung der Alterspyramide in den letzten Jahren weiter zugespitzt hat und sich in Zukunft auch weiterhin verschärfen wird. Dabei ist unbestimmt, wie viele dieser Arzneien die gewünschte und erforderliche Wirkung erzielen. Alte Menschen sind die Hauptabnehmer vieler gängiger Arzneimittel in deutschen Apotheken. Einige dieser Medikamente haben daher mittlerweile nicht mehr den Stellenwert von verschreibungspflichtigen Arzneimitteln sondern von vermeintlich unbedenklichen Lebensmitteln, die eigenmächtig dosiert und eingesetzt werden können. Was genau sind aber die Folgen, wenn Senioren nicht nur ein einzelnes Präparat, sondern einen Cocktail ganz unterschiedlichster Pillen, Tropfen und anderer Arzneien zu sich nehmen? Verschärft wird dies durch eine große Zahl an so genannten OTC-Produkten (engl. over the counter Arzneimittel). Dabei handelt es sich um nicht verschreibungspflichtige Medikamente. Diese Präparate lassen sich auch in Drogerien und Supermärkten rezeptfrei erwerben. Die in Naturprodukten und Nahrungsergänzungsmittel enthalten Wirkstoffe können ihrerseits mit Medikation interagieren und deren Wirkspektrum verändern.

Der Einsatz von mehr als nur einem Arzneimittel zur gleichen Zeit über einen längeren Zeitraum wird als Polypharmazie bezeichnet (vgl. Fialov et al., 2005; Veehof et al., 2000). Allerdings ist dieser Begriff in seiner Verwendung nicht ganz unumstritten. Neben der Anzahl der Medikamente wird in einigen Fachdiskursen auch die Indikation als wesentliches Merkmal der Polypharmazie vorausgesetzt. Erst wenn für mindestens eines der verschriebenen Arzneimittel keine ausreichende Indikation besteht, erscheint nach dieser Sicht eine solche Begriffswahl berechtigt (vgl. Fulton & Allen, 2005; Maywald & Hach, 2005). In dem vorliegenden Beitrag wird die Polypharmazie als gleichzeitige Einnahme von mindestens fünf verschiedenen Medikamenten definiert und mit den in der Literatur ebenfalls aufzufindenden Begriffen der *Polypharmakotherapie, Polypragmasie* und *Multimedikation* gleichgesetzt (vgl. Burkhardt et.al., 2007; Jörgensen et.al, 2001; Maywald & Hach, 2005).

Gaßmann et al. (2012) haben im Rahmen einer groß angelegten Untersuchung von 88.840 behandelten älteren Personen im Durchschnittsalter von 81,1 Jahren aus geriatrischen Fachabteilungen gezeigt, dass im Mittel bei rund 10 erfassten Diagnosen pro Patient acht Medikamente verschrieben wurden. Am häufigsten wurden dabei Arzneimittel aus der Gruppe des kardiovaskulären Systems und des Nervensystems eingesetzt. Gefahren durch Polypharmazie sind unter anderem im Feld der Osteoporose nachgewiesen. Gosch, Jeske, Kammerlander und Roth (2012) verweisen an dieser Stelle auf den negativen Einfluss für den Knochenmetabolismus. Ein erhöhtes Frakturrisiko ist hierbei die belegbare Folge von ungünstigen Medikamenteninteraktionen. Payne und Kollegen (2014) haben in einer Studie mit 180.000 chronisch Kranken beobachten können, dass eine Polypharmazie eindeutig mit der Häufigkeit ungeplanter Klinikeinweisungen verknüpft ist. Diese war bei Einnahme von vier bis sechs Medikamenten um den Faktor 1,25 gegenüber denjenigen Patienten erhöht, die nur ein bis drei Arzneimittel erhielten. Dies gilt allerdings laut Aussage der Studie nicht bei noch höheren Medikamentengaben.

Mit Blick auf Untersuchungen in den USA zeigt sich jedoch, dass zwischen 20 bis 25 Prozent aller Krankenhauseinweisungen von Menschen ab dem 65. Lebensjahr auf unerwünschte Nebenwirkungen von Medikamenten zurückzuführen sind (vgl. Budnitz et al., 2011). Mit anderen Worten: Polypharmazie ist nicht grundsätzlich schädlich – es impliziert indes eine Reihe von Gefahren. Grundsätzlich ist davon auszugehen, dass mit der Anzahl der verordneten Medikamente die Anzahl möglicher Wechselwirkungen exponentiell ansteigt. Daher ist gerade bei älteren, multimorbiden Patienten jede neue Medikation kritisch zu überdenken und mit den bereits bestehenden Verordnungen abzugleichen.

Gerade Hochaltrige weisen vielfach nicht nur eine, sondern eine Mehrzahl von Erkrankungen auf. Damit wird auch eine Polypharmazie immer wahrscheinlicher, um den verschiedenen behandlungsbedürftigen Grunderkrankungen und Symptomen Rechnung zu tragen. Da selbst langjährig klinisch erprobte Präparate bei älteren Patienten nicht immer anschlagen oder sogar paradoxe Wirkungen entfalten, werden zudem vielfach gleich mehrere Medikamente mit einem ähnlichem Wirkungsprofil eingesetzt. Gleichzeitig erhöht sich dabei die Gefahr, zusätzliche Medikamente nur deshalb verabreichen zu müssen, um die Wirkung unerwünschter Begleiterscheinungen der bestehenden Medikation herabzusetzen. Prognosen von Boyd und Mitarbeitern (2005) zufolge verdoppelt sich bei der Einnahme von mindestens fünf Arzneimitteln das Nebenwirkungsrisiko. Durch die Kombinatorik steigt das Wechselwirkungsspektrum und damit auch das Komplikationsrisiko der Pharmakotherapie.

Der „Gemeinsame Bundesausschuss über die Verordnung von Arzneimitteln in der vertragsärztlichen Versorgung" (Arzneimittel – Richtlinie/AM – RL) in der Fassung vom Januar 2009 hat Richtlinien erlassen, die die Verordnung von Arzneimitteln durch die an der vertragsärztlichen Versorgung teilnehmenden Ärztinnen und Ärzte und in ärztlichen Einrichtungen mit dem Ziel einer bedarfsgerechten und wirtschaftlichen Versorgung der Versicherten regeln sollen. Krähenbühl (2012) macht geltende Richtlinien wie diese dafür verantwortlich, dass zunächst ungeprüft gleich eine Vielzahl von Medikamenten als Standardmaßnahme empfohlen wird. Entsprechende Vorgaben sind daher insbesondere für ältere Patienten durch die einschlägigen Instanzen noch genauer zu überprüfen.

6.2   Veränderungsbedarfe

Wenn man sich mit den Handlungszwängen einer präventiv ausgerichteten Medikation im Alter auseinandersetzt, die unerwünschten Nebenwirkungen vorbeugen und eine sachgemäße Verordnung von Medikamenten sicherstellen soll, tut man gut daran, sowohl die Verschreibungspraxis vor allem bei den niedergelassenen Hausärzten als auch die Einnahmepraxis auf Seiten der älteren Patienten in den Fokus zu rücken. Warum diese Schwerpunktsetzung so wichtig ist, untermauern die weiteren Ausführungen.

6.2.1 Verschreibungspraxis

Bei den behandelnden Hausärztinnen und Hausärzten ist auf die ungenügende geriatrisch-gerontologische Qualifikation schon in vielen Publikationen hingewiesen worden (vgl. Pohlmann, 2015b). Praktische Medizinerinnen und Mediziner weisen die höchsten Verordnungsanteile auf (vgl. www.zeit.de/gds2015). Es mag verwundern, dass ein alterssensibles Qualifikationsdefizit trotz des augenscheinlichen Zuwachses an älteren Patienten nach wie vor besteht. Dabei stellen viele ältere Patienten aufgrund ihrer Multimorbidität gerade wegen teilweise atypischer oder multikausal bedingter Symptome und Syndrome eine besondere Herausforderung für mehrdimensionale Diagnostik- und Therapieansätze dar und machen eine solide fachliche Kompetenz in diesem alterswissenschaftlichen Feld unabdingbar. Es ist jedoch darauf hinzuweisen, dass sich auch ältere Menschen nicht einfach als Vertreter einer bestimmten Kohorte verstehen und daher in der Regel auch nicht als solche auftreten oder behandelt werden wollen. Hinzu kommt die außerordentliche Heterogenität des kalendarischen Alters, das nur einen ungefähren Rückschluss auf das biologische, soziale oder psychische Alter einer Person zulässt. Auf dem 115. Deutschen Ärztetag 2012 wurde der Vorstand der Bundesärztekammer dazu aufgefordert, sich für die Konzipierung einer bedarfsorientierten, praxisnahen geriatrischen und gerontopsychiatrischen Fortbildung einzusetzen. In diesem Zusammenhang sind auch erste curriculare Fortbildungsangebote entstanden. Dennoch bilden diese immer noch eher die Ausnahme und werden nur bedingt nachgefragt.

Bemerkenswert ist aber nicht nur eine geringe Hinwendung zu klassischen Altersthemen, sondern auch ein viel zu sorgloser Umgang mit Medikamenten, die für diese Altersgruppe Verwendung finden. Obgleich die Anwendung von Arzneimitteln ein wesentliches Werkzeug ärztlicher Hilfen darstellt, finden sich Hinweise, die eine adäquate Anwendung dieses wichtigen Instruments in Zweifel ziehen. Zwei Beispiele sollen dies veranschaulichen:

Pharmavertreter versorgen Hausärzte in erheblichem Umfang mit so genannter *Kontaktware*. Diese Bezeichnung wurde für Gratis-Medikamente eingeführt, die durch die mobilen Pharmareferenten an die behandelnden Mediziner mit der Absicht verschenkt werden, dass die Patienten künftig genau dieses Arzneimittel von sich aus verlangen. Mitunter ist die passgenaue Indikation dieser Präsentmedikamente allerdings fraglich. Viele Ärztinnen und Ärzte verlassen sich bei der fachlichen Einschätzung der Medikamente allein auf die Angaben der Hersteller und ziehen keine anderen und vor allem unabhängige Quellen zu Rate. Zudem werden teilweise auch Geld- oder Sachleistungen für die Weitergabe dieser Medikamente in Aussicht gestellt oder bereits gewährt. Diese Vorgehensweisen verstoßen gegen den Kodex des Vereins zur Freiwillige Selbstkontrolle der Arzneimittelindustrie (http://www.fsa-pharma.de). Darin verpflichten sich 60 namhafte Pharmakonzerne unter anderem zu folgenden Verhaltensmaßgaben:

> *„Die Ärzte dürfen in ihren Therapie-, Verordnungs- und Beschaffungsentscheidungen nicht in unlauterer Weise beeinflusst werden."* (Abschn. 2.3.1)

und

> *„Es ist unzulässig, Ärzten für die Verordnung und die Anwendung eines Arzneimittels oder die Empfehlung eines Arzneimittels gegenüber dem Patienten ein Entgelt oder einen sonstigen geldwerten Vorteil anzubieten, zu gewähren oder zu versprechen."* (Abschn. 2.4.6)

Der Verein existiert seit 2004 und erhebt den Anspruch, die korrekte Zusammenarbeit von pharmazeutischen Unternehmen und Ärzten, Apothekern sowie weiteren Angehörigen der medizinischen Fachkreise und den Organisationen der Patientenselbsthilfe zu überwachen. Ein offizielles Mandat hat der Verein allerdings nicht, sodass es sich dabei eher um eine ethisch-moralische Verpflichtung handelt. Die Missachtung dieser Verhaltensgrundregeln bleibt daher ohne wesentlichen Nachhall. Dagegen kann die Ständevertretung der Ärzte durch seine Verkammerung sehr empfindliche Strafen verhängen. Dabei tritt die Ärztekammer auch als Anklagevertreter in berufsrechtlichen Strafverfahren auf. Darüber hinaus wirkt die Kammer durch entsprechende Veröffentlichungen und Beitrage als moralischer Orientierungs- und Bezugsrahmen für ihre Mitglieder. Zwar wurde 2007 ein Medikamentenleitfaden für die ärztliche Praxis zur Vermeidung von schädlichem Gebrauch und Abhängigkeit vorgelegt (vgl. Bühren et al, 2007) – dessen ungeachtet ist aber eine klare Initiative der Bundesärztekammer gerade zur Verbesserung der Medikation im Alter nicht auszumachen. Die Apothekerkammern haben ebenfalls ethische Verhaltensvorschriften entwickelt – mit vergleichbar geringer Durchschlagskraft in dem hier relevanten Sektor. Schließlich kann der Gesetzgeber an dieser Stelle die stärksten Vorgaben machen und präventiv agieren. Bereits im April 2013 kündigte das Gesundheitsministerium eine Gesetzesinitiative an, um gegen die oben genannte Korruption im Pharmabereich strafrechtlich vorgehen zu können. Allerdings scheiterte der Bundesjustizminister in der Umsetzung dieses Vorhabens. Sein Nachfolger will dies nun ändern und Bestechung und Bestechlichkeit für alle Beschäftigten in der Gesundheitsbranche unter Strafe stellen. Man wird auch diese Entwicklung weiter verfolgen müssen.

Wenig untersucht ist zudem die Frage, wie eine angemessene medikamentöse Behandlung nach einem stationären Krankenhausaufenthalt bei älteren und multimorbiden Patienten sichergestellt werden kann. Hier fehlt es an Beratungsstrukturen, die dazu beitragen, eine entsprechende Versorgung in den normalen Tagesablauf zu integrieren (vgl. Stauffer, Spichiger & Mischke, 2015). Hinzu kommt, dass Patienten in den Kliniken teilweise auf teure Medikamente eingestellt werden. Die Hausärzte stellen die Medikation dann mitunter aus Budgetgründen auf kostengünstigere Medikamente um. Finanzielle Erwägungen dürfen aber an dieser Stelle nicht den Behandlungserfolg unkontrolliert in Frage stellen. Ein weiteres Problem stellt die Verschreibung von Psychopharmaka dar. Auch wenn es an belastbaren Daten durch repräsentative Erhebungen fehlt, weisen die vorliegenden Studien auf einen deutlichen Anstieg psychopharmakologischer Behandlungsraten älterer Patienten hin (vgl. bereits Weyerer, 2003). Besonders problematisch sind bei diesen Medikamenten sowohl das Sucht- als auch das Nebenwirkungspotenzial. Im Vergleich zu anderen Suchterkrankungen wird bei einer Medikamentenabhängigkeit von einer *stillen Sucht* gesprochen, weil der Übergang zwischen Gebrauch und Missbrauch oft fließend verläuft und die Suchteigenschaften von allen Beteiligten lange unterschätzt werden (vgl. Zeman, 2009). Im Alter ist diese Sucht in vielen Fällen noch weitaus stiller, weil dieser Gruppe oftmals eine geringere Suchtgefahr unterstellt wird und ein Trend zur Verharmlosung von entsprechenden Symptomen zu beobachten ist. Hinzu kommen Veränderungen des Metabolismus im Alter, der einen Vergleich mit jüngeren Erwachsenen erschwert. Daneben wird das Abhängigkeitsrisiko bestimmter und gerade im Alter häufig verordneter Arzneimittel stark unterschätzt.

> *„Risikofaktoren für die Entwicklung einer Medikamentenabhängigkeit bei älteren Menschen sind neben früherer Suchterfahrung, langer Behandlungsdauer und Dosissteigerung auch psychosoziale Belastungen wie Einsamkeit nach Partnerverlust, Einschränkungen sozialer Beziehungen/Aktivitäten durch Multimorbidität, Belastung durch Pflege des Partners, Schlaflosigkeit und chronische Schmerzen. Für die besondere Betroffenheit von Frauen kommen unterschiedliche Gründe in Betracht: Frauen leiden häufiger unter den „Grundkrankheiten" Depression, Angststörung und chronischen Schmerzen. Bei bestehenden psychischen Belastungen bevorzugen Frauen Medikamente, Männer hingegen haben eine höhere Neigung zum Alkoholkonsum. Frauen gehen generell häufiger zum Arzt und konsumieren insgesamt mehr Medikamente. Wie beim Alkohol sind auch die Wirkungen von Medikamenten aufgrund des verlangsamten Stoffwechsels im Alter langsamer und nachhaltiger, was die unerwünschten Nebenwirkungen verstärkt. Die diagnostischen Leitlinien für Alkohol (s.o.) gelten für die Abhängigkeit von allen bekannten psychotropen Substanzen, Diagnose und Behandlung werden jedoch bei*

Medikamentenabhängigkeit dadurch erschwert, dass sich (anders als bei Alkohol und illegalen Drogen) ältere Menschen häufig nicht bewusst sind, eine ärztlich verordnete Substanz mit Suchtpotenzial missbräuchlich zu verwenden und dadurch in Abhängigkeit zu geraten." (Zeman, 2009, S. 13f)

Problematisch ist ferner, dass viele der rezeptpflichtigen psychotropen Medikamente nicht gegen ursprünglich somatische Beschwerden, sondern zur Vermeidung von Entzugserscheinungen verordnet werden müssen. Glaeske und Schicktanz (2014, S. 16) sprechen sich deshalb dafür aus, dass die wirksamste Prävention dann gegeben sei, wenn die Vermeidung von Abhängigkeiten gelingt.

6.2.2 Einnahmepraxis

Untersuchungen haben Folgendes gezeigt: Je höher die Anzahl der verordneten Medikamente, desto höher sind auch die Einnahmefehler (vgl. Wild, 2009). Diese Einnahmefehler treten gerade bei alterstypischen Störungen auf, die im sensorischen oder auch im kognitiven Bereich anzusiedeln sind, weil sie die Aufnahme und Verarbeitung von Einnahmehinweisen erschweren. Das Verständnis von Beipackzetteln ist allerdings nicht nur durch visuelle oder intellektuelle Einbußen gestört. Viele Erklärungen sind auch für in diesem Bereich nicht beeinträchtigte Personen oftmals schwer nachzuvollziehen. Zudem fühlt sich so mancher Patient mit der in den Beipackzetteln enthaltenen Menge an Information überfordert und kann diese oftmals auch nicht hinreichend bewerten. Neben Einnahmefehlern verschriebener Arzneien steigt daher gerade im Alter aufgrund von sensorischen Einbußen das Risiko einer fehlerhaften *Selbstmedikation* (vgl. Beitz, Dören, Knopf & Melchert, 2004). Viele Patienten greifen hier auf eine beträchtliche Sammlung früherer – aber nicht restlos verbrauchter - Medikamente zurück oder nutzen auch die Medikation von Angehörigen, in der Hoffnung auf rasche Hilfe ohne zusätzliche Arztkonsultationen. Teilweise werden auch abgelaufene Präparate eingenommen, die bestenfalls ohne Wirkung bleiben. Aufschluss über die Selbstmedikation gibt das Statista-Dossier (2013). Online-Apotheken erleichtern zudem den Einkauf von Medikamenten und erhöhen die Absatzmöglichkeiten. Immer mehr verschreibungsfreie Arzneimittel werden nach einer Umfrage des Marktforschungsinstituts GfK über das Internet verschickt. Der Umsatzanteil der Versandapotheken ist nach Angaben der GfK im letzten Jahr um 3 Prozent angewachsen und liegt derzeit bei 21 Prozent (vgl. www.marktforschung.de). Die ungeprüfte Einnahme von Medikamenten ist aber gerade bei multimorbiden älteren Menschen, die bereits eine Pharmakotherapie erhalten, nicht ohne Risiko.

Hinzu kommt die deutliche Zunahme von so genannten *Lifestyle-Medika-menten*, die älteren Menschen eine höhere Vitalität und Jugendlichkeit verspre-chen. Dieser Trend ist in zweierlei Hinsicht kritisch zu hinterfragen. Zum einen, weil damit vorgegaukelt wird, man müsse nicht nur den pathologischen, sondern auch den normalen Alternsprozess aufhalten. Dahinter steckt ein recht verschro-benes Altersbild. Zum zweiten wird in Zeiten drohender Rationierung wesentli-cher Gesundheitsleistungen ein neuer Markt etabliert, der auch nicht vor dras-tischen invasiven gesundheitlichen Eingriffen zurückschreckt, um eine Fassade jenseits des tatsächlichen Alters aufzubauen (vgl. Pohlmann, 2015a). Gegenwär-tig werden enorme Summen in Arzneimittel mit eher zweifelhafter Wirkung in-vestiert. Nach Berechnungen von Global Industry Analysts (2014) handelt es sich um Größenordnungen von jährlich rund 116 Milliarden Dollar für *Anti-Aging Produkte* – mit deutlich zunehmender Tendenz. Das Wachstum von Medikamen-ten wie Botox, Cialis, Levitra oder Zelnorm ist in nur wenigen Jahren drastisch angestiegen (vgl. IMS, 2014, Fricke & Schwabe, 2013).

Im Vergleich dazu wirken pharmakologisch basierte Therapieversuche ge-gen Demenzerkrankungen fast lächerlich. Im Jahr 2006 betrug der weltweite Um-satz im Marktsegment der Anti-Dementiva weltweit ca. 3,8 Milliarden US-Dollar (vgl. Häussler 2011). Führt man sich die Prävalenz und Inzidenz dieser Erkran-kung vor Augen, die nach Einschätzung der Weltgesundheitsorganisation (WHO, 2012) weltweit bei rund 36 Millionen Menschen liegt, erscheint diese Schwer-punktsetzung nicht nachvollziehbar. Wenn die die Lebensqualität und der geistige Zustand länger erhalten werden soll, braucht es an dieser Stelle weitaus mutigere Schritte.

In dem von Manfred Stöhr verfassten Werk „Die Wahrheit über Anti-Aging. Risiken erkennen – Chancen nutzen" werden die medikamentösen Therapien in diesem Feld kenntnisreich dargestellt und kritisiert. Sein Kernargument lautet, dass selbst gesunde Präparate ihre Wirkung verfehlen, wenn sie gegen die „Ge-setze des Alterns" (Stöhr, 2005, S. 113) verstoßen. So werden im Rahmen der An-ti-Aging Medizin nach seinen Recherchen manche Präparate in derart hohen Do-sen verschrieben, dass sich sonst unbedenkliche Substanzen plötzlich schädlich auswirken. Andere Medikamente sind seines Erachtens völlig kontraindiziert. Stöhrs Fazit lautet, dass die Medikation nicht dazu beitragen darf, das Alter als etwas grundsätzlich Negatives darzustellen, sondern dass die Bemühungen dahin gehen müssen, diese Lebensphase zu akzeptieren. Nur so kann sich ein geistiger Reifungsprozess vollziehen, aus der positive Eigenschaften wie Altersweisheit, Güte, Gelassenheit, Toleranz entspringen. Der Schlussfolgerung – sich nicht zu verjüngen, sondern möglichst gesund alt zu werden – können sich die Autoren dieses Beitrags nur im vollen Umfang anschließen.

6.3 Überzeugungsarbeit

Wie kann es nun aber gelingen, die oben beschriebenen Anforderungen an eine alterssensible Medikation zu verwirklichen? Die folgenden Abschnitte greifen dazu drei Bereiche heraus, in denen Bündnispartner gewonnen werden müssen. Neben den älteren Patienten sind dabei auch Pflegende Angehörige, beteiligte Fachkräfte und schließlich auch die Hersteller der Arzneimittel für die bereits genannten und vielfach auch heiklen Themen und Fragen zu sensibilisieren. Dazu im Einzelnen:

6.3.1 Empowerment und Angehörigenedukation

Bei der Medikation im Alter ist mitunter von Widerständen auf Seiten der Patienten und von einer mangelnden Krankheitseinsicht die Rede (vgl. Rasmussen et al., 2007). Umso wichtiger erscheint eine hinreichende Aufklärung der Patienten. Nachgewiesen wurde, dass bei hinreichender Information über Krankheit und Therapie sowie durch konkrete Hilfen bei der Einnahme von Medikamenten (z. B. in Form von Dosierungshilfen) die *Patientencompliance* im Sinne eines kooperativen Gesundheitsverhaltens über längere Zeit aufrechterhalten werden kann. Bleiben Kommunikation und Hilfen hingegen aus, sinkt die Compliance innerhalb von wenigen Monaten drastisch ab (vgl. Lee, Grace & Taylor, 2006). Will man demnach die Compliance älterer Patienten bei der Medikamenteneinnahme sichern, muss man auch den Kommunikationsprozess als solchen genauer betrachten.

Was wir hier sehen gibt wenig Anlass zur Ermutigung. Innerhalb von gesundheitsbezogenen Dienstleistungen weisen verschiedene Arbeiten auf eine mangelnde Patientenpartizipation und eine unzureichende Patientenorientierung hin (vgl. Hart & Francke, 2002). Insbesondere das Arzt-Patient-Verhältnis ist davon betroffen und wird hinsichtlich seiner Kommunikation als asymmetrisch beschrieben. Ausdrücklich älteren Menschen können eigene Themen schlecht gegenüber einem unfehlbar und untadelig wirkenden Doktor gegenüber artikulieren. Es fällt ihnen schwer, bei unklaren Botschaften nachzufragen und eigene Standpunkte durchzusetzen (vgl. Faltermaier, 1994). Die von Medizinern eingesetzte Fachsprache erhöht die Distanz zum Patienten und erschwert das Verstehen und die Urteilsfähigkeit für die Erkrankten. Die Vulnerabilität der Patienten und ihre Ängste werden nicht hinreichend beachtet. Es fehlt oftmals die zwingend notwendige Sensibilität und soziale Kompetenz. Bereits 1982 haben die Vereinten Nationen (United Nations, 1982) eine stärkere Verbraucherorientierung als globales und völkerverbindendes Langzeitziel angemahnt. Damit wäre im Gesundheitswesen ein Perspektivenwechsel erforderlich. Die Bundeskonferenz zur

Qualitätssicherung im Gesundheits- und Pflegewesen (vgl. Ollenschläger, 2007) hat diesen Ansatz im Rahmen der Qualitätsentwicklung ebenfalls stark gemacht. Bis heute ist die erforderliche Verbraucherorientierung allerdings nur in Ansätzen erreicht (vgl. Pohlmann, 2015b). Oftmals fehlt die Bereitschaft, Zeit oder auch Methodik, um die Verbrauchersicht systematisch einzubeziehen und auf dieser Basis Angebote zu verbessern oder zu erweitern. In der Theorie werden dagegen andere Modelle postuliert. Das so genannte Shared-Decision-Making-Modell billigt den Kunden ein erhebliches Ausmaß an Entscheidungskompetenzen zu, um anstehende Maßnahmen in einem komplexen Aushandlungs- und Informationsprozess gemeinsam treffen zu können (vgl. Badura & Schellschmidt, 1999). Dieser Ansatz begreift ältere Menschen als Individuen mit einschlägigen Bewältigungsressourcen und -kompetenzen. Noch sind wir aber von der Verwirklichung eines solchen Modells weit entfernt. Die Bereitstellung von Hilfen und Unterstützung zur Entfaltung kommunikativer Fähigkeiten (vgl. Lenz, 2002) lassen sich dem in der Sozialen Arbeit vertretenen Leitmotiv des *Empowerments* zuordnen. Ältere Patienten sollen stark gemacht werden, um autonome Gesundheitsentscheidungen treffen zu können. Benötigt wird an dieser Stelle eine Gesundheitsberatung, die zu einer solchen Selbstbefähigung älterer Menschen in stärkerem Maße beiträgt (vgl. Müller-Mundt, 2001).

Hinzu kommt: Im Gesundheitssystem treten oftmals Angehörige als Vertreter älterer Menschen in Erscheinung. Sie nehmen soziale und gesundheitliche Leistungen zumindest in der Beratung ersatzweise in Anspruch. Vielfach sind es aber eben jene Angehörige, die existenzielle Entscheidungen über eine zukünftigen Wohnform oder die therapeutische Intervention für ihre Eltern oder Partner zu treffen haben. Viele tun sich in dieser Stellvertreterrolle nicht leicht und fühlen sich nicht in der Lage, die oftmals zeitkritischen Urteile angemessen zu fällen (vgl. Pohlmann, 2011b). Gerade bei der medikamentösen Therapie werden Angehörige noch viel zu wenig eingebunden und darin unterstützt, wie es gelingen kann, die Würde und Autonomie ihrer nahe stehenden Personen zu wahren ohne selbst krank zu werden.

6.3.2   Schulungen der Fachkräfte

Eine weitere Ursache für die genannten Versorgungsmängel liegt darin, dass viele pharmakologische Therapien zu wenig auf den älteren Menschen abgestimmt sind. Mit zunehmendem Alter treten Veränderungen des Stoffwechsels auf, und auch Gewebe, Organe sind Verschleiß- und Anpassungsprozessen unterworfen. Nicht alle diese Veränderungen sind krankheitswertig. Allerdings steigt mit dem hohen

Alter auch die Anfälligkeit für bestimmte Erkrankungen. Da aber Altersveränderungen des Organismus keinen universellen Regeln folgen, sind auch die individuellen Krankheitsrisiken unterschiedlich verteilt. Man spricht daher eher von *alterskorrelierten*, denn von altersbedingten Erkrankungen (vgl. Pohlmann, 2011; 2015b). Gemeint ist damit, dass sich keine Erkrankung aufgrund eines Geburtstages einstellt. Das Risiko bestimmter Erkrankungen steigt allerdings mit dem Alter signifikant an. Hinzu kommen möglicherweise Spätfolgen nicht vollständig auskurierter Erkrankungen oder auch gesundheitsschädigender Einflüsse und Lebensgewohnheiten. All dies befördert die regelmäßige Einnahme von Medikamenten. Jedoch wird diese Gruppe bei der Zulassung von Präparaten in der Regel nicht gesondert untersucht und auch die bei Kombinationen von Medikamenten auftretenden Wechselwirkungen sind zu selten hinreichend geprüft. Das Wissen um eine alterssensible *Pharmakokinetik* und *Pharmakodynamik* spielt in diesem Zusammenhang eine gravierende Rolle. Die Pharmakokinetik bezeichnet all jene Abläufe, die den Fluss einer Arznei durch den Körper umfassen: von der Aufnahme (Absorption) über die Verteilung im Körper (Distribution), die biochemischen Um- und Abbauprozesse (Metabolisierung) bis hin zur Ausscheidung (Exkretion) aus dem Organismus einer älteren Person. Die Pharmakodynamik erklärt wie genau ein Arzneistoff vor dem Hintergrund dieser Pharmakokinetik wirkt und auf welche Weise die verschiedenen biochemischen und physiologischen Vorgänge im Körper dadurch beeinflusst werden. Diese Prozesse und Wirkweisen verlaufen bei älteren Personen oftmals gänzlich anders als bei jüngeren Erwachsenen. Dies hängt unter anderem mit den veränderten Körperfett- und Wasseranteilen zusammen, die den so genannten *Wirkstoffspiegel* beeinflussen. Außerdem werden Substanzen bei älteren Menschen auch deutlich langsamer aufgenommen und abgebaut. Auf wieder andere Präparate reagieren ältere Menschen deutlich sensibler als jüngere Vergleichsgruppen. Dies gilt auch für unerwünschte Nebenwirkungen. Erst mit der Kenntnis über ein alterstypisches Wirkprofil von Einzelmedikamenten und ihrer Kombination mit anderen Wirkstoffen, lassen sich positive und negative Effekte von Substanzen zuverlässig vorhersagen. Eine genaue Beobachtung und Dokumentation sämtlicher Wirkungen nach der Einnahme von Medikamenten bleibt aber auch trotz genauer klinischer Erfahrungen stets weiterhin bei jedem Patienten erforderlich. Hier brauchen die beteiligten Fachkräfte klare Orientierungen und unabhängige Weiterbildungsangebote zur richtigen Behandlung ihrer älteren Patienten.

Der Gesundheitsreport der hkk (Braun, 2012, S. 9) streicht heraus, dass viele Mediziner überfordert sind, vor diesem Hintergrund die richtigen Schlussfolgerungen zu ziehen:

„Mit der bei Polypharmazie wachsenden Möglichkeit von Wechselwirkungen steigt auch der Aufwand des verordnenden Arztes, sich Infor-

*mationen zu beschaffen und diese zu kommunizieren. Eine Studie zeigte,
dass selbst nach intensiver Nutzung des „Summary of Product Charac-
teristics (SPC)", in dem Informationen zu Eigenschaften eines Medika-
mentes und seiner Wechselwirkungspotenziale zusammengetragen wurden, Wissenslücken bestehen bleiben oder der Eindruck entsteht, es gäbe
keine Interaktionsrisiken."*

Schon ab 1991 wurden deshalb in den Vereinigten Staaten von Amerika für den
dortigen Arzneimarkt die sogenannten *BEERS-Kriterien* entwickelt (vgl. Beers,
1997; Fick, et al., 2003). Darin sind mittlerweile rund 100 Substanzen aufgeführt,
die als ungeeignet für die geriatrische Versorgung gelten. Zusätzlich wurden im
Rahmen des *Medication Appropriateness Index* (MAI; vgl. Muth et al., 2011)
Algorithmen ausgearbeitet, die Auskunft über relevante Fragen geben sollen.
Darunter fallen Informationen über die Indikation des Medikaments, die Dosierung, die korrekte Umsetzung der Einnahmevorschriften, die Praktikabilität der
Anwendungshinweise, die Vermeidbarkeit von Doppelverschreibungen sowie die
Einschätzung über die erforderliche Dauer der Einnahme. Ein ebenfalls zeitauf-
wendiges Verfahren findet in Israel unter dem Titel *Good Palliative Geriatric
Practice* (GPGP) Verwendung. In Absprache mit den Patienten und ihren Angehörigen können nach sorgfältiger Beobachtung schrittweise Medikamente abge-
setzt werden. Das Verfahren hat dabei signifikante Reduktionen der Medikation
ohne Einbußen der gewünschten Wirkung mit sich gebracht (vgl. Bosshard &
Fröhlich Egli, 2012).

Seit 2007 arbeitet in Deutschland ein interdisziplinär besetztes Forscherteam
daran, Therapieansätze bei der Behandlung von Senioren anzupassen. Ein Teil-
ziel besteht darin, Hilfsmittel zu entwickeln, um eine unnötig hohe Anzahl von
Medikamenten pro geriatrischen Patienten und zu hoch verabreichte Dosierungen innerhalb dieser Gruppe evidenzgestützt herabsetzen zu können. Das vom
Bundesministerium für Bildung und Forschung (BMBF, 2012) geförderte Projekt
trägt den Namen PRISCUS und hat mittlerweile eine Liste herausgegeben (ein-
sehbar unter www.priscus.net), die eine Ausweisung von insgesamt 83 Wirkstoffen umfasst, die bei der Medikation im Alter besondere Gefahren mit sich bringen
können und prototypische Bestandteile in der klinischen Pharmakotherapie alterskorrelierter Erkrankungen wie etwa Bluthochdruck, Herz-Kreislauf-Erkrankungen, Stoffwechselerkrankungen (Diabetes) oder Depressionen sind. Listen
wie diese stellen eine Hilfe für die Ärzteschaft dar, die bei einem Patienten mehrere Präparate gleichzeitig verschreibt und die Nebenwirkungen und Interaktionen zwischen den verschiedenen Arzneien bislang nicht hinreichend zu beurteilen
vermochte. Die Risiken der Polypharmazie im Alter liegen allerdings nicht nur
in Wissensdefiziten von pharmakologischen Wirkspektren, sondern vielfach auch

darin, dass unterschiedliche Fachärzte von der Medikation anderer Kolleginnen und Kollegen keine ausreichende Kenntnis haben. Kölzsch et al. (2010) treten deshalb dafür ein, dass alle an der Versorgung älterer Menschen beteiligten Fachkräfte enger zusammen arbeiten sollten, wie es derzeit bspw. in einigen Modellprojekten in der Hospiz- und Palliativversorgung umgesetzt wird. Sie zählen dazu neben den Ärzten auch Apotheker, die häufig Pflegeheime mit Medikamenten direkt beliefern. Daneben sollten aber auch alle zu berücksichtigenden nichtärztlichen Gesundheitsprofessionen – allen voran die Pflegenden – sowie die Vertreter der hinzugezogenen Sozialberufe systematisch einbezogen werden. Dazu dienen können Fallkonferenzen und Case-Management-Ansätze mittels derer sich die Verordnungen einzelner Patienten gezielt und kritisch überprüfen und gegebenenfalls verändern lassen.

6.3.3 Verantwortung der Pharmaindustrie

Um wirklich altersgerechte Arzneimittel verwenden zu können, braucht es nach Einschätzung von Stegemann (2012) therapeutische Vorgehensweisen, die bereits bei der Entwicklung die Besonderheiten altersspezifischer Krankheitsverläufe systematisch einbeziehen. Er nennt in diesem Zusammenhang das *Targeting Quality Product Profile* (TQPP) und das *Life Cycle Management* als wichtige Referenzgrößen. Auf diese Weise soll der Endverbraucher mit seinen besonderen Lebens- und Bedarfslagen in den Fokus der Aufmerksamkeit gerückt und die möglichen kritischen Wirkungseigenschafen von Anfang an einbezogen werden. Mit dieser Vorgehensweise könne die sehr heterogene Patientengruppen älterer Menschen bedarfsorientiert und im Hinblick auf die Dosierung, die Applikation und den Umgang mit Arzneimitteln angemessen versorgt werden.

Die jüngsten Arzneimittelskandale lassen allerdings den Eindruck entstehen, dass diese Empfehlungen auf taube Ohren stoßen. So ging im Dezember 2014 ein durchaus alarmierender Hinweis auf kriminelle Machenschaften bei der Medikamentenzulassung durch die deutsche Presselandschaft, in dessen Folge staatliches Eingreifen notwendig war. In den Verlautbarungen auf der Homepage der zuständigen Bundesoberbehörde im Geschäftsbereich des Bundesministeriums für Gesundheit heißt es dazu von offizieller Seite (http://www.bfarm.de):

> *„Das Bundesinstitut für Arzneimittel und Medizinprodukte (BfArM) ordnet mit Bescheid vom 08.12.2014 das Ruhen verschiedener Arzneimittelzulassungen an, deren Grundlage eine klinische Studie der Firma GVK Biosciences in Indien war. Die Studien dieser Firma sind aufgrund einer französischen Inspektion zur Guten klinischen Praxis (GCP), die*

schwerwiegende Mängel in der Durchführung verschiedener Studien gezeigt hat, als nicht mehr valide anzusehen. Die Arzneimittel, für die das Ruhen der Zulassung angeordnet wurde, verlieren mit Zugang des Ruhensbescheides ihre Verkehrsfähigkeit. Mit einem Feststellungsbescheid wurden auch die Zulassungen erfasst, die gelöscht sind, aber noch abverkauft werden durften. Diese Arzneimittel sind ebenfalls nicht mehr verkehrsfähig. "

Hintergrund ist die systematische Unterlaufung von ethischen und wissenschaftlichen Standards bei der Arzneimittelprüfung. Mit teilweise krimineller Energie werden kostenintensive Tests an niedrigpreisige Unternehmen vergeben, deren Praktiken als höchst zweifelhaft gelten müssen. Da es gleichzeitig bei den Kontrollorganen an Inspektorinnen und Inspektoren fehlt, ist die Missbrauchsgefahr in diesem Feld besonders groß. Von der aktuellen Regelung, bestimmte Medikamente vom Markt zu nehmen, sind mehr als hundert Präparate betroffen. Zwar geht das Bundesinstitut davon aus, dass eine unmittelbare Gefährdung der Patientensicherheit nicht vorliegt, doch kann ein Gesundheitsrisiko gerade für ältere und besonders vulnerable Personen auch nicht ausgeschlossen werden. Ein Rückruf der betroffenen und schon ausgegebenen Arzneimittel auf Patientenebene ist dennoch nicht vorgesehen. Es findet indes neben der oben angegebenen *Ruhensanordnung* ein europäisches Risikobewertungsverfahren nach Art. 31 der Richtlinie 2001/83/EG statt. Dieses Verfahren wird voraussichtlich Anfang 2015 in Zusammenarbeit mit der Europäischen Arzneimittelagentur abgeschlossen sein. Auf die Ergebnisse darf man gespannt sein. Die Frage bleibt, ob es sich hier um einen Einzelfall oder aber ein klares Muster handelt. Erinnert werden darf in diesem Zusammenhang auch an den politischen Einfluss der Pharmalobby gegenüber unliebsamen Kritikern. Peter Sakwicki wurde beispielsweise nach heftigen Interventionen der Pharmakonzerne im Jahr 2010 als Leiter des Instituts für Qualität und Wirtschaftlichkeit im Gesundheitswesen (IQWiG, 2012) entlassen, nachdem er sinnlose und gefährliche Medikamente in Deutschland beklagt und der Pharmaindustrie wenig schmeichelhafte Geschäftspraktiken attestiert hatte.

Eine besonders kritische Analyse ist in dem von Ben Goldacre verfassten Buch mit dem Titel *Die Pharma-Lüge* (2013) nachzulesen. Der Medizinjournalist hat bereits in seiner Kolumne *Bad Science* im *Guardian* eine hohe Aufmerksamkeit erhalten. Die daraus entstandene Publikation ist zu einem Bestseller geworden. Goldacre beschreibt in seiner neuen Arbeit auf rund 400 Seiten in provozierender Weise einen Arzneimittelmarkt, der bestehende Richtlinien und Regeln hintertreibt und sowohl Mediziner als auch Patienten nicht hinreichend aufklärt, weil wesentliche Daten nicht veröffentlicht oder erhoben worden sind. Einzelne Hersteller schrecken auch vor der Fälschung von Substanzen oder von Studienergebnissen nicht zurück. Auftraggebereffekte, in dessen Folge unerwünschte Ergebnisse geschönt und das Gesamtbild von Wirkungen und Nebenwirkungen verzerrt werden, bilden nach diesen Darstellungen eher die Regel als die Ausnahme. Goldacre macht für diese Situation Behörden, Politiker, Patientenorganisationen, Fachzeitschriften und die Ärzteschaft gleichermaßen verantwortlich. Letztlich klagt er aber vor allem eine Branche an, die ganz legal hohe Summen dafür ausgeben darf, wenn die eigenen Produkte einseitig empfohlen werden und die gleichzeitig nicht ausreichend dafür sanktioniert wird, wenn sie als Hersteller nicht resolut gegen Risiken vorgeht. Gegen ein solches Netz von Machenschaften entschieden vorzugehen, sollte auch Aufgabe einer Prävention im Alter sein.

6.4   Forschungsansatz

Wie bereits oben ausgeführt steigt durch Polypharmazie neben dem Risiko der Wechsel- und Nebenwirkungen zugleich das Risiko einer Fehlmedikation sowohl im klinischen als auch im ambulanten Versorgungsbereich. Patientinnen und Patienten, die bspw. aufgrund von Herzklappenproblemen Spiegelmedikamente wie Marcumar konsumieren müssen, sind von einer Fehlmedikation besonders betroffen, da sich die falsche Medikation direkt auf die Gerinnung des Blutes auswirkt, was lebensbedrohliche Folgen haben kann. Auch wenn aufgrund multipler Störvariablen repräsentative Studien zu den Folgen von Medikationsfehlern schwierig anzufertigen sind, gibt es im angloamerikanischen Raum Hochrechnungen, dass jährlich ca. 7.000 Menschen durch die Folgen von Fehlmedikation sterben (vgl. Maidment & Parmentier, 2009, S. 203). De Vries et al. (2008) haben herausgefunden, dass während eines Krankenhausaufenthaltes in den USA beinahe jeder zehnte Patient Anzeichen von klinisch indizierten Nebenwirkungen aufzeigt, wobei 15 Prozent der unerwünschten Ereignisse auf die medikamentöse Versorgung zurückzuführen sind (vgl. Tzeng et al., 2013). Der Beauftragte der Bundesregierung für die Belange der Patientinnen und Patienten informierte 2014 in Anlehnung an Hoppe-Tichy (2010) auf seiner Homepage darüber, dass in Deutschland sogar zirka 30.000 Todesfälle jährlich auf Medikationsfehler zurückzuführen sind. In den amerikanischen Studien wurden nur die direkten Neben- und Wechselwirkungen erfasst. Dagegen wurden bei der Hochrechnung in Deutschland auch iatrogene Fehlmedikation, wie beispielsweise fehlerhafte Verordnungen (Dosis, Wirkstoff, Applikationsform etc.) berücksichtigt. Insgesamt gesehen scheint die Situation in Deutschland verheerender zu sein.

> *„Mehr als 20.000 Verabreichungsfehler pro Jahr in einem durchschnittlichen 600-Betten-Haus in Deutschland sind die Regel. In vielen Häusern ist sogar von deutlich mehr Fehlern auszugehen. Als Verabreichungsfeh-*

ler ist jede Abweichung von der ärztlichen Anordnung bei der Vorbereitung und Verabreichung der Arzneimittel (falsches Arzneimittel, falsche Dosis, falscher Zeitpunkt, Arzneimittel nicht verabreicht) definiert. In zahlreichen Krankenhäusern dieser Größenordnung (ca. 600 Betten) ist von bis zu 50.000 Fehlern pro Jahr auszugehen. " (Grosch, 2009, S. 271)

Strykowski et al. (2013, S. 154) verweisen neben den Auswirkungen der gesteigerten Morbidität und Mortalität zusätzlich auf einen ökonomischen Schaden, der sich für Krankenhäuser durch Fehlmedikationen ergeben kann. Sie beziffern die Kosten für Krankenhäuser in den USA, die durch unerwünschte medikamentöse Effekte entstehen, auf ca. zwei Millionen Dollar jährlich. Auch wenn sich diese Hochrechnung lediglich auf Krankenhäuser bezieht, ist davon auszugehen, dass bei Erhebungen in Alten- und Pflegeheimen bzw. in der ambulanten Versorgung mit ähnlich hohen Effektprävalenzen zu rechnen ist. Bei der Versorgung durch Pflegende Angehörige wird diese durch die fehlende Arzneimittelkenntnis sogar noch höher sein. Bindet man dies nun an die o. a. Differenz der Anzahl der medikamentös indizierten Zwischenfälle zurück, liegt die Vermutung nahe, dass sich auch in Deutschland der ökonomische Schaden weitaus drastischer zeigt.

Eine Gemeinsamkeit, die in diversen Studien entdeckt werden kann, sind die erkannten Fehlerquellen, auf die die fehlerhaften Medikationen zurückzuführen sind. So wird der Medikationsprozess ab der Verordnung bis zur Vergabe als eine der drei Hauptfehlerquellen identifiziert (vgl. Eggerston, 2014; Strykowski et al., 2013; Fern et al., 2011; Maidment & Parmentier, 2009). Deshalb fordert neben Strykowski et al., (2013) und Fern et al., (2011) Torsten Hoppe-Tichy bereits 2010 neben der „Aufklärung und Forschung zu Arzneimitteln – vor allem die Einführung von Risikovermeidungsstrategien".

Unter Bezugnahme auf diese Forderung wird nun im Folgenden ein beantragtes Forschungsprojekt beschrieben, welches eine Möglichkeit einer Risikominimierungsstrategie skizziert. Ziel des Projektes ist es, eine Demonstrator-Applikation für Smartphones und Tablets zu entwickeln, die mit Hilfe von Bilderkennungsalgorithmen die kommissionierte Medikation mit der verordneten abgleicht. Dadurch wird die Wahrscheinlichkeit einer fehlerhaften Medikation für den Patienten minimiert.

6.4.1 Fragestellungen

Mehrere Forschungsteams haben bereits den Prozess von der Verordnung bis zu Vergabe analysiert, um potenzielle Fehlerquellen zu eliminieren. Dabei haben Strykowski et al. (2013) sowie Fern et al. (2011) versucht, eine barcodebasierte Lösung zu entwickeln, die es ermöglicht, die verordneten Medikamente nach dem Kommissionieren und vor der Gabe noch einmal zu kontrollieren. Bei dieser Methode trägt der Arzt seine Verordnung in ein softwarebasiertes System ein, sodass diese dem Pharmakologen zur Kommissionierung übermittelt wird. Vor der Gabe der Medikation werden das Armband des Patienten, sowie der Barcode der Tabletten von der Pflegekraft eingescannt. Dadurch soll sichergestellt werden, dass der richtige Patient den richtigen Wirkstoff in der korrekten Dosierung zur vorgesehenen Zeit appliziert bekommt. Dabei hat sich jedoch herausgestellt, dass die zu Beginn relativ geringe Erfolgsquote der korrekten Scan-Vorgänge (30%) und die relativ hohe Anzahl von Fehlalarmen auf die nur teilweise lesbaren Barcodes zurückzuführen waren. Im Laufe des Forschungsprozesses wurden kontinuierlich Verbesserungen vorgenommen, sodass die Fehlerprävalenz, teilweise jedoch erst nach mehreren Messvorgängen, auf unter 4 Prozent gesunken ist.

Diese Lösung ist auf Deutschland nicht direkt übertragbar, da der Ablauf des Medikationsprozesses nicht vergleichbar ist. Das Zusammenstellen der Medikamente bspw. wird üblicherweise nicht von einem Pharmakologen durchgeführt, der die verordneten Arzneimittel mit Hilfe eines National Drug Codes (NDC) vor der Bestückung des Medikamentendispensers auf mögliche Wechselwirkungen überprüfen kann. Weiter ergibt sich das Problem, dass das Bestücken der Tablettenspenders eine Tätigkeit ist, die in stationären Einrichtungen nicht selten während der Nachtschichten übernommen wird, was erneut Auswirkungen auf die Fehlerquote hat. Doch auch wenn die Medikamente während der Tagschicht gestellt werden, wird das Kommissionierpersonal in der Regel mehrmals durch Patientenrufe und / oder andere Kolleginnen und Kollegen abgelenkt bzw. unterbrochen.

„Wie bei jeder manuellen Tätigkeit ist auch das Stellen der Arzneimittel fehleranfällig. Studien in Deutschland haben in diesem Prozess Fehlerquoten von ca. 5 ermittelt" (Grosch, 2009, S. 271).

Auch Laura Eggerston (2014), die eine Fehleranalyse auf einer Intensivstation in Toronto durchgeführt hat, hat die Unterbrechungen während des Kommissionierens der Tabletten als größte Fehlerquelle in diesem Teilprozess identifiziert. Ähnliches ist auch bei zentraler Medikamentenvergabe über Zentralapotheken beziehungsweise outgesourcten Kommissionierfirmen zu vermuten, wo oft un- oder angelernte Kräfte die Dispenser bestücken, da bei optimalen Rahmenbedingungen (abgeschirmt von allen Störvariablen) dennoch eine Fehlerquote von 1,5 Prozent gemessen wurde. Vollautomatisierte Verblisterungssysteme sind noch eher die Seltenheit. So ist das Ziel des Forschungsprojektes, den Medikationsprozess sicherer zu gestalten. Dies soll zum einen durch gezielte individuelle Schulungen des Personals und zum anderen durch ein Kontrollinstrument geschehen.

Das zu entwickelnde Hilfsmittel ermöglicht es, die Tabletten vor der Gabe noch einmal zu kontrollieren. Dies soll mit Hilfe von Bilderkennungsalgorithmen in Form einer Handy-Applikation geschehen, sodass der Anwender durch das Abfotografieren des Tablettenspenders den Inhalt kontrollieren kann. Da bei dieser Lösung zugleich die Wechselwirkungen der Medikamente hinterlegt werden, kann dadurch neben der Fehlmedikation zugleich auf die Problematik der Eigenmedikation eingewirkt werden. Die notwendigen Prozessanalysen, die das Fundament der Verbesserung bilden, ermöglichen auch das Ableiten von Handlungsempfehlungen, welche Form der Medikamentenbereitstellung für welches Setting am geeignetsten erscheint.

6.4.2   Methoden

Der Medikationsprozess von der Verordnung bis zur Applikation ist in stationären Einrichtungen aber auch in ambulanten Versorgungskonzepten nicht einheitlich geregelt, weshalb zu Beginn die einzelnen Prozessketten mit Hilfe von Schwachstellenanalysen betrachtet werden.

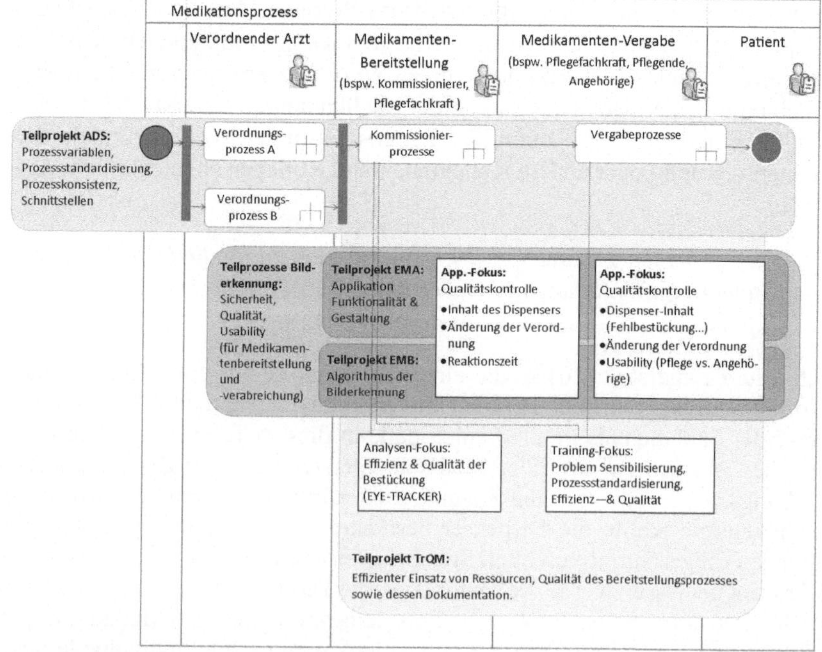

Abb. 6.1: Konzeptueller Rahmen des geplanten Forschungsprojekts (Kunze, 2014).

Der Medikationsprozess gliedert sich in drei Subprozesskategorien – den Verordnungs-, den Kommissionier- und den Vergabeprozess. Diese müssen differenziert betrachtet werden, wobei insbesondere die Schnittstellen besondere Aufmerksamkeit erfordern, um eine reibungslose und vor allem fehlerfreie Prozesskette gewährleisten zu können. Weiter soll das Projekt, um Synergien heben zu können, in vier Teilprojekte (ADS, EMB, EMA, und TrQM) gegliedert werden, die sich aufgrund der interdisziplinären Betrachtungsweise ergeben.

Teilprojekt 1: Analyse, **D**esign und **S**tandardisierung des Medikationsprozesses mit den dazugehörigen Schnittstellen **(ADS):**
Um eine möglichst hohe Ergebnisqualität zu erreichen, sollen die einzelnen Teilpakete im Rahmen des interdisziplinären Projektes an Spezialisten vergeben werden. Das Teilprojekt ADS wurde vom Kompetenzzentrum Logistik des Konsortialpartners Hochschule Neu-Ulm von Prof. Dr.-Ing. Oliver Kunze und Prof. Dr. Walter Swoboda konzipiert. Die mangelnde Vereinheitlichung des Medikationsprozesses hat eine Vielzahl an unterschiedlichen Verfahren bei der Prozessabwicklung zur Folge. Jede dieser Vorgehensweisen erfordert einerseits differente Qualitätselemente und andererseits verschiedene Prozess- und Softwareschnittstellen zu den angrenzenden Systemen. Die Uneinheitlichkeit der Prozesse bietet zwar den Vorteil, dass individuelle, maßgeschneiderte Lösungen für jedes Unternehmen implementiert werden können. Diese sind aber zugleich, wie Stefan Grosch (2009) gezeigt hat, oft fehleranfällig und gehen dementsprechend mit Qualitätsproblemen einher. Deshalb sollen in diesem Teilprojekt modulare Prozesstemplates für die einzelnen Subprozesse entwickelt werden, die sowohl die Abläufe in der stationären (Krankenhäuser, Alten- und Pflegeheime etc.), als auch in der ambulanten Versorgung (ambulante Altenpflege, Pflegende Angehörige) beschreiben. Die Schnittstellen sowie die bisher noch nicht hinreichend definierten Prozesselemente zwischen den einzelnen Unterprozessen sollen dabei besonders berücksichtigt werden. In diesen Übergangs- und Übergabephasen verbergen sich besonders viele potenzielle Fehlerquellen, sodass bspw. eine Verordnung fehlerhaft an die Kommissionierung weitergegeben wird. Dabei ist das Ziel, trotz einer Standardisierung eine größtmögliche Variabilität in der Prozessbeschreibung zu schaffen; diese ist nötig, um ein holistisches Konzept entwickeln zu können. Der erste Teilschritt, der Verordnungsprozess, wird in der Prozessbeschreibung dezidiert abgebildet. Hier sollen die verschiedenen Verordnungsprozesse – von den unterschiedlichen verordnenden Personen (Stationsarzt, Hausarzt, konsiliarischer Dienst etc.) in den jeweiligen Institutionen (Krankenhaus, Praxis, Alten- und Pflegeheime, sonstige stationäre Einrichtungen) – beschrieben werden, um einen möglichst mannigfaltigen Startpunkt in den Medikationsprozess vorhalten zu können. Dies soll später ein breites Anwendungsspektrum der zu entwickelnden Applikation ermöglichen und ist ein notweniger Schritt, um

nachhaltige Lösungen zu entwickeln. Des Weiteren sollen in diesem Abschnitt die Schnittstellen, wie u. a. zu den Forschungsprojekt *EudraPharm* (www.eudra-pharm.eu/) und *EudraVigilance* (https://eudravigilance.ema.europa.eu/), in denen europaweit Wechselwirkungen von Medikamenten erfasst werden, integrierend beschrieben werden. Wird u. a. diese Schnittstelle bereits in den folgenden Prozess integriert, erhöht dies die Sicherheit des Medikationsprozesses. Ein weiterer Vorteil, der sich daraus ergibt, ist eine dynamische Variabilität des Startprozesses, sodass auch später relevante Erkenntnisse durch die vorgehaltenen, genormten Schnittstellen in den bereits bestehenden Prozess integriert werden können. Dadurch kann die Applikation in Bezug auf mögliche Neuerungen weiterentwickelt werden.

Nach dem Prozessschritt der Verordnung soll der Subprozess der Kommissionierung betrachtet werden. Dazu gehören die verschiedenen Bestückungsmechanismen in Verbindung mit verschiedenen Dispenserarten und die dazugehörigen Schnittstellen. So sollen in diesem Stadium zum einen der Übergang von der Verordnung zur Bereitstellung und zum anderen die unterschiedlichen Bereitstellungsarten der Medikamente beschrieben werden. Die genaue Definition und Beschreibung der Schnittstellen ist hier von besonderer Bedeutung, da z.B. eine vom Arzt geänderte Verordnung mit sofortiger Wirkung umzusetzen ist. Abgesetzte Medikamente müssen aus der bestehenden Verordnung und somit auch aus dem Bestückungsprozess entfernt werden, während neue Arzneien hinzugefügt werden müssen, sodass die Kommissionierung jederzeit und ohne zeitliche Verzögerung auf die geänderten Anforderungen reagieren muss. In Voranalysen hat sich gezeigt, dass die Vorbereitung der Medikamente zwei Metadimensionen (manuell vs. maschinell) aufweist, die jedoch wiederum weiter differenziert werden müssen. Die unterschiedlichen Bestückungsarten lassen sich dabei in Bezug zu den Applikationssettings setzen, sodass im Klinikum meist eine manuelle Bestückung – zentral (Zentralapotheke) oder dezentral (Station) – durch das Fachpersonal vorzufinden ist. Im Bereich der stationären, aber auch im Bereich der ambulanten Altenpflege werden neben der manuellen Bestückung teilweise bereits vollautomatisierte Kommissionierautomaten verwendet, die den Vorteil einer hohen Ergebnisqualität bieten. Allerdings wird die Medikation hier meist für einen Wochenzeitraum bestückt, wodurch dieses System wenig flexibel erscheint, jedoch in der ambulanten Pflege die Zahl der Medikationsfehler im Vergleich zur Medikamentenstellung durch die überwiegend älteren Patienten senken kann. Bei der Bereitstellung durch die Patientinnen und Patienten sowie durch die Pflegenden Angehörigen ist der Prozess zwar der manuellen Bestückung, aber durch nicht-fachliches Personal zu subsumieren.

Als letzter Teilprozess vor der Einnahme der Medikamente ist die Vergabe anzuführen. Dabei hat bspw. die Pflegekraft, die den Bewohnerinnen und

Bewohnern bzw. den Patientinnen und Patienten den Medikamentendispenser überreicht, die sog. Durchführungsverantwortung nach § 823 des Bürgerlichen Gesetzbuches. So ist die ausgebende Person für die Korrektheit der umgesetzten Anordnung verantwortlich, obwohl sie diese in den wenigsten Fällen selbst durchgeführt hat (vgl. Grosch, 2009). Deshalb wird auch hier der Prozess sowie die Schnittstelle zwischen Kommissionierung und Vergabe unter Bezugnahme auf die 6-R-Regelung beschrieben. Auf diese Weise kann hier sichergestellt werden, dass der richtige Patient das richtige Medikament in der richtigen Dosierung zur richtigen Zeit in der richtigen Applikationsart bekommt und dies im Anschluss richtig dokumentiert wird (vgl. Petri, 2014, S. 165). Mit einem solchen standardisierten Vorgehen, das sich an diesen Regeln orientiert und zugleich das geltende Datenschutzgesetz berücksichtigt, sollen zukünftig Fehlmedikationen ausgeschlossen werden. Die zu entwickelnde Applikation soll insbesondere für diese Phase einen Kontrollmechanismus und somit zugleich eine Absicherung für die verabreichenden Personen darstellen.

So wird deutlich: um die mannigfaltigen Formen des Medikationsprozesses in einen variablen, aber standardisierten und qualitätsgesicherten Prozess integrieren zu können, müssen vorab Prozess- und Schwachstellenanalysen durchgeführt werden. In der anschließenden vereinheitlichten Prozessmodellierung können dann mögliche Fehlerquellen eliminiert werden. Zudem sollen die zu analysierenden mit den bereits beschriebenen Prozessen bzw. Schnittstellen in *IHE* (Integrating the Healthcare Enterprise) abgeglichen werden. Die IHE ist eine Initiative des Gesundheitssektors und der Industrie, die den computerbasierten Informationsaustausch verbessern will, indem sie die Koordination einer Standardentwicklung übernimmt und vorhandene Standards für den Klinikgebrauch individualisiert, um eine optimale Patientenversorgung zu gewährleisten. HL7 (Health Level 7) ist ein Beispielpool von internationalen Standardprozessbeschreibungen, die den Austausch von Daten im Gesundheitssystem regeln. Ziel ist es, dass die Systeme, die mit Hilfe der IHE-Standards entwickelt bzw. spezifiziert wurden, besser miteinander kommunizieren und dadurch effizienter nutzbar sind, weshalb dies auch in diesem Projekt verwendet werden soll (vgl. http:// www.ihe.net/).

Teilprojekt 2: Entwicklung der Medikamentenerkennung – Bilderkennungsalgorithmus (EMB)

Dieses Teilprojekt wurde von Prof. Dr. Uwe Stilla und Dr.-Ing. Ludwig Hoegner von einem weiteren universitären Partner, dem Lehrstuhl für Photogrammetrie der Technischen Universität München, konzipiert, der im Bereich der Bilderkennung führend ist. Die Herausforderung, die sich in diesem Teilprojekt ergeben wird, zeigt sich in der Vielfalt der verkehrsfähigen Medikamente, die in Deutschland zugelassen sind. So sind nach Statistiken des Bundesinstituts für Arznei-mittel und Medizinprodukte aktuell 99.768 Arzneimittel im Umlauf, wobei die Anzahl in den letzten Jahren kontinuierlich gestiegen ist (vgl. BfArM 2015, Stand 18.01.2015). Bei einer so großen Menge an Produkten liegt es nahe, dass bei vielen die optische Differenz nur marginal sein kann. Bei Generika fällt das optische Unterscheiden besonders schwer, da die meisten Nachahmerpräparate als runde, weiße Tablette angeboten werden. So wird deutlich, dass der zu ent-wickelnde Bilderkennungsalgorithmus hochpräzise sein muss, der bereits sehr geringfügige Differenzierungen im Bereich der Form, Farbe, Größe und der ggf. vorhandenen Prägungen durch das Plexiglas des Dispensers erkennen kann. Spiegelungen und Farbveränderungen durch unterschiedliche Lichteinstrahlung müssen dabei herausgerechnet werden, um eine optimale Funktionalität zu ge-währleisten. Eine weitere Herausforderung für eine fehlerfreie Anwendung ergibt sich durch das Phänomen der Polypharmazie. Jeder Dispenser hat vorgegebene Fächer, in denen die Tabletten über eine Zeitspanne - üblicherweise eine Woche - für einen bestimmten Einnahmezeitpunkt zusammengestellt werden. Insbeson-dere bei älteren Menschen ist es keine Seltenheit, dass dort mehrere Tabletten übereinander liegen, sodass unten liegende Tabletten nur in Teilen zu sehen sein können. Dennoch muss der Algorithmus auch diese halbverdeckten Tabletten fehlerfrei auf dem Foto erkennen und zuordnen können, was ein Novum dar-stellt. Bereits existierende Programme wie MedEye oder MedSnap können zwar unter Laborbedingungen – geordnet nebeneinander liegende Tabletten bei guter gleichbleibender Beleuchtung – mit Hilfe von Bilderkennung identifizieren. So-bald diese jedoch teilweise verdeckt sind, werden diese Lösungen unbrauchbar. Auch die sich kontinuierlich ändernden Umgebungsbedingungen wirken sich bei den bereits existierenden Hilfsmitteln negativ auf die Qualität des Verfahrens aus, sodass diese für den mobilen Einsatz, wie es hier angedacht ist, nicht geeignet erscheinen. Eine weitere Herausforderung, welche dieser Algorithmus lösen soll, ist das Erkennen von „besonderen Dosierungen". Manche Dosierungsangaben, wie es bspw. bei Blutdrucksenkern oder Blutverdünnern üblich ist, sind lediglich durch geteilte oder geviertelte Tabletten zu erreichen, sodass der Algorithmus zu-sätzlich aufgrund von spezifischen Bruchkanten die Dosierung des Arzneimittels erkennen muss. Eine derart hochpräzise Bilderkennung benötigt eine sehr hohe Rechenleistung, welche die derzeit gängigen Smartphones oder Tablets nicht in adäquater Zeit bewältigen könnten, weshalb hier eine serverbasierte Lösung an-gestrebt wird. Das zu entwickelnde Programm wird somit zweigeteilt – die Ap-plikation, die auf dem mobilen Endgerät installiert wird und die Fotos drahtlos an eine Datenbank übermittelt, welche zugleich die Rechenleistung des Algorithmus übernimmt. Diese Teilung bietet neben dem Vorteil einer schnellen Rechenleis-tung zudem die Möglichkeit eines Matchingsystems. Dieses ermöglicht durch integrierte Schnittstellen Abfragen – bei der Verordnung, der Kommissionierung oder bei der Kontrolle – ob eventuelle Allergien oder bekannte unerwünschte Arzneimittelwirkungen der Patienten bekannt sind. So könnten die Anordnungen von allen am Prozess beteiligten Ärzten, wie es in diesem Artikel bereits gefordert wurde, in Echtzeit mit der bereits bestehenden medikamentösen Versorgung unter Berücksichtigung des Datenschutzes vor dem Eintrag geprüft werden. Dies dürfte die Prävalenz von Fehlmedikationen deutlich verringern. Weiter soll der Bilderkennungsalgorithmus zugleich die auf den Arzneimittelpackungen angegebenen Strichcodes lesen und verarbeiten können, sodass Patientinnen und Patienten selbstständig ihre Eigenmedikation auf potenzielle Reaktionen überprüfen können.

Teilprojekt 3: Entwicklung der Medikamentenerkennungs – Applikation (EMA)

In diesem Teilprojekt, das an eine externe Softwareentwicklungsfirma als Praxispartner vergeben werden soll, geht es um die Programmierung einer Applikation für die unterschiedlichen Handy- und Tablet-Betriebssysteme (Android; iOS). Bereits hier wird deutlich, dass das Teilprojekt 3(EMA) eng mit dem Teilprojekt 2 (EMB) kooperieren muss, damit Schnittstellen klar definiert werden können und eine fehlerfreie Kommunikation zwischen der Applikation und der Datenbank möglich wird. In diesem Teilprojekt soll die grafische Oberfläche (graphical user interface; GUI) der Applikation für den Endanwender gestaltet werden. Dabei spielen der Datenschutz während der Datenübertragung und hinsichtlich der technischen Vernetzung mit dem Server eine wichtige Rolle. Weil die Applikation sowohl von Fachpersonal – Pflegekräfte, Medizinisch-technischen Assistenten, Ärzte etc. – als auch von fachfremden Personen – Pflegenden Angehörige, Bewohnerinnen und Bewohner, Patientinnen und Patienten etc. – genutzt werden soll, ist die Entwicklung von mehreren Versionen erforderlich. Dem vorausgehend wird eine Befragung bei den potenziellen Anwendern des vierten Teilprojekts (TrQM) durchgeführt, um eine möglichst große Benutzerorientierung und Usability der GUIs zu gewährleisten. Neben den unterschiedlichen Oberflächen sollen zielgruppenspezifische Funktionen integriert werden. So soll bei der Version für das medizinische Fachpersonal zusätzlich das direkte Abrufen von Patientendaten bzw. das Abrufen von zusätzlichen Informationen zur medikamentösen Versorgung ermöglicht werden. Falls der Algorithmus die abfotografierten Tabletten nicht oder nur teilweise erkennt, kann diese Version dem Anwender gezielte Rückmeldung geben. So werden Tabletten, die gemäß der Verordnung vorhanden sein müssten, aber nicht erkannt werden namentlich auf dem Display aufgeführt. Sollte eine namentliche Zuweisung der Tabletten nicht möglich sein, wird dem Anwender die nichterkannte Tablette auf dem Foto markiert, sodass Fachkräfte aufgrund ihrer Arzneimittelkompetenz diese nichterkannte Medikation ggf. manuell identifizieren könnten. Bei der Version für fachfremde Personen steht hingegen die Einfachheit der Anwendung im Vordergrund, sodass diese eine möglichst altersgerechte Bedienung – Größe der Bedienelemente, Farbgebung und Kontrastsetzung etc. – vorweisen soll. Des Weiteren sollen leicht verständliche Rückmeldungen bei einer Fehlbestückung implementiert werden, sodass die Anwender bei manchen Fehlermeldungen aufgefordert werden, Fachpersonal zu konsultieren.

Teilprojekt 4: Training und QM (TrQM)
Dieses Teilprojekt wurde von Prof. Dr. Stefan Pohlmann und Andreas Fraunhofer M.A. von der Sozialwissenschaftlichen Fakultät der Hochschule München konzipiert. Hier soll zu Beginn u.a. mit Hilfe eines tragbaren Eye-Trackers, einem Gerät, das die Augenbewegung verfolgt und diese mit Hilfe von entsprechender Software dokumentiert, eine strukturierte Fehleranalyse für die unterschiedlichen Bestückungsarten (manuell, teilstandardisiert, vollautomatisiert) in den unterschiedlichen Institutionen durchgeführt werden. Dabei sollen die Fehlerraten sowie die Fehlerindikationen von maschinellen mit manuellen Bestückungsvorgängen verglichen werden, während die Durchführung der manuellen Bestückung weiter untergliedert werden soll – fachliches Personal vs. nichtfachliche Personen. Die Verwendung von einem tragbaren Eye-Tracker eröffnet den Vorteil, den Prozess der Arzneimittelkommissionierung dezidierter betrachten zu können. Durch die Dokumentation der Augenbewegung in Kombination mit einer Beobachtung der Personen, die die Dispenser befüllen, lassen sich Fehlerquellen identifizieren. Diese wiederum lassen sich im Folgenden nach den Kategorien prozessbedingt und umgebungsbedingt erneut differenzieren. Die generierten Erkenntnisse sollen zum einen in das Teilpaket 1 (ADS) integriert werden, um dort die Prozessqualität steigern zu können. Zum anderen soll die Vermeidung der Fehlerquellen, die durch die Umgebung bzw. Situation, wie bspw. die Ablenkung durch Kolleginnen und Kollegen, bedingt sind, herausgearbeitet werden und im Anschluss in individuelle Fortbildungskonzepte integriert werden. Auf diese Weise kann das Problem der Fehlmedikation auf mehreren Ebenen bekämpft werden. Um die Fehlerquellen des fachlichen Personals dezidierter analysieren zu können, sollen zusätzlich die Daten aus den Felduntersuchungen (Station, Wohnbereich, ambulanter Dienst) mit einer Kontrollgruppe, die aus Studierenden des Pflegebereichs der Hochschule München besteht und die somit keine „hidden agenda" des Arbeitgebers verfolgen, abgeglichen werden.

Des Weiteren sollen die Daten aus der Eingangsbefragung als Benchmark (t_0) für die am Ende des Projekts (t_1) geplante Wirkungsanalysen der Schulungskonzepte sowie der zu entwickelnden Hilfsmittel verwendet werden. Neben der dezidierten Fehleranalyse sind auch Erhebungen bei den unterschiedlichen Zielgruppen zur Gestaltung der jeweiligen GUIs geplant, durch die eine möglichst hohe Usability und Funktionalität erreicht werden soll. Vor Beginn des Programmierens der grafischen Oberfläche werden deshalb die Erwartungen der Anwender abgefragt. Die Ergebnisse werden dem Teilprojekt 3 (EMA) zur Verfügung gestellt und sollen dort das Fundament der verschiedenen Designs bilden. Dadurch wird deutlich, dass das Teilpaket 4 (TrQM) ein Querschnittsprojekt mit diversen Schnittstellen zu den anderen Teilprojekten ist, zumal zusätzlich die Evaluation der Applikation in diesem Teilpaket durchgeführt wird. So werden die Applikationen nach der Entwicklungsphase in der Praxis auf Tauglichkeit und Robustheit der Funktionen getestet. Verbesserungsbedarfe, die sich während der Projektlaufzeit ergeben, werden dabei im laufenden Prozess mit Hilfe des PDCA-Zyklus eingefügt, um so einen möglichst fehlerfreien, an 6σ (Six Sigma) angelehnten Prozess zu schaffen (Jochem et al. 2011). Durch die verschiedenen Anwendungsbereiche der Prozesstemplates sowie der zu entwickelnden Demonstratoren soll das Forschungsprojekt als eine Multicenter-Interventionsstudie angelegt werden, bei der unter Bezugnahme auf die Eingangserhebung die Wirkung der Interventionen – Schulungen, Prozessmodellierung, Demonstratoren – deziert herausgearbeitet werden soll.

6.4.3 Erwartbare Ergebnisse

Das geplante Forschungsprojekt wird wissenschaftliche Erkenntnisse generieren, welche die Grundlage der Handreichungen (Prozessabläufe, Schulungskonzepte etc.) zur Risikominimierung von Fehlmedikationen bilden. Des Weiteren sollen die Interventionen, die während der Projektlaufzeit entwickelt werden, überprüft werden, was wiederum eine Aussage über deren Wirksamkeit erlauben wird. Durch die Schulung der Pflegekräfte werden diese zugleich für das Thema Fehlmedikation sensibilisiert, sodass die Schulungen einen Beitrag zu den unter 3.2 aufgeführten Forderungen leisten kann. Weiter wird sich zeigen, welches Kommissioniersystem (manuell vs. maschinell) und welcher Prozesstyp für welche Umgebung (Krankenhaus, Altenheim, ambulante Pflege etc.) am geeignetsten ist. Auch wenn vollautomatisierte Schlauchverblisterungen vermutlich die geringste Fehlerrate aufweisen, kann diese Variante bspw. bei hochvariablen Medikationen dennoch ungeeignet sein. Änderungen in der programmierten Zusammenstellung, die oft mehrere Tage umfassen, können lediglich durch das Fachpersonal vor Ort vorgenommen werden, wodurch sich die Institution in eine weitere Form der Abhängigkeit begibt, zumal das Outsourcen nach § 11 Abs. 1 Apothekengesetz (Apo-G) eine rechtliche Grauzone ist.

„Erlaubnisinhaber und Personal von Apotheken dürfen mit Ärzten oder anderen Personen, die sich mit der Behandlung von Krankheiten be-

fassen, keine Rechtsgeschäfte vornehmen oder Absprachen treffen, die eine bevorzugte Lieferung bestimmter Arzneimittel, die Zuführung von Patienten, die Zuweisung von Verschreibungen oder die Fertigung von Arzneimitteln ohne volle Angabe der Zusammensetzung zum Gegenstand haben. § 140a des Fünften Buches Sozialgesetzbuch bleibt unberührt."

Um die Applikation fortan weiterentwickeln und deren Funktionen präzisieren zu können, soll der Vertrieb und der Support weiterhin bei dem Praxispartner verortet bleiben, sodass dort die Oberfläche und damit einhergehend die zielgruppenspezifische Usability weiterhin auf die Bedürfnisse der Anwender angepasst werden kann. Dies ist ein notwendiger Schritt, da nur ein bedarfsorientiertes Hilfsmittel nachhaltig Verwendung finden kann. Insbesondere die Benutzeroberfläche, die speziell für Patientinnen und Patienten sowie für Angehörige entwickelt werden soll, ist dabei ein Schritt in Richtung des unter 3.1 geforderten Angehörigen- und Patienten-Empowerments, da damit u.a. der Forderung nach Verbraucherorientierung nachgegangen wird (vgl. Pohlmann, 2015b). Die Bereitstellung einer spezifischen Oberfläche für ältere Menschen, die auch die Möglichkeit bietet, die Eigenmedikation vor der Einnahme auf mögliche Wechsel- und Nebenwirkungen zu überprüfen, trägt zur Sensibilisierung bei., Dabei soll vermittelt werden, dass auch freiverkäufliche Arzneimittel keine vermeintlich unbedenklichen Lebensmittel darstellen, die eigenständig dosiert und eingenommen werden dürfen. Auch weitere fachfremde Personen, die ihre Angehörigen zu Hause versorgen, können durch die Verwendung des Hilfsmittels die Korrektheit der vorbereiteten Medikamente, sowie mögliche Reaktionen der Eigenmedikation vorab überprüfen. Dadurch können diese Helfer unterstützt und emotional entlastet werden können.

Ein weiterer Nutzen, der sich durch das geplante Forschungsprojekt ergeben wird, ist die Möglichkeit einer dezidierten Untersuchung der Pharmakovigilanz in Bezug auf Neben- und Wechselwirkungen bei älteren Menschen. Ältere Patienten zeigen aufgrund ihrer Multimorbidität und der damit häufig verbundenen polypharmazeutischen Behandlung teilweise untypische oder sogar paradoxe Reaktionen auf gängige Arzneimittel. Dadurch müssen gerontologische Patienten als eigenständige Gruppe betrachtet werden. Die integrierte Dokumentationsfunktion kann dazu einen wichtigen Beitrag leisten. Die Auswertung der gewonnenen Daten zeigt, welche Medikamente zu welcher Zeit bei welchem Patienten verabreicht wurden. So kann diese Funktion zur Überprüfung der Verschreibungspraxis (bspw. Kontaktwarenpraxis vgl. Kap. 2), aber auch zur Überprüfung der spezifischen Wirkweisen der Arzneimittel bei älteren Personen herangezogen werden. Treten nach der Medikationseinnahme unerwünschte Arzneimittelwirkung auf, kann mit Hilfe von statistischen Verfahren wie bspw. multivariater Analysen nachgewiesen werden, ob es sich dabei lediglich um Einzelfälle oder um signifikante Häufungen handelt. Des Weiteren erlaubt ein altersunabhängiger Einsatz der Applikation eine Analyse, ob es sich um altersspezifische oder allgemeine Effekte handelt, was wiederum Auswirkungen auf allgemeine, aber auch altersspezifische Fort- und Weiterbildungen haben wird. Werden die daraus gewonnenen Erkenntnisse sowie die Daten neuer Medikamente – Größe, Farbe, Form, Prägungen, Neben- und Wechselwirkungen etc. – kontinuierlich in die immer umfangreichere Datenbank eingespeist, werden die dort abgespeicherten Reaktionsmuster immer präziser. Dieses hermeneutische Verfahren erhöht somit stetig die Zuverlässigkeit der Überprüfungen und kann dadurch den Medikationsprozess sicherer gestalten. Dies gilt insbesondere dann, wenn dem Arzt bereits bei der Verordnung mögliche unerwünschte Reaktionen gemeldet werden.

Wird in der Evaluation die Wirksamkeit der modellierten Prozessabläufe, der individuellen Fortbildungskonzepte sowie der Applikationen nachgewiesen, ist bei einer großflächigen Umsetzung von einem großen gesellschaftlichen, aber auch individuellen Nutzen auszugehen. Die Vermeidung von Fehlmedikationen muss aus ökonomischen, aber besonders aus ethisch-moralischen Gründen forciert werden, um ein würdiges Leben bzw. Altern zu ermöglichen (vgl. Strykowski et al. 2013, S. 154).

6.5   Ausblick und Fazit

Heppner et al. (2012) machen deutlich, dass es neuer Strategien bedarf, um Vergiftungen im Rahmen der Polypharmazie künftig effizienter zu vermeiden. Dazu sind nach ihrer Sicht nicht nur eine stringentere Kommunikation zwischen den verschreibenden Medizinern unerlässlich, sondern zudem strukturierte Datenbanken, die Auskunft über Nebenwirkungen und Interaktionen zwischen Medikamenten liefern.

In den Aussagen des Sachverständigenrates zur Begutachtung der Entwicklung im Gesundheitswesen (2014) ist in Paragraf 47 ganz in diesem Sinne nachzulesen:

> *„Angesichts einer zunehmenden Anzahl älterer und multimorbider Patienten und dem häufigen Phänomen von Multimedikation ist es erstrebenswert, diese Aspekte auch in den einzelnen Leitlinien zu berücksichtigen, um eine für die Patienten optimale Arzneimitteltherapie und ein Minimum an unerwünschten Interaktions- und Arzneimittelwirkungen zu gewährleisten. Die Verbreitung von standardisierten Instrumenten wie Listen mit für ältere Patienten potenziell problematischen und/oder zu bevorzugenden Medikamenten sollte gefördert werden. Auch struktu-*

rierte Medikamentenabgleiche („Medikations-Check-Up") z. B. bei der Gabe von mehr als fünf Medikamenten oder nach erfolgter Krankenhausentlassung sollten weiterentwickelt und regelhaft angewendet werden. Ein regelmäßiges und aktuelles Feedback an behandelnde Ärzte etwa von den KVen oder als vergleichende Verordnungsreports im Rahmen von strukturierten Pharmakotherapie-Qualitätszirkel-Programmen kann zur Erhöhung der Arzneimitteltherapiesicherheit beitragen. Das Management der immer komplexer werdenden medikamentösen Therapien multimorbider Patienten bedarf einer Abbildung auch in der Erstattung durch die Kostenträger (z. B. Pauschale bei Multimedikationscheck durch Arzt/Apotheker). "

Die obigen Ausführungen haben gezeigt, dass derartige Hilfen bei der Indikation zwar bereits bestehen. Allerdings reichen diese vor allem für ältere Patienten bei weitem nicht aus. Es fehlt neben einem Ausbau solcher Datenbanken und den dazugehörigen Kontrollinstrumentarien auch die Wirkungsüberwachung richtig eingesetzter Medikamente. Unerlässlich ist die Offenlegung sämtlicher Forschungsergebnisse. Unklare, inkonsistente oder negative Befunde müssen authentisch und transparent publiziert werden. Es dürfen keinerlei Erkenntnisse zurückgehalten werden, sodass Skandale über gefälschte Studienergebnisse mit weltweiten Folgen, wie bspw. im Dezember 2014 in Indien, zukünftig vermieden werden können (vgl. Grunert & Zylka-Menhorn, 2014). Des Weiteren sollten auch die Präventionschancen der Medikationen im Alter zukünftig einen höheren Stellenwert einnehmen. Dazu genügt es nicht, die auch in diesem Beitrag angeklungene Schelte von ethisch fragwürdigen Versuchungen und Regelverstößen auf Seiten von Herstellern, Apotheken oder Ärzten vorzunehmen. Vielmehr bedarf es einer systematischen Einbindung sämtlicher Akteure auf Augenhöhe. Die wesentlichen Anforderungen an die verschiedenen Berufsgruppen, aber auch die Einflussmöglichkeiten und Verantwortlichkeiten der Patienten und ihrer Vertreter, wurden in diesem Beitrag benannt. Künftige Aufgabe sollte es sein, offenkundige Fehlentwicklungen in der pharmakologischen Gesundheitsversorgung zu beseitigen. Außerdem sollte neben dem akutmedizinischen Paradigma mehr Raum für präventive Vorgehensweisen geschaffen und die Beteiligten durch angemessene Qualifikations- und Sozialisationsbemühungen in dem Prozess dahingegen unterstützt werden, Krisen im Alter zu vermeiden. Darüber hinaus gilt es in diesem Kontext, die Auswirkungen von Krankheiten und Störungen zu mindern und die Lebensqualität aufrecht zu erhalten, so wie es einst Hippokrates ca. 400 v. Chr in seiner Schwurformel niederschrieb.

Von zunehmendem Interesse wird zukünftig auch vor diesem Hintergrund die Entwicklung des so genannten *E-Health-Bereichs* sein. Unter E-Health wird der Einsatz zunehmend elektronischer Instrumente und innovativer Assistenzsysteme innerhalb der medizinischen Versorgung aber auch in Bezug auf allgemeine Aufgaben im Gesundheitswesen verstanden (vgl. Moen et al., 2013; Eysenbach, 2001). Eine klare Abgrenzung zum Bereich des *Ambient Assisted Living,* das speziell auf eine altersgerechte Umweltgestaltung unter Einbezug innovativer Technologien ausgerichtet ist, fehlt ebenso wie eine hinreichende Differenzierung gegenüber der *Telemedizin,* die auf gemeinsame Behandlungsstrategien bislang häufig isolierter Leistungserbringer in einem komplexen Versorgungsgefüge gerade bei älteren Patienten abzielt. So kann man gleichwohl an dieser Stelle unter E-Health sämtliche Maßnahmen bündeln, die unter Berücksichtigung des technologischen Wandels eine Optimierung im Bereich der Diagnostik, Therapie und Prävention von Altersrisiken umfasst.

Die obigen Ausführungen zeigen hier exemplarisch wie eine solche Verbesserung bei der Medikation im Alter durch eine effiziente Fehlervermeidung auf eben diesem Weg erreicht werden kann. Aus Sicht der OECD (2005) sind durch E-Health hervorgerufene praktische Veränderungen insbesondere durch die Vernetzung im stationären, ambulanten und häuslichen Bereich zu erwarten, wenn es gelingt, sowohl Produkt- als auch Prozess- wie auch Geschäftssysteminnovationen und Marketinginnovationen voran zu treiben.

Literatur

Badura, B. & Schellschmidt, H. (1999): Bürgerorientierung im Gesundheitswesen. Herausforderung und Chance für das Arzt-Patienten-Verhältnis. In: Feuerstein, G. & Kuhlmann, E. (Hrsg.): Neopaternalistische Medizin. Der Mythos der Selbstbestimmung im Arzt-Patient-Verhältnis. Bern, Huber, S.153-162.

Beers, M. (1997). Explicit criteria for determining potentially inappropriate medication use by the elderly: An update. In: Archives of Internal Medicine 157 (14), 1531-1537.

Beitz, R., Dören, M., Knopf, H. & Melchert, H. U. (2004). Selbstmedikation mit Over-the Counter-(OTC-)-Präparaten in Deutschland. In: Bundesgesundheitsblatt, 47, 1043-1050.

BfArM – Bundesinstitut für Arzneimittel und Medizinprodukte. (2015). Verkehrsfähige Arzneimittel im Zuständigkeitsbereich des BfArM. http://www.bfarm.de/DE/Service/Statistik/AM_statistik/statistik-verkf-am-zustBfArM.html (letzter Zugriff: 18.01.2015).

BMBF – Bundesministerium für Bildung und Forschung (2012). Medikamente im Alter: Welche Wirkstoffe sind ungeeignet? Referat Gesundheitsforschung: Berlin: BMBF.

Borchelt, M. (2005). Wichtige Aspekte der Pharmakotherapie beim geriatrischen Patienten. In: Bundesgesundheitsblatt, 48, 593–598.

Bosshard, G. & Fröhlich Egli, F. (2012). Wann darf oder soll man eine Therapie absetzen? Diskussion anhand zweier Fallvignetten von multimorbiden Patienten. Präsentation auf dem Ärztekongress in Arosa vom 22. bis 24. März 2012.

Boyd, C. M. et al. (2005). Clinical practice guidelines and quality of care for older patients with multiple comorbid diseases: implications for pay for performance. In: JAMA, 294 (6),716-724.

Braun, B. (2012). Polypharmazie. hkk Gesundheitsreport 2012. Eine Analyse mit hkk-Routinedaten. Bremen: Institut für Arbeitsschutz und Gesundheitsförderung (BIAG).

Budnitz, D. S. et al. (2011): Emergency Hospitalizations for Adverse Drug Events in Older Americans. In: New England Journal of Medicine, 365, 2002-12.

Bühren et al. (2007). Medikamente – schädlicher Gebrauch und Abhängigkeit. Leitfaden für die ärztliche Praxis. Köln: Deutscher Ärzte-Verlag.

Burkhardt, H., Wehling, M. & Gladisch, R. (2007). Prävention unerwünschter Arzneimittelwirkungen bei älteren Patienten. In: Zeitschrift für Gerontologie und Geriatrie, 40 (4), 241-254.

Dabrock, P. (2006). Rationierung von Gesundheitsleistungen aus Altersgründen? Perspektiven theologischer Ethik unter Berücksichtigung intergenerationeller Gerechtigkeit. In: JCSW, 47, 241-261.

Dean, M. L. (2013). Lean Healthcare Deployment and Sustainability. New York City. McGraw-Hill Education.

Deutsche Psychotherapeuten Vereinigung (2009). Stellungnahme zum Sondergutachten des Sachverständigenrates zur Begutachtung der Entwicklung im Gesundheitswesen: Koordination und Integration – Gesundheitsversorgung in einer Gesellschaft des längeren Lebens. Berlin: DPTV.

De Vries, E. N., Ramrattan, M. A., Smorenburg, S. M., Gouma, D. J., & Boermeester, M. A. (2008). The incidence and nature of inhospital adverse events. A systematic review. Quality & Safety. In: Health Care, J 7(3), 216-223.

Eggertson, L. (2014). How Studying Human Factors Improves Patient Safety. In: Canadian Nurse. Volume 110; March 2014.

EMA – European Medicines Agency (2014). Europäische Datenbank gemeldeter Verdachtsfälle von Arzneimittelnebenwirkungen. http://www.adrreports.eu/D E/search.html# (letzter Zugriff: 11.03.2014).

Eysenbach, G. (2001). What is e-health? In: Journal of Medical Internet Research 3 (2): e20.

Faltermaier, T. (1994). Gesundheitsbewußtsein und Gesundheithandeln: Über den Umgang mit Gesundheit im Alltag. Weinheim: Psychologie Verlags Union (Beltz).

Fialov, á D. et al. (2005). Potentially inappropriate medication use among elderly home care patients in Europe. In: JAMA, 293 (11), 1348-1358.

Fick, D. et al. (2003). Updating the Beers criteria for potentially inappropriate medication use in older adults. Results of an US consensus panel of experts. In: Archives of Internal Medicine, 163 (22), 2216-2224.

Fern, F. H., et al. (2011). Medication-error alerts for warfarin orders detected by a bar-code-assisted medication administration system. In: Am J Health-Syst Pharm – Vol 68 Mar 1, 2011.

Fricke, U. & Schwabe, U. (2013). Neue Arzneimittel 2012. In: Schwabe U, Paffrath, D (2013). Arzneiverordnungs-Report. Heidelberg: Springer, 47-120.

Fulton, M. M. & Allen, E. R. (2005). Polypharmacy in the elderly: a literature review. In: Journal of the American Academy of Nurse Practitioners, 17 (4), 123-132.

Gaßmann et al. (2012). Aufbau und Ergebnisse einer geriatrischen Medikamentendatenbank. In: Zeitschrift für Gerontologie und Geriatrie, 45 (6), 455-463.

Glaeske, G. & Schicktanz, C. (2014). Barmer GEK Arzneimittelreport 2014. Siegburg: Asgard.

Global Industry Analysts (2014). Anti-Aging Products – A global strategic business report. San Jose: GIA.

Goldacre, B. (2013). Die Pharma-Lüge. Wie Arzneimittelkonzerne Ärzte irreführen und Patienten schädigen. Verlag: Köln: Kiepenheuer & Witsch.

Gosch, M. & Pils, K. (2012). Polypharmazie im Fokus der Geriatrie. In: Zeitschrift für Gerontologie und Geriatrie, 45 (6), 448-449.

Gosch, M., Jeske, M., Kammerlander, C. & Roth, T. (2012). Osteoporosis and polypharmacy. In: Zeitschrift für Gerontologie und Geriatrie, 45 (6), 450-454.

Grosch, S. (2009).Aufgabenstellung und Rolle des Krankenhausmanagements im Medikationsprozess. Der Patient im Mittelpunkt einer modernen, sicheren und effizienten Arzneimittellogistik in Krankenhaus. In:. Goldschmidt, A. J. W. (2009) Krankenhausmanagement mit Zukunft. Orientierungswissen und Anregungen von Experten. Stuttgart: Georg Thieme Verlag. 269-277.

Grunert, D & Zylka-Menhorn, V. (2014). Auftragsforschung in Schwellenländern: „Zu genereller Verunglimpfung von Generika besteht kein Anlass". Deutsches Ärzteblatt 111(51-52): A-2274 / B-1918 / C-1838. http://www.aerzteblatt.de/archiv/166920/Auftragsforschung-in-Schwellenlaendern-Zu-genereller-Verunglimpfung-von-Generika-besteht-kein-Anlass (letzter Zugriff: 24.01.2015).

Gurwitz et al. (2003) Incidence and Preventability of Adverse Drug Events Among Older Persons in the Ambulatory Setting. In: American Medical Association. 289 (9) 1107-1115.

Hart, D. & Francke, R. (2002). Patientenrechte und Bürgerbeteiligung. Bestand und Perspektiven. Bundesgesundheitsblatt, 45(1), S. 13-20.

Häussler, B. (2011). Abstract anlässlich der 18. Jahrestagung der Gesellschaft für Arznei-mittelanwendungsforschung und Arzneimittelepidemiologie e. V. (GAA). 20.–22. Oktober 2011.

Heppner, H. J. et al. (2012). Polypharmacy in the elderly from the clinical toxicologist perspective. In: Zeitschrift für Gerontologie und Geriatrie, 45 (6), 473–478.

Hoppe-Tichy, T. (2010). Arzneimitteltherapiesicherheit. Vortrag Berliner Tag der Patientenfürsprecherinnen und -fürsprecher 2010. http://www.patientenbeauftragter.de/front_content.php?idart=48 (letzter Zugriff 10.1.2015).

IMS (Institut für medizinische Statistik) (2014). Der pharmazeutische Markt 2013. Frankfurt a. M.: Eigenverlag.

IQWiG – Institut für Qualität und Wirtschaftlichkeit im Gesundheitswesen (2012). Kosten und Nutzen in der Medizin. Die Analyse von „Effizienzgrenzen": Allgemeine Methoden zur Bewertung von Verhältnissen zwischen Nutzen und Kosten. https://www.iqwig.de (letzter Zugriff: 8.06.2015)

Jochem, R., Geers, D., Giebel, M., (2011). Six Sigma leicht gemacht. Ein Lehrbuch mit Musterprojekt für den Praxiserfolg. Düsseldorf. Symposium Publishing GmbH.

Jörgensen, T. et al. (2001). Prescription drug use, diagnoses, and health care utilization among the elderly. Annals of *Pharmacotherapy,* 35, 1004-1009.

Junius-Walker, U., Theile, G. & Hummers-Pradier, E. (2006). Prevalence and predictors of polypharmacy among older primary care patients in Germany. In: Family Practice, 11, 1-6.

Jyrkkä, J., Vartiainen, L., Hartikaninen, S., Sulkava, R. & Enlund, H. (2006). Increasing use of medications in elderly persons: a five-year follow-up of the Kuopio 75+Study. In: European Journal of Clinical Pharmacology, 62 (2), 151–158.

Kölzsch, M. et al. (2010). Verordnung von Antihypertensiva bei geriatrischen Pflegeheimbewohnern in Deutschland. In: DMW – Deutsche Medizinische Wochenschrift, 135 (48), 2400-2405.

Krähenbühl, S. (2012). Polypharmazie im Alter. In: Geriatrie Forum, 4, 34-37.

Kunze, O. (2014). Konzeptueller Rahmen des geplanten Forschungsprojekts. Im persönlichen Gespräch.

Lee, J. K., Grace, K. A. & Taylor, A. J. (2006). Effect of a pharmacy care program on medication adherence and persistence, blood pressure, and low-density lipoprotein cholesterol: a randomized controlled trial. In: JAMA, 296(21), 2563-2571.

Lenz, A. (2002). Empowerment und Ressourcenaktivierung – Perspektiven für die psychosoziale Praxis. In: Lenz, A. & Stark, W. (Hrsg.): Empowerment. Neue Perspektiven für die psychosoziale Praxis und Organisation. Tübingen, DGVT Verlag.

Maidment, I. D. & Parmentier, H (2009). Medication error in mental health: implications for primary care. In: Mental Health in Family Medicine. 6(4): 203-207.

Maywald, U. & Hach, I. (2005). Polypharmazie bei älteren Patienten in Sachsen. In: Ärzteblatt Sachsen, 10, 495.

Mertens, G. (2009). Polypharmazie im Alter – Zur Assoziation von soziodemografischen Merkmalen, Lebensqualität und subjektiver Gesundheitseinschätzung mit Polypharmazie bei Frauen und Männern ab 60 Jahren. Ein Literaturreview. Technische Universität Berlin.

Moen, A. et al. (2013). eHealth in Europe – Status and Challenges. Yearbook of medical informatics International Medical Informatics Association, 8(1), 59-63.

Molter-Bock, E. Hasford, J. & Pfundstein, T. (2006). Psychopharmakologische Behandlungspraxis in Münchener Altenpflegeheimen. In: Z Gerontol Geriat 5, 2006. 336-343.

Müller-Mundt, G. (2001): Patientenedukation zur Unterstützung des Selbstmanagements. In: Hurrelmann, K. und Leppin, A. (Hrsg.): Moderne Gesundheitskommunikation - vom Aufklärungsgespräch zur E-Health, 94-106. Bern: Huber.

Muth, C. et al. (2011). Der Medication Appropriateness Index (MAI) als Zielgröße für komplexe Interventionen: Erste Erfahrungen aus der PRIMUM-Pilotstudie (BMBF-Förderkennzeichen: 01GK0702). 10. Deutscher Kongress für Versorgungsforschung, 18. GAA-Jahrestagung. 20.–22.10.2011, Köln

OECD – Organisation for Economic Cooperation and Development (2005). Eurostat Oslo Manual. Guidelines for Collecting and Interpreting Innovation Data. Paris: OECD.

Ollenschläger, G. (2007). Gutachten für die Bundeskonferenz zur Qualitätssicherung im Gesundheits- und Pflegewesen e.V. Köln: BUKO-QS.

Payne, R. A. et al. (2014) Is polypharmacy always hazardous? A retrospective cohort analysis using linked electronic health records from primary and secondary care. In: British Journal of Clinical Pharmacology, 77 (6), 1073-1082.

Petri, A. (2014). Fehlervermeidung in der Kinderheilkunde. Stuttgart. Georg Thieme Verlag.

Pohlmann, S. (2011). Sozialgerontologie. München: UTB/Reinhardt.

Pohlmann, S. (2011b). Wirksamkeit sozialer Einrichtungen. München: HM.

Pohlmann, S. (2015a). (Krankheits-)Prävention und Gesundheitsförderung in der Altenhilfe. In: Daiminger, C., Hammerschmidt, P. & Sagebiel, J. (Hrsg.). Prävention und Gesundheitsförderung in der Sozialen Arbeit. Neu-Ulm: AGSpak.

Pohlmann, S. (2015b). Altershilfe. Band 1 – Hintergründe und Herausforderungen, Neu-Ulm: AGSpak.

Rasmussen et al. (2007). Relationship Between Adherence to Evidence-Based Pharmacotherapy and Long-term Mortality After Acute Myocardial Infarction. In: JAMA, 297(2), 177-186.

Sachverständigenrat für die Konzertierte Aktion im Gesundheitswesen (2001). Bedarfsgerechtigkeit und Wirtschaftlichkeit. Berlin: Bundestags-Drucksache 14-5660 (Bd. I), 14-5661 (Bd. II) und 14-6871 (Bd. III).

Sachverständigenrat zur Begutachtung der Entwicklung im Gesundheitswesen (2014). Bedarfsgerechte Versorgung – Perspektiven für ländliche Regionen und ausgewählte Leistungsbereiche. Bern: Huber.

Statista-Dossier (2013). OTC-Arzneimittel und Selbstmedikation. Hamburg: Statista GmbH.

Stauffer, Y., Spichinger, E. & Mischke, C. (2015). Komplexe Medikamentenregime bei multimorbiden älteren Menschen nach Spitalaufenthalt – eine qualitative Studie. In: Pflege, 28 (1), 7-18.

Stegemann, S. (2012). Challenges and opportunities in the design of age-appropriate products. In: Zeitschrift für Gerontologie und Geriatrie, 45 (6), 479-484.

Steinmann, M. A. et al. (2006). Polypharmacy and prescribing quality in older people. In: Journal of the American Geriatrics Society, 54 (10), 1516-23.

Stöhr, M. (2005). Die Wahrheit über Anti-Aging. Risiken erkennen – Chancen nutzen. Frankfurt/ Main: Eichborn Verlag.

Strykowski, J., Hadsall, R., Sawchyn, B,, VanSickle, S., & Niznick, D. (2013). Bar-code-assisted medication administration. A method for predicting repackaging resource needs. In: American Journal of Health-System Pharmacy —Vol. 70 Jan 15, 2013, 154-162.

Thomas, H. F., Sweetnam, P. M., Janchawee, B. & Luscombe, D. K. (1999). Polypharmacy among older men in South Wales. In: European Journal of Clinical Pharmacology, 55 (5), 411-415.

Tzeng, H. M., Yin, C. Y. & Schneider, T. E. (2013). Medication Error-Related Issues In Nursing Practice. In: MEDSURG Nursing January-February 2013 • Vol. 22; 13-16.

United Nations (1982). International Plan of Action on Ageing. New York: United Nations.

Veehof, L. J. G. et al. (2000). The development of polypharmacy. A longitudinal study. In: Family Practice, 17 (3), 261–267.

Wehling, M. & Peiter, A. (2003) Arzneimitteltherapie im Alter aus der Sicht des klinischen Pharmakologen. In: Internist, 44, 1003–1009.

Weyerer, S. (2003). Psychopharmakagebrauch und-missbrauch im Alter. In: Förstl, H. (Hrsg.). Lehrbuch der Gerontopsychiatrie und -psychotherapie, 507–515. Stuttgart: Thieme.

WHO (2012). Demenzbericht 2012 und Factsheet. Genf: WHO.

Wild, F. (2009). Die Arzneimittelversorgung älterer Menschen – Eine Analyse von Verordnungsdaten des Jahres 2007, WIP-Diskussionspapier 4/2009. http://www.wip-pkv.de/uploads/tx_nppresscenter/Arzneimittelversorgung_aelterer_Menschen.pdf (letzter Zugriff 18.6.2015).

Windt, R., Boeschen, D. & Glaeske, G. (2013). Innovationsreport 2013. Wissenschaftliche Studie zur Versorgung mit innovativen Arzneimitteln – Eine Analyse von Evidenz und Effizienz. Bremen: Universität Bremen, Zentrum für Sozialpolitik.

Zeman, K. (2009). Sucht im Alter. Informationsdienst Altersfragen, Heft 3, 10–14. https://www. dza.de/fileadmin/dza/pdf/Heft_03_2009_Mai_Juni_2009_gesamt.pdf (letzter Zugriff 18.06.2015).

Ziere, G. et al. (2006). Polypharmacy and falls in the middle age and elderly population. In: British Journal of Clinical Pharmacology, 61 (2), 218-23.

7 Prävention in der Demenzbetreuung am Beispiel des Kompetenzzentrums München

Hermann Schoenauer, Jürgen Salzhuber & Hans Kopp

7.1 Gesellschaftliche Bedeutung

Eine Demenzerkrankung löst wie eine Krebserkrankung in unserer Gesellschaft höchste Angstgefühle aus (vgl. Pohlmann, 2011). Wir befürchten, unsere Selbstständigkeit, Individualität und Freiheit zu verlieren, die essentiell von unseren geistigen Selbstbestimmungsfähigkeiten abhängig sind. Positive Gesichtspunkte für ein würdiges Leben mit Demenz werden mehr verdrängt als die Auseinandersetzung mit Sterben und Tod. Die Pflege demenzkranker Menschen stellt Angehörige vor höchste Belastungen. Wer sich auf eine solche tendenziell Rund-um-die-Uhr-Betreuung einlässt, kann sich auf Dauer selbst körperlich und seelisch gefährden.

Der Vorrang „ambulant vor stationär" in der Versorgung gerät hier am ehesten an seine Grenzen. Oftmals ist eine fortschreitende Demenz mit ihren herausfordernden Verhaltensweisen Auslöser für eine Pflegeheimeinweisung. Gemäß Bericht des Medizinischen Dienstes des Spitzenverbandes Bund der Krankenkassen von 2014 sind 63,8 Prozent aller Pflegheimbewohner demenzkrank (vgl. Medizinischer Dienst des Spitzenverbandes Bund der Krankenkassen e. V. (MDS) (2014).

Die Autoren sind der Auffassung, dass es spezielle so genannte segregative Einrichtungen für Demenzkranke geben sollte, in denen besonders auf deren Bedürfnisse eingegangen wird. Prävention bedeutet in diesem stationären Kontext:

– einen angemessenen Umgang mit der Krankheit aufzuzeigen;
– Würde und Individualität des Demenzkranken zu respektieren;
– Ausgrenzung und Verzweiflung angesichts der schrecklichen Seite der Krankheit vorzubeugen;
– das Fortschreiten der Erkrankung zu verlangsamen und ihre beeinträchtigenden Symptome zu lindern;
– krankheitsbedingten herausfordernden Verhaltensweisen entgegenzuwirken.

Das in München jüngst aufgebaute Kompetenzzentrum versteht sich ganz in diesem Sinne als Institution, die auf die speziellen Bedürfnisse demenziell Erkrankter und ihrer Angehörigen ausgerichtet ist. Es gilt für diese Zielgruppen einen

passgenauen Zugang zu schaffen, einen würdigen und guten Umgang zu prakti-
zieren und den krankheitsbedingten Niedergang aufzuhalten.

7.2   Trägergemeinschaft

Zwei leistungsstarke Träger, die Diakonie Neuendettelsau und die Arbeiterwohlfahrt München (AWO), haben sich zu der gemeinnützigen GmbH „Social Care
Services Europe GmbH (SoCaSE)" zusammengeschlossen, um ein Kompetenzzentrum für Demenzkranke in München zu betreiben. In der gemeinsamen Trä-
gerschaft möchten sie ihre langjährige Erfahrung in diesem Bereich sowie ihre
fachlichen Stärken bündeln. Die Einrichtung ging im April 2014 in Betrieb.

Die Diakonie Neuendettelsau hat bereits im Jahr 2006 ein Kompetenzzentrum für Demenzkranke in Nürnberg errichtet, das auch durch seine architektoni-
schen Akzente breite öffentliche Aufmerksamkeit erfuhr. Es erhebt den Anspruch,
bundesweit die erste Einrichtung dieser Art zu sein, in der Beratung, Diagnose,
Therapie und Pflege in allen Stadien einer Demenzerkrankung unter einem Dach
angeboten werden.

Die Münchner AWO errichtete schon 1990 eine erste gerontopsychiatrische
Wohngruppe für demenzkranke und psychisch kranke Senioren; mittlerweile
existieren 12 solcher familiär wirkenden Wohngruppen mit 132 Plätzen, die in
stationäre Pflegeeinrichtungen integriert sind.

7.3   Öffentlichkeitsarbeit

> *„Wir machen uns selbst und der Öffentlichkeit auch bewusst, dass psy-
> chische und physische Beeinträchtigungen zum Menschsein dazugehö-
> ren."* (Leitlinie Diakonie Neuendettelsau 2015)

Beide Träger wollen eine breite Auseinandersetzung mit der gesellschaftlichen
Herausforderung Demenz, um sich auf die Belastungen und Kompensationsmög-
lichkeiten schon in der Frühentwicklung besser einstellen zu können. Demenz ist
eine Erkrankung, die schnell zu Ausgrenzung und Isolation führen kann. Die Betroffenen meiden mit ihrer bedrohten Identität soziale Interaktionen als Überforderungssituationen und ziehen sich zurück. Bei pflegenden Angehörigen herrscht
Scham und Hilflosigkeit, wenn „verrückte" Verhaltensweisen des Kranken im
nachbarschaftlichen Umfeld auftreten. In den letzten Jahren erfährt die Krankheit
durch die Medien und die Literatur zunehmende Aufmerksamkeit. Die Diakonie

Neuendettelsau ging aktiv auf die Medien zu und hat einen Journalistenpreis ausgelobt, um diesen Prozess weiter zu fördern.

Die Zielrichtung von bewusstseinsfördernder Öffentlichkeitsarbeit und Kampagnen ist dabei, immer wieder politische Verantwortung einzufordern. So wichtig eine frühzeitige Auseinandersetzung ist, um sich für die Krankheitsprogression zu wappnen, der Umgang mit der Krankheit und ihren Belastungen sprengt individuelle und familiäre Selbsthilfe. Die Politik muss adäquate gesetzliche Rahmenbedingungen schaffen. Die Diskriminierung demenziell kranker Versicherter im Leistungsrecht der Pflegeversicherung wird seit vielen Jahren von sozialen Trägern kritisiert. Im Jahr 2009 initiierte die Diakonie Neuendettelsau die Kampagne „Eine Pflegestufe mehr". Pflegebedürftige mit diagnostizierter Demenzerkrankung sollten in den Genuss einer höheren Pflegestufe im Rahmen der Pflegebedarfserhebung durch den Medizinischen Dienst der Krankenkassen kommen. Mit der für 2017 geplanten umfassenden Pflegereform soll nun diese Lücke geschlossen werden. Begleitend zur Bauplanung wurde das Vorhaben eines Kompetenzzentrums für Demenzkranke in München auf Fachmessen, mit Zeitungsberichten und in politischen Gremien selbstbewusst und mit guter Resonanz in die Öffentlichkeit getragen.

7.4 Konzept Kompetenzzentrum

7.4.1 Ethos und Menschenbild

Die SoCaSE hat es sich zur Aufgabe gemacht, mit dem Kompetenzzentrum „Beraten - Wohnen – Pflegen" ein Wohnumfeld für Menschen mit Demenz zu schaffen, welches sich an den Lebensgewohnheiten ihrer Bewohner und deren eigener persönlicher Definition von Lebensqualität ausrichtet. Die Grundhaltung ist die Anerkennung der Personalität, Individualität und Originalität des einzelnen Menschen. Kompetenz bedeutet für den Träger, die Begegnung mit demenzkranken Personen an deren Fähigkeiten auszurichten und eine für sie zugewandte Beziehung zu gestalten. Die verbliebenen Fähigkeiten Demenzerkrankter sind die Grundlage für Normalität, Lebendigkeit und das Ausloten des Spannungsfeldes zwischen eigenem Willen und sozialen Beziehungen. Die Entfaltung menschlicher Fähigkeiten verläuft in der Auseinandersetzung mit den Mitmenschen und der Umwelt - dies gilt selbstverständlich auch für Menschen mit kognitiven Einschränkungen. Der demenziell beeinträchtigte Mensch benötigt Mit-Menschen und gesellschaftliche Teilhabe in seinem Wohnumfeld und darüber hinaus im Quartier, in seinem gewordenen Lebensumfeld. Die Mitarbeiter sollen sich dabei als Mittler und Unterstützer verstehen.

7.4.2 Bedarfsorientierung

Gemäß dem gesetzten Anspruch soll das Kompetenzzentrum die gesamte Versorgungskette „präventiv, ambulant, teilstationär bis stationär" abbilden. Präventive und ambulante Unterstützung für Demenzkranke geschieht überwiegend im Verbund mit Partnern. Seniorenwohnungen im obersten Geschoss bieten barrierefreien Wohnraum. Mit Fortschreiten des Hilfebedarfs wird das Wohnen um Betreuungsangebote erweitert und die Unterstützung durch die Einrichtung kann angenommen werden (Beratung, Sozialkontakt, Mittagstisch bis hin zur Tagespflege). Einige Zwei-Zimmer-Appartements wurden für Paare mit der Perspektive geschaffen, im Falle der Erkrankung eines Partners niedrigschwellige Unterstützung in der Einrichtung erhalten zu können.

Eine gerontopsychiatrische Tagespflege und ein eingestreutes Kurzzeitpflegeangebot bieten teilstationäre Entlastung für häusliche Pflegesituationen.

Das stationäre pflegerische Versorgungsangebot wurde geplant, um den verschiedenen Bedarfslagen und Verlaufsstadien der Krankheit besser gerecht zu werden. Es wurde sich dabei am so genannten „Drei-Welten-Modell" orientiert, ohne dessen Aufteilung unkritisch zu übernehmen. Das ursprünglich von dem Schweizer Gerontopsychiater Dr. Christoph Held propagierte Konzept beschreibt die sich verändernde Lebenswelt der Betroffenen. Held geht davon aus, dass die Erkrankung in drei Phasen verläuft, die von jeweils unterschiedlichen Wahrnehmungen und Bedürfnissen der Patienten gekennzeichnet sind. An diesen drei Stadien oder Welten sollen sich die Betreuungskonzept in stationären Einrichtungen anpassen (vgl. Kastner & Löbach, 2007)

Die offenen Wohngruppen sind für noch mobile Demenzkranke, die Aktivierung, Orientierung und soziale Interaktion brauchen. Im Stadium der „ersten Welt" steht dabei die Situation „kognitiver Erfolglosigkeit" im Vordergrund. Die kognitiven Defizite wie Desorientierung und Gedächtnisverlust sollen durch eine sichere Umgebung, die Orientierung und Vertrautheit vermittelt, sowie individuelle Beschäftigungsförderung ausgeglichen werden. Bewohner, die der Typisierung der sog. „zweiten Welt der kognitiven Ziellosigkeit" zugeordnet werden, leiden unter mittelschweren bis schweren Demenzen. Infolge Orientierungslosigkeit und unkontrollierbarer Gefühle zeigen sie meist situativ unangemessene Verhaltensweisen. Sie leiden unter ausgeprägter Unruhe und haben einen erhöhten Bewegungsdrang. Nimmt dieser Bewegungsdrang in Form des Weglaufverhaltens überhand, benötigen sie eine schützende Umgebung.

Als weiteres Betreuungsmilieu wird eine eher pflegezentrierte Umgebung geschaffen für schwer erkrankte älteren Menschen mit Demenz, deren somatischer Grundpflegebedarf sehr hoch ist und bei denen sich palliativpflegerische Anforderungen stellen können. Die Bewohner der sog. „dritten Welt der kognitiven Reizlosigkeit" nehmen an ihrer Umwelt kaum mehr Anteil, zeigen sich apathisch und ängstlich. Die Körperpflege steht im Vordergrund, Essen und Trinken fällt schwer. Aktivierungen wie Basale Stimulation, Snoezelen, Aromatherapie u.a. werden regelmäßig angeboten.

Die verschiedenen Betreuungsmilieus sollen zueinander offen sein und viele Synergien im betrieblichen Ablauf bieten. Eine Verlegung zwischen den Milieus bestimmt sich nach individuellem Bedarf und Wohl des Bewohners. Nach dieser konzeptionellen Ausrichtung ergibt sich folgende Einrichtungsstruktur: Im Erdgeschoss befindet sich die beschützte Pflege mit 20 Plätzen und einem eigenen abgegrenzten Garten, im 1. und 2. OG sind 6 offene Wohngruppen mit 11 bis 12 Bewohnern und im 3.OG der Bereich der Demenzpflege mit großzügigem Aufenthaltsbereich, um sehr immobile Bewohner in Liegesesseln oder notfalls im Bett am sozialen Leben teilhaben zu lassen. Insgesamt gibt es 12 Tagespflegeplätze und 117 Pflegeplätze im Kompetenzzentrum.

7.4.3   Wohngruppenkonzept – ein milieutherapeutischer Leitgedanke

Die Versorgungsstruktur der Einrichtung wird durch Wohngruppen geformt. Überschaubare Betreuungseinheiten mit 11 bis 12 Plätzen, die Sicherheit und Geborgenheit vermitteln wollen, dominieren. Wo der Baukörper eine derartige Aufteilung nicht zuließ, sollte sich dem Wohngruppencharakter größtmöglich angenähert werden.
Konstitutiv für die Wohngruppe sind:

- ein gemeinschaftlicher Aufenthaltsraum mit integrierter Wohnküche, der Mittelpunkt der Tagestruktur, der Beschäftigung und des Gemeinschaftslebens ist;
- eine Flurausrichtung in Form eines Rundweges, der zur Bewegung einlädt, der Orientierung bietet und der mit Rückzugs- und Verweilnischen versehen ist;
- eine Betreuungs- und Beschäftigungsstruktur, die Unter- bzw. Überforderung (Deprivation bzw. Reizüberflutung) vermeidet und die durch innenarchitektonische Elemente unterstützt wird, um je nach Bedarf Raum für Aktivierung oder einen Rückzug zu bieten.

7.4.4   Architektur

Von Beginn an zielte die Planung des Berliner Architekturbüros Feddersen Architekten (vgl. (Feddersen-Architekten, 2004) darauf ab, eine Einrichtung für Demenzkranke zu bauen. Aus der internen Beschreibung der Architekten geht hervor:

> *„Die Architektur der Wohngruppen setzt das Prinzip „Leben um eine Mitte" um. Die Raumkonzeption ermöglicht eine größtmögliche Nutzungsoffenheit und Bewegungsfreiheit. Klare Strukturen mit rechten Winkeln und „points of interest" (Ruheplätze, sog. Biografische Ecken, sinnvolle Ziele, Ausblicke) an den Wendepunkten sind verbunden mit der Möglichkeit, einen Rundweg zu gehen. Wohnküche und Flure fördern die sozialen Kontakte und lassen eine Interaktion mit anderen Bewohnern bei alltäglichen Tätigkeiten zu.*

> *Insgesamt unterstützt die Architektur des Flur- und Raumkonzeptes Autonomie, Selbstständigkeit und Mobilität der Bewohner und wirkt somit prophylaktisch dem weiteren Fortschreiten der Demenz entgegen. Die Beleuchtungssituation im Gebäude wird auf die Bedürfnisse der Bewohner bewusst ausgelegt. Ein weiteres zentrales Gestaltungskonzept des Kompetenzzentrums sind Erinnerungs-landschaften mit ihren ganz eigenen Bildern. Jede Wohngruppe ist nach einem Ort in der Umgebung benannt und gestaltet. Damit erhält das Kompetenzzentrum eine deutliche innere Ausdifferenzierung, die einer institutionellen Atmosphäre entgegenwirkt und den Wohngruppen einen eigenen, starken Charakter gibt. Auch die Zimmer zeichnen sich durch hohen Wohncharakter aus (hochwertige Holzmöbel und Ausstattung, besondere Oberflächenstrukturen, individuelle Gestaltung der Bewohnerzimmer mit mitgebrachten vertrauten Möbelstücken). Die Türen der Bewohnerzimmer sind so gestaltet, dass sie sich von den anliegenden Wänden farblich abheben. Neben der Tür befinden sich Orientierungshilfen und eine zusätzliche Ablagefläche für persönliche, ideelle Gegenstände, die dem Bewohner das Erkennen des eigenen Wohnraums erleichtern sollen.*

> *Vom Haupteingang gelangt man in einen offenen Empfangsbereich mit direktem Zugang zu den Büros der Einrichtungsleitung und der Verwaltung. Eine künstlerisch gestaltete Kapelle liegt zentral im Eingangsbereich. An die Tagespflege schließt sich ein barrierefreier Zugang zu einem Innenhof (Patio) an. Die Bewohner im Erdgeschoss, welche eine*

beschützende Umgebung benötigen, haben Zugang zu einer besonders geschützten Gartenfläche. Insgesamt laden die Gärten und Freiflächen zum Bewegen und Erkunden ein. " (Feddersen, 2013, o.S.)

7.4.5   Vernetzung, Quartierbezug und Fachbeirat

Das Kompetenzzentrum will ein vernetztes Leistungs- und Beratungsprofil „Kompetent im Umgang mit Demenzkranken" bieten. Die Planung sah vor, in den Dienstleistungsräumen der Gesamteinrichtung schwerpunktmäßig Arztpraxen, physikalische Therapien und soziale Dienste anzusiedeln. Die Hoffnung, direkt vor Ort Praxen von Allgemein- und Nervenärzten für ein integriertes Behandlungsangebot Demenzkranker zu gewinnen, ist inmitten der Münchner Versorgungssituation nicht aufgegangen. Immerhin beherbergt der Dienstleistungsbereich einen gerontopsychiatrischen und einen sozial-psychiatrischen Dienst, der jeweils für eine ambulante Beratung zur Verfügung stehen. Hausärzte und Psychiater machen regelmäßig Visiten bei den Heimbewohner. In der Einrichtung wurde ein „show room" installiert, der neben der Funktion eines Vorzeigezimmers, prinzipiell auch als Demonstrationsraum für „ambient assisted living-Technik" (hier „technikunterstütztes Wohnen für Demenzkranke zu Hause") dienen kann (siehe Kap. 4.8 Technikunterstützung).

In der Gesamteinrichtung sind weiterhin eine zweigruppige Kinderkrippe wie auch eine Kinder-Musikschule untergebracht. Sie eröffnen generationsübergreifende Begegnungsanlässe und bieten visuelle Anreize, die Kinder beim Spiel im Freien direkt aus den Fenstern der Tagespflege oder beim Sitzen im Garten zu beobachten.

Im Vorfeld der Eröffnung der Einrichtung wurden systematisch Kontakte zu allen zielgruppenrelevanten Versorgungspartnern im Quartier und an systemrelevanten Standorten geknüpft: Beratungsstellen und ambulante Dienste, Haus- und Fachärzte, klinische Versorgungsangebote. Zudem wurde die Beziehung zu ehrenamtlichen und seelsorgerischen Organisationen wie Kirchen, Seniorenclubs, Stadtteilvereinen aufgebaut.

Die wissenschaftliche und fachliche Begleitung der praktischen Arbeit wird über einen Fachbeirat implementiert. Ihm gehören Wissenschafts- und Praxisvertreter unterschiedlicher Professionen sowie Vertreter des Sozialministeriums an. Als Vorsitzender des Beirats fungiert der Herausgeber dieser Publikation. Regelmäßig findet ein fachlicher Austausch in diesem Gremium statt. Weitere öffentlichkeitswirksame Veranstaltungen sind beabsichtigt.

7.4.6   Personelle Ressourcen und Kompetenzen

Die Wertschätzung der Persönlichkeit ist Grundhaltung in der Betreuung Demenzkranker. Fachlich orientiert sich diese Haltung am person-zentrierten Ansatz Tom Kitwoods (1995) mit dem Einlassen auf die innere Welt des Gegenübers und dem Erhalt des Personseins. Dies in einem anstrengenden Arbeitsalltag durchzuhalten, erfordert angemessene Personalressourcen. Die Personalbesetzung bestimmt sich aus dem Leistungsrecht des SGB XI und richtet sich nach den derzeit geltenden Pflegestufen. Deren Bedarfseinschätzung ist somatisch angelegt und wird dem besonderen verhaltensbedingten Betreuungsbedarf Demenzkranker nicht gerecht. Eine Neuausrichtung durch die Pflegereform wurde aber von der Politik in den letzten Jahren immer wieder aufgeschoben. Dem Träger ist es gelungen, einen im Vergleich leicht besseren Personalschlüssel zu verhandeln, um die Betreuung in der kleinräumigen Wohngruppensituation zu ermöglichen. Charakteristisch für das Wohngruppen-konzept ist zudem die interdisziplinäre Zusammensetzung des Betreuungsteams. Neben dem Pflegepersonal arbeiten Sozialpädagogen mit in der Betreuung, mit einem Anteil der gleichzeitig den Pflegebedarf der differenzierten Betreuungsmilieus sicherstellt. Deren Sozialkompetenz soll soziale Interaktion, Gruppenbildung und milieutherapeutische Elemente befördern. Im Umgang mit herausfordernden Verhaltensweisen bringen sie ein fundiertes psychosoziales Verstehen und die Fähigkeit zu Krisenintervention mit. Ein Großteil der Fachpflegekräfte muss wie in solchen Einrichtung vom Gesetz her gefordert eine gerontopsychiatrische Weiterbildung absolviert haben. Pflege und Betreuung verstehen sich wesentlich als Alltagsbegleitung und schaffen eine verlässliche Tagesstruktur. Rhythmisierte Tages- und ggf. Nachtabläufe sollen Orientierung fördern, Fähigkeiten erhalten und emotionale Sicherheit bestärken. Die Abläufe richten sich nach den bisherigen Lebensgewohnheiten der Bewohner. Neben dem Pflegepersonal und den Sozialpädagogen gehören auch Betreuungsassistenten nach § 87 b SGB XI zum Betreuungsteam. Die Kunst der Betreuung ist es, das richtige Maß an Unterstützung und Selbstständigkeit für den Einzelnen zu finden, um eine Über- bzw. Unterforderung zu vermeiden. Die verbliebenen Fähigkeiten und die Biografie des Bewohners sind vorrangige Bezugspunkte für den Einsatz verschiedener fachlicher Ansätze.

7.4.7   Methodische Verfahren in der Demenzbetreuung

Fachlich anerkannte Methoden der Demenzbetreuung kommen im Kompetenzzentrum zum Einsatz, wie Validation, Realitätsorientierung, Biografie- oder Erinnerungsarbeit, Sozialtherapie, Basale Stimulation. Auf der Grundlage einer gerontopsychiatrisch-pflegerischen oder sozialpädagogischen Qualifikation sind sie eingebettet in die individuelle Pflegeplanung des Bewohners. Oftmals werden sie flexibel und situativ angewandt, abhängig von der Befindlichkeit und Zugänglichkeit der Person oder auch vom Gruppengeschehen. Zwei Instrumente stehen für die Implementierung zur Auswahl, die wissenschaftlich entwickelt und von der Diakonie Neuendettelsau über viele Jahre in ihren Einrichtungen erprobt wurden. Sie stehen für mehr Standardisierung und Wirkungsforschung in der aktivierenden Betreuung und weisen laut Studien positivere Effekte als frei gestaltete Beschäftigungsmaßnahmen auf.

(1) „MAKS-aktiv!" ist eine Aktivierungstherapie für Menschen mit Demenz von Dr. Birgit Eichenseer und Dr. Stephan M. Abt. Das MAKS–Projekt wurde im Rahmen des Leuchtturmprojekts Demenz von der der Psychiatrischen Universitätsklinik Erlangen in Kooperation mit der Diakonie Neuendettelsau und der Kath. Fachhochschule Mainz entwickelt und vom Bundesministerium für Gesundheit gefördert. Sie versteht sich als ganzheitliche Therapie mit mehreren Modulen: „m = motorisch, a = alltagspraktisch, k = kognitiv" (Autorin Dr. Birgit Eichenseer), erweitert um „s = spirituell (Autor Dr. Stephan M. Abt). Das Therapieprogramm ist in einem Praxishandbuch beschrieben und wird über ein Schulungskonzept vermittelt (vgl. Eichenseer & Gräßel, 2011). Die Aktivierungsübungen sind psychomotorischer Art (Körperwahrnehmung, Bewegungssicherheit, Freude an gemeinsamer Bewegung), alltagspraktischer Art (wie gemeinsame hauswirtschaftliche oder kreative Verrichtungen), kognitiver Art (wie Gedächtnis- oder Wahrnehmungsübungen). In der spirituellen Aktivierung sollen die seelischen und existenziellen Bedürfnisse und Ressourcen angesprochen werden. Diese beziehen sich auf überwiegend christliche Symbole, Gebete und Bräuche. „MAKS-aktiv!" kann für die Einzelbeschäftigung oder in der Gruppe eingesetzt werden. Eine Längsschnittstudie während des Leuchtturmprojektzeitraums hat die positiven Wirkungen belegt:

> *„Geistige und alltagspraktische Fähigkeiten von Demenzbetroffenen konnten über einen längeren Zeitraum stabilisiert sowie ihre Stimmung und ihr soziales Verhalten deutlich verbessert werden."* (Eichenseer & Abt, 2011)

(2) „SimA®" ist eine systematische Aktivierungsstrategie zum Thema Prävention und Demenz. Es bedeutet „Selbständigkeit im Alter" und stellt ein kombiniertes Gedächtnis- und Psychomotoriktraining für Pflegeheimbewohner dar, das vom Institut für Psychogerontolgie der Universität Erlangen-Nürnberg entwickelt und evaluiert wurde. Das Training aus einer Kombination körperlicher und geistiger Aktivierung passt sich stufenweise an die Leistungs-

fähigkeit der Teilnehmer an und kann auch innerhalb der gleichen Gruppe verschiedene Leistungsansprüche bedienen. Die „SimA®"-Forschung erhebt den Anspruch, dass sich demenzielle Leistungseinschränkungen durch konsequentes kognitives und psychomotorisches Training um Jahre hinauszögern lassen. Für bereits pflegebedürftige Bewohner nimmt dabei der Anteil kognitiver Inhalte ab zugunsten basaler Bewegungsformen und emotional-seelischer Aspekte. Weitere Information unter der Homepage „www.sima-akademie.de.".

7.4.8   Technikunterstützung

Unter dem Begriff „Ambient Assisted Living" (altersgerechte Assistenzsysteme für ein selbstbestimmtes Leben) versteht man die „Entwicklung technischer Lösungen, die die Unterstützung einer selbständigen Lebensführung zum Ziel haben und auch die pflegerische und medizinische Versorgung erleichtern sollen" (vgl. ProAlter 2011, S. 9).

Im Stadium der Entwurfsplanung der Einrichtung wurde sich in Workshops mit Fachingenieuren viel beschäftigt, wie innovativer Technikeinsatz den Umgang mit Demenzkranken unterstützen kann. Es wurde überlegt, verschiedene Technologien modellhaft und modular jeweils in einer Wohngruppe einzusetzen. Leitkriterium angesichts schillernder technischer Verheißungen war die Frage, inwieweit der Einsatz zum Wohlbefinden der Kranken und zur Unterstützung des Personals beitragen würde.

Sondiert wurden:

– Beleuchtungstechnik: Tageslichtsteuerung (zirkadianes Licht); Lichtszenarien im Bewohnerzimmer, die nächtlich Orientierung geben und Sturzgefährdung mindern; Lichtszenarien, die die Stimmung beeinflussen können.
– Sicherheit: Sicherungssysteme und Bewegungssensoren mit RFID-Technik v.a. für den beschützten Wohnbereich, aber auch in Treppenhäusern und am Zentraleingang; bodennahe Sensorelemente oder ein intelligentes Pflegebett als Sturzprophylaxe.
– Kommunikations- und Dokumentationstechniken zur Unterstützung des Personals.
– Internetzugänge, um sozial-kulturelle Teilhabe zu ermöglichen.

Letztlich ist ein pilotprojektartiger systematischer Einsatz neuer Technologien an den Kosten gescheitert. Da die Gebäudeerstellungskosten am Standort München bereits sehr hoch waren, konnte man sich erhebliche zusätzliche Ausgaben für innovative Technologien nicht mehr leisten, auch wenn man Zuschüsse aus spezifischen Förderprogrammen akquiriert hätte.

7.5   Fazit und Ausblick

Die Qualität des Kompetenzzentrums München Beraten – Wohnen - Pflegen liegt in der Summe seiner Komponenten: Architektur – Konzept – Leistungsstruktur – Pflegepraxis – Innovative Verfahren. Nachdem im Vorfeld rege Öffentlichkeitsarbeit betrieben wurde, ist die Belegung rasch fortgeschritten. Die Architektur und Innengestaltung fand bereits große fachliche Aufmerksamkeit. Die Kunst wird sein, die ambitionierten – systemischen und methodischen – Ansprüche bei aller pragmatischer Zielrichtung einer durch das Leistungsrecht budgetierten Pflegeeinrichtung mit Leben zu füllen. Prävention gerade im Alter droht im Vergleich zur akuten Hilfe vernachlässigt zu werden. Beim Verhüten der Verschlimmerung der Demenzerkrankung springt der Erfolg nicht ins Auge. Prävention braucht aber gerade und vor allem nachhaltige Strukturen. Das Kompetenzzentrum „Beraten – Wohnen – Pflegen" will den Beweis hierfür erbringen und will Impulse für mehr Lebensqualität geben für die Demenzkranken, ihre Angehörigen und die Betreuer.

Literatur

Diakonie Neuendettelsau (2015). Leitlinie. Verfügbar unter: http://www.diakonieneuendettelsau.de/diakonie-neuendettelsau/wir-ueber-uns/leitbild/menschenbild/ (28.04.2015).

Eichenseer, B. & Abt, S. M. (2011). Aktiv und froh leben mit Demenz. In: Die Schwester Der Pfleger, 50 (11), Schwerpunkt S. 1–5.

Eichenseer, B. & Gräßel E. (Hrsg.) (2011). Aktivierungstherapie für Menschen mit Demenz – motorisch – alltagspraktisch – kognitiv – spirituell. 2. Aufl.. München: Elsevier Verlag.

Eichenseer, B. & Gräßel, E. (Hrsg.) (2011) Aktivierungstherapie für Menschen mit Demenz - motorisch – alltagspraktisch –.kognitiv – spirituell. 2. Aufl. München: Elsevier Verlag.

Enning, G. & Kopp, H. (2013). Einrichtungskonzept Kompetenzzentrum München. Neuendettelsau: SoCaSE GmbH.

Feddersen, Eckard (2013). Beschreibung Kompetenzzentrum München. Berlin: Feddersen-Architekten (2004). Demenzarchitektur. Berlin: Eigenverlag.

Kastner, U. & Löbach, R. (2007). Handbuch Demenz. München: Elsevier Urban & Fischer Verlag.

Kitwood, T. (1995). Demenz. Der personzentrierte Ansatz im Umgang mit verwirrten Menschen. Bern: Huber.

Kuhn, C. & Radzey, B. (2005). Demenzwohngruppen einführen. Ein Praxisleitfaden für die Konzeption, Planung und Umsetzung. Stuttgart: Demenz Support Stuttgart.

Medizinischer Dienst des Spitzenverbandes Bund der Krankenkassen e. V. (MDS) (Hrsg.) (2014). 4. Pflegequalitäts-Bericht nach § 114a Abs. 6 SGB XI. Qualität in der ambulanten und stationären Pflege. Köln: asmuth druck + crossmedia gmbh & co. kg.

Medizinischer Dienst des Spitzenverbandes Bund der Krankenkassen e. V. (MDS) (Hrsg.) (2009). Grundsatzstellungnahme Pflege und Betreuung von Menschen mit Demenz in stationären Einrichtungen. Köln: asmuth druck + crossmedia gmbh & co. kg.

Pohlmann, S. (2011). Sozialgerontologie. München: UTB/Reinhardt.

ProAlter (2001). Zeitschrift des Kuratoriums Deutsche Altershilfe, 43 (3), S. 9.

SimA-Akademie. Homepage. www.sima-akademie.de. (letzter Zugriff 21.04.2015).

8 Präventive Ansätze der Ergotherapie

Kathrin Weiß & Ulrike Marotzki

Der ergotherapeutische Beitrag zum interdisziplinären Aufgabenfeld der Gesundheitsförderung und Prävention ist noch recht neu und unbekannt. Deshalb sollen eingangs zentrale historische Wurzeln der ergotherapeutischen Profession vorgestellt werden. In den lange Zeit vergessenen Entstehungsbedingungen dieses Berufes liegt eine wesentliche Begründung für das aktuelle Engagement der Ergotherapie in den Aufgabenfeldern von Gesundheitsförderung und Prävention. Wie sich eine ergotherapeutische Perspektive auf Gesundheitsförderung und Prävention in den letzten Jahren auf europäischer Ebene programmatisch herausgebildet hat und an wen sich ergotherapeutische Leistungen richten, wird im dritten und vierten Kapitel deutlich. Im Zentrum des Beitrags steht schließlich die ausführliche Darstellung und Reflexion des ergotherapeutischen Gesundheitsförderungsprogramms für ältere Menschen *TATKRAFT-Gesundheit durch Betätigung*. Abschließend werden die Implementierungsbedingungen für Präventionsprogramme in Deutschland vor dem Hintergrund der Erfahrungen mit dem TATKRAFT-Programm beschrieben und reflektiert.

8.1 Wurzeln der ergotherapeutischen Berufsidee

Der Beruf der Ergotherapie ist in Deutschland erst nach dem zweiten Weltkrieg entstanden. Die Verberuflichung der Idee, Arbeit und Beschäftigung im Rahmen der Behandlung zunächst meist chronisch kranker Menschen therapeutisch zu nutzen, geht auf eine Gruppe von Vertretern unterschiedlichster Disziplinen (Medizin, Architektur, Handwerkslehre, Soziale Arbeit, Krankenpflege) zurück, die sich bereits zu Beginn des 20. Jahrhunderts in der *National Society of the Promotion of Occupational Therapy (NSPO)* in den Vereinigten Staaten zusammenschlossen (Ruskin zit. n. Levine 1987, Schwartz 1998). Theoretisch und praktisch war diese Gruppe von verschiedenen humanistischen und wissenschaftlichen Ideen geprägt, die zwischenzeitlich durch die enge Orientierung der Ergotherapie an der Medizin in den Hintergrund gerieten und erst in den letzten beiden Jahrzehnten erneut für die Ausrichtung des Berufes auch auf den Feldern der Gesundheitsförderung & Prävention an Relevanz gewonnen haben.

Eine erste Wurzel der Berufsidee erwuchs aus Arbeitserfahrungen einiger Ärzte der Gründungsgesellschaft, die sie in großen psychiatrischen Hospitälern gemacht hatten. Diese Hospitäler orientierten sich an der aus Europa stammenden Lehre des *Moral Treatment*, einer von Zwangsmitteln freien, humanen Behandlung der psychisch kranken Patienten, die bspw. von dem Pariser Psychiater Philippe Pinel (1745-1826) in seiner Schrift *Medical Treatise on Mental Alienation* (1801/1948) schon früh beschrieben wurde. Adolf Meyer (1866-1950), schweizerisch-amerikanischer Psychiater und Mitbegründer der NSPO, vertrat in seiner grundlegenden Schrift *The Philosophy of Occupational Therapy* (1922/1977) die These, dass durch eine sinnvolle Nutzung der Zeit durch den Patienten die Einheit von Körper und Seele und die Realitätsbindung geschaffen werde, die dem Individuum eine Selbstregulierung in seiner Umwelt ermögliche:

> *"Our conception of man is that of an organism that maintains and balances itself in the world of reality and actuality by being in active life and active use, i.e., using and living and acting its time in harmony with its own nature and the nature about it. It is the use of ourselves that gives the ultimate stamp to our every organ."* (Meyer 1922/1977, 641)

Die Behandlungskonzepte bauten auf die Gestaltung eines geregelten Tagesablaufes mit Betätigungswechsel unter Berücksichtigung der von Meyer propagierten *Big Four*: *Arbeit und Spiel, Ruhe und Schlaf.* Der Einsatz von sinnvollen, den Tag strukturierenden Aktivitäten, zusammengestellt aus produktiver und reproduktiver Arbeit, Spiel und Erholung sollte im psychiatrischen Zusammenhang einerseits den Patienten von krankhaften Ideen ablenken, andererseits aber auch der Bildung sogenannter *gesunder Gewohnheiten* und damit der Genesung des Menschen dienen (Marotzki 2004). Heute spricht man in der Ergotherapie vom Training der *Aktivitäten des täglichen Lebens* und von einer bewussten *Tagesstrukturierung*. Die für den Einzelnen zu erzielende *Betätigungsbalance* zwischen Phasen der Produktivität, Aktivität, Entspannung und Ruhe sind von der modernen Ergotherapie neu entdeckt worden und werden als gesundheitsförderlich angesehen (Matuska/ Christiansen 2009).

Ein zweiter Erfahrungs- und Ideenhintergrund, der v. a. von Personen mit einem handwerklichen Hintergrund in die Gründung des Berufes der frühen Ergotherapeuten der NSPO eingebracht wurde, bildete das aus England stammende *Arts-and-Crafts-Movement*, das sich zur Blütezeit der Industrialisierung bildete und um die Jahrhundertwende bis in die zwanziger Jahre des zwanzigsten Jahrhunderts in den großen amerikanischen Metropolen, bspw. New York und Chicago, in *Arts-and-Crafts-Workshops* ihren Niederschlag fand (Levine 1987). Ein Begründer dieser Bewegung – der britische Sozialphilosoph John Ruskin (1819-1900) – entwickelte seine reformerischen Ideen, in denen er seine entschiedene Gegnerschaft gegenüber der Industrialisierung und ihren Folgen für den Menschen zum Ausdruck brachte. Ruskin vertrat die Ansicht, dass sich Maschinen und Fabrikarbeit negativ auf das menschliche Dasein auswirken. Die Beteiligung an der industriellen Produktion, womit Monotonie verbunden und der Überblick des Einzelnen über den gesamten Herstellungsprozess verloren gehe, wie auch der Umgang mit Massenartikeln im täglichen Leben seien ästhetisch nicht befriedigend, menschenunwürdig und gesundheitsschädlich.

> *"We have much studied and much perfected, of late, the great civilised invention of the division of labour; only we give it a false name. It is not truly speaking, the labour that is divided, but the men: - divided into mere segments of men – broken into small segments and crumbs of life; so that all the little pieces of intelligence that is left in a man is not enough to make a pin, or a nail, but exhausts itself in making a point of a pin, or the head of a nail."* (Ruskin zit. n. Naylor 1971, 28).

Besonders wichtig war für Ruskin die *authentische Erfahrung*, die sowohl im individuellen manuellen Herstellungsprozess als auch im Umgang mit einzigartigen Gütern des täglichen Lebens möglich werde (Levine 1987). Die hergestellten Güter müssten ästhetischen Ansprüchen in Form und Funktion entsprechen und mit einfachen Werkzeugen aus hochwertigen Materialien gefertigt werden. Zunächst waren es die gutbürgerlichen Kreise, die in den Workshops praktizierten. Aus diesen gingen aber sozial und karitativ engagierte Personen hervor, die die Ideen der *Arts-and-Crafts-Bewegung* aufgriffen und für sozial benachteiligte Bevölkerungsgruppen sowie kranke und behinderte Personen, die in den großen Metropolen gestrandeten Industrialisierungsverlierer, Angebote unterbreiteten. Durch die Teilhabe an sorgfältig ausgewählten, überschaubaren manuellen Arbeitsprozessen mit dem Ziel, qualitativ hochwertige Produkte herzustellen, sollten diese Menschen durch ihrer Hände Arbeit in ihrer menschlichen Würde gestärkt werden, modern gesprochen *Handlungskontrolle* zurück gewinnen sowie *Lebenssinn* und *Orientierung* finden (Marotzki 2004).

Eine dritte Wurzel des Berufsbildes schließlich verbindet sich mit den *Entwicklungen der modernen Medizin* und den Umständen des Ersten Weltkrieges, dem Rehabilitationsbedarf einer Vielzahl junger bzw. im erwerbsfähigen Alter stehender Kriegsinvaliden. Hier wurden nun handwerkliche Techniken in Verbindung mit an einem *umschriebenen körperlichen oder seelischen Befund orientierten funktionellen Übungen* eingesetzt. Hierfür dienten bspw. adaptierte Webstühle, Fahrradsägen und Werkzeuge, die bestimmte Bewegungs- bzw. Handlungsabläufe notwendig machten, um ein Werkstück entstehen zu lassen. Was in den dreißiger Jahren an den Universitäten fortgeführt wurde, begann in den USA in dieser Zeit mit ersten mehrmonatigen Ausbildungslehrgängen für

Ergotherapie. Vermittelt wurden zunächst handwerkliche Techniken und medizinisches Wissen, damit medizinisch-indizierte funktionelle Übung einerseits und mit handwerklichen Techniken verbundene Zielorientierung und Motivation andererseits, in der Therapie der schwer traumatisierten Patienten zusammen gebracht werden konnten.

Dies ist zwar nicht das Thema in diesem Beitrag aber zum Verständnis der Entwicklung des Berufes der Ergotherapie, gerade auch in Deutschland, ist die Entwicklung ihrer Behandlungsmethoden in Orientierung an der Fächersystematik der Medizin wichtig. Auf der Basis neurophysiologischer, neuropsychologischer und psychosozialer Modellvorstellungen entstanden die heute zum Standard gehörenden ergotherapeutischen und physiotherapeutischen Behandlungsmethoden (Bobath, Sensorische Integration, Perfetti, Gestaltungstherapie etc.), die für die Berufsausübenden eine hohe Identifikation mit dem medizinischen Kontext ermöglichen. Der *Effekt der Ablenkung* läuft einer solchen, in erster Linie funktionell verstandenen Behandlung, die sich auf ein Krankheitsgeschehen, einen Defekt, ein Defizit oder der Störung richtet, zu wider. Ablenkende Tätigkeiten, die ja in frühen Behandlungskonzeptionen gewinnbringend und gezielt eingesetzt wurden, gerieten in der starken medizinischen Orientierung der Ergotherapie umso mehr in Verruf, je lebensferner sie wurden (bspw. Erbsen sortieren, um den Spitzgriff zu üben oder die Konzentration zu schulen). Mit dem alten Namen des Berufes, *Beschäftigungstherapie,* ist die negative Konnotation des sinnlosen und zeitverschwendenden Tätigseins noch für Viele verbunden. Dass die *Einbindung in sinnvolle Betätigung* aber eine *zu den Ressourcen und Möglichkeiten* der Klienten und Zielgruppen in ihren Lebenswelten *hinlenkende Wirkung* eröffnet und damit immer auch *gesundheitsförderlich* ist – wie ja von frühen Konzeptionen intendiert – kommt erst wieder in neueren Entwicklungen der Ergotherapie zur Geltung. Diese erkennt man an den Begriffen *Klientenzentrierung,* der Ausrichtung des gemeinsamen Vorgehens an den vom Klienten definierten und gemeinsam ausgehandelten Zielen, *Betätigungsorientierung,* der Ausrichtung an den im Alltag ausgeführten und mit individuellen Bedeutungen versehenen Aktivitäten und *Ressourcenorientierung,* der Berücksichtigung sozialer, materieller und ideeller Unterstützungsmöglichkeiten in der Person selbst und in ihrem Umfeld. Ergotherapie und Gesundheitsförderung & Prävention

Die Profession der Ergotherapie hat im internationalen und deutschsprachigen Raum in den letzten Jahren eine ihre eigene Geschichte reflektierende Entwicklung durchgemacht, die dazu geführt hat, ihren Beitrag zum interdisziplinären Handlungsfeld der Gesundheitsförderung & Prävention für sich (neu) zu entdecken. DieReflexionen und die daraus jeweils gefolgerten Konzepte und Ansätze Entwicklungen sind aber noch sehr neu und wenig systematisiert. Immerhin erfolgte im Jahr 2000 die Aufnahme von Gesundheitsförderung & Prävention in die Curricula der ergotherapeutischen Ausbildung. Die Zahl der Artikel zu diesen Themenfeldern in den deutschsprachigen ergotherapeutischen Journalen nimmt zu und 2010 erschien ein erstes von Nicola Thapa-Görder und Sebastian Voigt-Radloff herausgegebenes Lehrbuch mit dem Titel *Prävention und Gesundheitsförderung – Aufgaben der Ergotherapie* (Thapa-Görder and Voigt-Radloff 2010). Eine durch den Europäischen Sozialfond finanzierte Projektgruppe der ergotherapeutischen Berufsverbände aus Deutschland (D), Österreich (A), Schweiz (CH) und Südtirol (S) – kurz DACHS-Projekt genannt – arbeitete von 2005 bis 2010 unter dem Titel *Ergotherapie 2010 - Weiterentwicklung des Berufes und der Ausbildung im Bereich der Ergotherapie insbesondere in Bezug auf Gesundheitsförderung und Prävention unter Berücksichtigung von Arbeitsmarkt und Berufsbefähigung (employability)* zusammen. Im Rahmen des Projektes entstand eine Broschüre (DACHS-Arbeitsgruppe 2007) in der programmatisch Ansatzpunkte, Entwicklungspotentiale und ein Kompetenzprofil der Ergotherapie in diesen Arbeitsfeldern aufgezeigt werden. Für die Ergotherapie sind selbstverständlich die interdisziplinären Grundlagen und Definitionen zur Orientierung im gemeinsamen Handlungsfeld relevant. So wird unter *Primärprävention* in Anlehnung an gängige Definitionen die Verhinderung von Erkrankungen durch die Verminderung entsprechender Risiken, ohne vorliegende Hinweise auf Erkrankungen verstanden (z.B. Stressbewältigung als Angebot von Krankenkassen). *Sekundärprävention* gilt der Früherkennung und -therapie von Erkrankungen und *Tertiärprävention* dem Erhalt des gesundheitlichen Status, der Vorbeugung von Folgeerkrankungen und Verschlechterungen des Zustandes. *Gesundheitsförderung* wird mit der Ottawa Charta als Prozess verstanden, der allen Menschen ein höchstes Maß an Selbstbestimmung über ihre Gesundheit ermöglichen und sie damit zur Stärkung ihrer Gesundheit befähigen soll (WHO 1989). Dies impliziert in entsprechenden ergotherapeutischen Maßnahmen konsequent ein *partizipatives Vorgehen* und einen Fokus auf die *Stärkung personaler und sozialer Ressourcen* derjenigen, die von den Angeboten profitieren sollen. Ein zentraler theoretischer Bezugspunkt ist das *Salutogenese-Modell* (Antonovsky 1997).

Im Rahmen des DACHS-Projektes wurde eine Definition der Ergotherapie entwickelt, die die ursprünglichen Ideen des Berufes wieder aufgreift:

> *„Ergotherapie – abgeleitet vom Griechischen „ergon" (handeln, tätig sein) - geht davon aus, dass „tätig sein" ein menschliches Grundbedürfnis ist und dass gezielt eingesetzte Tätigkeit gesundheitsfördernde und therapeutische Wirkung hat. Deshalb unterstützt und begleitet Ergotherapie Menschen jeden Alters, die in ihrer Handlungsfähigkeit einge-*

*schränkt oder von Einschränkung bedroht sind und/oder ihre Handlungs-
fähigkeit erweitern möchten. Ziel der Ergotherapie ist es, Menschen bei
der Durchführung von für sie bedeutungsvollen Betätigungen in den Bereichen Selbstversorgung, Produktivität und Freizeit/Erholung in ihrer
Umwelt zu stärken. In der Ergotherapie werden spezifische Aktivitäten,
Umweltanpassung und Beratung gezielt und ressourcenorientiert eingesetzt. Dies erlaubt dem Klienten, seine Handlungsfähigkeit im Alltag,
seine gesellschaftliche Teilhabe (Partizipation) und seine Lebensqualität
und Zufriedenheit zu verbessern. "* (DACHS- Arbeitsgruppe 2007, S.6)

Aktivitäten im Alltag (Everyday Occupation), so die von vielen ergotherapeutischen Autoren geteilte Auffassung, sind so grundlegend für die Existenz, dass
sie als selbstverständlich empfunden werden. Blickt man unter die Oberfläche
der gewohnten Aktivitäten, wird erkennbar, dass Betätigungen viel mehr beinhalten, als zunächst vermutet. Die Qualität ihrer Ausführung, ihre *Performanz*,
steht in direktem Zusammenhang mit dem Kompetenzgefühl, der individuellen
Prioritätensetzung und dem Rollenverständnis einer Person. Die Einbindung in
Betätigungen ermöglicht Teilhabe, bildet einen Fokus für die Entdeckung unserer
Welt und bestimmt das Tempo unseres Lebens ebenso, wie die Tagesstruktur.
Unsere Betätigungen bieten Erholung, Stimulation, Möglichkeiten für soziale Beziehungen und Selbstentdeckung. Sie liefern die Worte, durch die wir uns
definieren, charakterisieren und durch andere definiert werden (bspw. Berufsbe-
zeichnungen) (Hasselkus 2006, Kielhofner 2008, Marotzki 2009, Townsend and
Polatajko 2007). Unsere Betätigungen geben unserem Leben eine Bedeutung,
einen Sinn dafür, wer wir in der Welt sind und wer wir vielleicht in der Zukunft
sein werden. Die australische Ergotherapeutin Ann Wilcock spricht davon, dass
Betätigung einen grundlegenden Prozess des *Tuns, Seins, Werdens und Zugehörig
Fühlens* (Doing, Being, Becoming, Belonging) im alltäglichen Leben in Gang
hält (Wilcock 1998).

Den Ausgangspunkt für eine so verstandene ergotherapeutische Intervention
bildet die Erstellung eines Betätigungsprofils auf der Basis einer Mehrebenen-
analyse. Der Blick richtet sich auf die *Person* oder *Gruppe* mit ihrer Geschichte,
ihren Gewohnheiten, Fähigkeiten und Fertigkeiten, die *Betätigungen* eingebettet
in die *Tagesstruktur*, deren Anforderungen und Erfordernisse und die *Umwelt* mit
ihren Ressourcen und Hindernissen. Zentral hierbei ist die Perspektive der Person
oder Gruppe auf die eigene Lebenssituation. Es gibt eine Reihe von Erhebungs-
instrumenten, die diese Analyse unterstützen, bspw. das *Canadian Occupational
Performance Measure* (Law, Baptiste, Carswell, et al. 2009) oder das *Occupational Self Assessment* (Kielhofner 2008) sowie *Rollen- und Interessen Checklisten*
(Kielhofner, Mentrup, Langlotz, et al. 2012).

Menschliche Aktivitäten zu analysieren, zu verstehen und methodisch zu verändern setzt immer voraus, dass der ausführende Mensch und die Umgebungsbedingungen, in denen der Mensch aktiv ist, systematisch in den Blick genommen werden. Auf der Basis einer sorgfältigen Analyse kann dann entschieden werden, ob eher der Mensch mit seinen Fähigkeiten und Fertigkeiten, eher die Umgebung in ihrer räumlichen, sozialen und institutionellen Bedingtheit oder beides Ansatzpunkte für ergotherapeutisch begleitete Veränderungen bieten. Ergotherapeutische Angebote im Bereich Gesundheitsförderung und Prävention gibt es mittlerweile für alle Altersgruppen (bspw. Kinder, Erwerbstätige, ältere Menschen, pflegende Angehörige) und in unterschiedlichen Institutionen (Schule, Betrieb, Quartier) (Thapa-Görder/ Voigt-Radloff 2010). Für Grundschulkinder gibt es bspw. ein Angebot zum richtigen Umgang mit dem Transport von Schulbüchern: *Packesel, nein danke – Kindern den Rücken stärken* (Nolte 2010). V. a. im betrieblichen Zusammenhang sind Ergotherapeutinnen und Ergotherapeuten häufig mit ergonomischen Fragestellungen befasst sowie mit der Gestaltung von Gesundheitspausen in der Automobilproduktion (Marotzki and Adam 2008). Für die Gruppe der Seniorinnen und Senioren sind v. a. Sturzpräventionsprogramme bekannt (Balzer, Bremer, Schramm, et al. 2012). In den Niederlanden gibt es ein gut evaluiertes ergotherapeutisches Programm für Demenzkranke Menschen und ihre Angehörigen (Graff, Adang, Vernooij-Dassen, et al. 2008). Konstanze Löffler (2010a, 2010b) hat in ihrer Masterarbeit untersucht, wie sich ergotherapeutische Leistungen für ältere Menschen den sechs nationalen Präventions- und Gesundheitszielen für die zweite Lebenshälfte zuordnen lassen. In dem systematischen Review konnte die Autorin aufzeigen, dass zu allen Zielen Studien zu ergotherapeutischen Interventionen mit mittlerer bis hoher Evidenz vorliegen. Allerdings muss einschränkend festgestellt werden, dass diese Studien mit einer Ausnahme ausschließlich außerhalb Deutschlands durchgeführt wurden.

8.2 Lebensübergänge im Alter als Ansatzpunkt für ergotherapeutische Gesundheitsförderung & Prävention

Das Alter ist geprägt von Veränderungen und Übergängen (Karl 2013). Menschen verändern ihre Rollen, ihre Gewohnheiten und ihre Betätigungen. Dieses geschieht besonders in so genannten Lebensübergangssituationen.

Diese Situationen werden auch als Transitionen oder kritische Lebensereignisse beschrieben, die komplexe, ineinander übergehende und sich überschneidende Wandlungsprozesse beinhalten und in unterschiedlichem Maße mit Stress verbunden sind (Filipp 1995, Welzer 1993). Im Laufe des Lebens erlebt der

Mensch immer wieder Phasen der Veränderung und des Umbruchs (Filipp 1995, Hansson & Carpenter 1994, Milligan 2009, Hansson 1994).

Im Alter kann es zu einer Häufung von Lebensübergangssituationen kommen (z.B. Eintritt in den Ruhestand, plötzlich alleinlebend, Wohnortwechsel, eintretende Erkrankungen oder Behinderung), die eine besondere Herausforderung für ältere Menschen, ihre Betätigungen und Tagesstrukturierung darstellen. Dies macht Gestaltungs- und Bewältigungsprozesse notwendig. Diese Phasen gehen mit einer erhöhten Beanspruchung, Verletzlichkeit und Gesundheitsgefährdung einher (Stress, Inaktivität, Ängste, Depressionen, Suizidgedanken, Anpassungsstörung), wenn die Möglichkeiten ihrer Bewältigung nicht ausreichend vorhanden sind (Wild and Herzog 2012). Lebensübergangssituationen führen häufig zu einer Veränderung der Gewohnheiten und damit auch zu einer Veränderung und Einschränkung von Betätigungen. Beispielweise schafft der Umzug in ein neues Wohnviertel oder in ein Seniorenpflegeheim ein völlig neues Betätigungsumfeld und das Leben muss neu gestaltet werden. Auch der Verlust des Lebenspartners führt dazu, dass eine Rolle verloren geht, liebgewordene Unternehmungen und Alltagsroutinen unterbrochen werden und durch neue ersetzt werden müssen. Menschen meistern diese Herausforderungen sehr unterschiedlich. Es ist in einer Welt, die eine hohe Selbstverantwortung zur Lebensgestaltung vom Einzelnen erwartet, mit steigendem Alter bei allem Anspruch an sich selbst schwer, dieser Erwartung gerecht zu werden. Die Struktur des Alterns hat sich gewandelt und wir benötigen neue Visionen, die den Akzent auf eine bewusste Lebensgestaltung einer länger werdenden eigenständigen Lebensphase setzen (Kalbermatten 2006, Turner 2007).

Berechnungen zur Altersentwicklung in Deutschland gehen davon aus, dass bis zum Jahr 2040 jeder 3. Einwohner zur Gruppe der über 65jährigen gehören wird. Im Gegensatz zu früher werden zukünftige ältere Generationen zunehmend ein starkes und gesundes Bedürfnis nach einer eigenverantwortlichen, teilhabenden und zufriedenstellenden Lebensweise formulieren. Hierfür sollten Möglichkeiten und Programme vorliegen, durch welche die Selbstständigkeit im Alter unterstützt und damit der Zeitpunkt der Hilfsbedürftigkeit nach hinten verschoben wird.

Menschen, die mit ihrer Lebenssituation insgesamt zufrieden sind, erleben sich eher als gesund, auch wenn sie an chronischen Erkrankungen leiden und/oder sich mit funktionellen Einschränkungen auseinandersetzen müssen. Und tatsächlich hat das subjektive Gesundheitsempfinden messbaren Einfluss auf die Lebenserwartung (Kruse 2005, Matuska and Christiansen 2008). Unbestritten ist mittlerweile die Bedeutung persönlich sinnerfüllter Betätigungen für den Erhalt des körperlichen und psychosozialen Wohlbefindens (Glass, Mendes de Leon,

Marottoli, et al. 1999, Manini, Everhart, Kushang, et al. 2006). Diesen kommt gerade in Zeiten von Lebensübergängen besondere Relevanz hinsichtlich der Bewältigung im Sinne einer Neuausrichtung des Alltags und anschließender Stabilisierung zu (Weiß, Löffler and Marotzki 2013)

Um ein positives Lebensgefühl im höheren Alter zu erhalten oder zu entwickeln, ist es erforderlich, sinnerfüllte Betätigungen zu finden. Auch das Gefühl, von anderen Menschen gebraucht und anerkannt zu werden, ist wichtig für die Lebenszufriedenheit und das subjektive Gesundheitsempfinden.

8.3   TATKRAFT – Gesundheit im Alter durch Betätigung

Um älteren Menschen, die sich in ihrer Lebenswelt neu orientieren müssen und möchten oder sich in schwierigen Lebenssituationen befinden, Unterstützung anbieten zu können, wurde das Gesundheitsförderprogramm *TATKRAFT – Gesundheit im Alter durch Betätigung* von einer Gruppe ehrenamtlich arbeitender Mitglieder des Deutschen Verbandes der Ergotherapeuten (DVE) entwickelt (Ferber, Dangl, Grote, et al. 2012). Es entstand auf der Basis eines amerikanischen und eines britischen Vorläuferprogramms, dem *Lifestyle Redesign Program* (Mandel 1999) und dem *Lifestyle Matters Programme* (Craig and Mountain 2007). Für die Vorläufer-Programme liegen Studien vor, die deren Validität und Effektivität nachweisen (Clark 1998, Ladwig 2014, Sprange, Mountain, Brazier, et al. 2013). Im Rahmen des *European Network in Higher Education in Occupational Therapy* (ENOTHE) bildete sich 2005 eine Projektgruppe aus fünf europäischen Ländern, die an einer Übertragung des *Lifestyle Redesign Program* auf ihre nationalen und kulturellen Gegebenheiten arbeiteten. Ihre Anstrengungen sind in einem kleinen Band zusammengefasst (ENOTHE 2008). Nur das Britische Programm, *Lifestyle Matters*, schaffte es aus dieser Gruppe bis zu einem ausgereiften publizierten Manual.

Das deutsche Programm TATKRAFT- Gesund im Alter durch Betätigung wurde den Vorläufer-Programmen nachempfunden und thematisch an den deutschen Kulturraum angepasst. Es richtet sich an ältere Menschen in ihren Bemühungen, sich auf Lebensübergänge vorzubereiten bzw. sich an neue Lebenssituationen anzupassen. Ziel ist, persönlich anregende Interessen und sinnerfüllte Aufgaben (wieder-) zu finden und sich um die eigene Gesundheit zu kümmern. Lebenszufriedenheit und gesellschaftliche Teilhabe soll über die Anregung einer aktiven Lebensgestaltung auf unterschiedlichen Ebenen erhalten oder verbessert werden. Die Zielgruppe wird demnach nicht an einem bestimmten kalendarischen Alter festgemacht, sondern an den jeweiligen Lebensumständen einer Person. Das Programm ist für eine Gruppengröße von fünf bis acht Teilnehmende konzipiert, um den Austausch der Teilnehmer untereinander und mit den Moderatoren zu ermöglichen.

8.3.1   Prinzipien

Zur Unterstützung der Lebensgestaltung und zur Vorbeugung und Bewältigung von Anpassungsschwierigkeiten in sich verändernden Lebenssituationen im Alter werden im Gesundheitsförderprogramm TATKRAFT drei Prinzipien verfolgt: die *Betätigungsorientierung*, die *Ressourcenorientierung* und die *Stärkung der Selbstwirksamkeit* im Sinne der Ermöglichung einer selbständigen Lebensgestaltung.

Betätigungsorientierung: Das Programm fokussiert auf die Bedeutung von Betätigungen im Lebensalltag. Die Teilnehmenden identifizieren persönlich bedeutsame Lebensbereiche und Betätigungen. Dieser betätigungsorientierten Sicht wird auch durch eine entsprechende betätigungsfördernde Moderation der Module Rechnung getragen. Die Teilnehmenden werden zur aktiven Mitarbeit und zum Tun aufgefordert. Am Programm teilzunehmen heißt also mehr als nur zuzuhören. *Ressourcenorientierung*: Vorhandene Ressourcen werden durch die Analyse des eigenen Alltags, den Erfahrungsaustausch in der Gruppe und durch Ausprobieren neuer oder wiederentdeckter Tätigkeiten gestärkt. Die Teilhabe und das Eingebundensein im sozialen Kontext jedes Einzelnen erfahren dabei hohe Aufmerksamkeit.

Stärkung der Selbstwirksamkeit und Lebenskompetenz: Die Teilnehmenden nehmen eine aktive Rolle im Programm ein. Im Verlauf entscheiden sie über Themen und Schwerpunktlegungen mit. Sie sind Suchende und Fragende, Vorbilder, Nachahmende und Anregende für die Gruppenmitglieder. So können sie sich eine nachhaltige Rolle in ihrer persönlichen Lebensgestaltung und Gesundheitsfürsorge erarbeiten und sich als selbstwirksam wahrnehmen (Forstmeier, Uhlendorff and Maercker 2005, Reichstadt, Sengupta, Depp, et al. 2010). Die Lebenskompetenz wird gestärkt.

8.3.2   Modularer Programmaufbau

Das Programm TATKRAFT ist modular aufgebaut. Alle Module tragen spezifisch zur Analyse und Entdeckung neuer Möglichkeiten für eine aktive Lebensgestaltung bei. Die zwölf Module gliedern sich in sechs *Basismodule* (1, 2, 3, 4, 5,12). Hierzu gehören neben der Einführung und dem Abschluss des Programmes vier aufeinander aufbauende Module in der ersten Hälfte des Programms. Sie dienen in erster Linie der Annäherung an die eigene Geschichte und aktuelle Tagesgestaltung unter der Perspektive früher ausgeübter, aufgegebener und wiederzuentdeckender Interessen und Aktivitäten. Die Tages- und Wochengestaltung wird zum Ausgangspunkt, um zu erkennen, welche Zufriedenheits- und Veränderungspotenziale sich hier verstecken. Auch minimale Veränderungen können eine große Wirkung haben. Dies wird im Erfahrungsaustausch mit der Gruppe reflektiert und v. a. in den Folgemodulen ausprobiert. Das fünfte Basismodul ermöglicht die Reflexion der Zusammenhänge zwischen Betätigung, sinnvoller Tagesgestaltung und Gesundheit.

Die Gruppe kann für den zweiten Teil des Programms aus sechs *Wahlmodulen* (6, 7, 8, 9, 10, 11) auswählen, die spezifische Themen zur aktiven Lebensgestaltung beinhalten. Die Anzahl der Wahlmöglichkeit hängt von den Rahmenbedingungen, d. h. der geplanten Länge des Programmangebotes ab. Der zeitliche Abstand zwischen den Modulen sollte zwei Wochen nicht überschreiten, um an die Inhalte der vorhergehenden Module anknüpfen zu können. Durch die Interaktion in der Gruppe und in der Zusammenarbeit mit den Moderierenden entstehen Initiativen, in denen in der Zwischenzeit der Module Neues ausprobiert wird (bspw. ins Kino gehen, eine Tagesfahrt bei einem aus der Gruppe empfohlenen Anbieter unternehmen, sich zu einem Telefonat verabreden).

Die TATKRAFT-Module auf einen Blick:

> **Der erste Schritt zur Gesundheitsförderung**
> **Kontakt mit anderen**
> **Der Hände Werk**
> **Carpe diem - Nutze den Tag**
> **Gesundheit durch Betätigung**
> Sicher im Alltag
> Ernährung und Betätigung
> Finanzen
> Möglichkeiten der Unterstützung
> Ehrenamt und seine Organisation
> Lebenslanges Lernen
> **Abschluss**

Abb. 8.1: TATKRAFT-Module

Folgende Module sind Bestandteile des Programms und werden im TATKRAFT-Manual eingehend erläutert. Hier erfolgt eine kurze Darstellung.

Modul 1 – Ankommen - Das erste Modul gibt einen Überblick über das gesamte Gesundheitsförderprogramm TATKRAFT. Die Inhalte der Module werden vorgestellt. Die Gruppenmitglieder lernen sich untereinander und die Moderierenden kennen. Es geht darum die Teilnehmenden willkommen zu heißen, sie auf den Weg durch das Programm vorzubereiten und ihnen hiermit ein Ankommen in der Gruppe zu ermöglichen.

Modul 2 – Kontakt mit anderen - In diesem Modul wenden sich die Teilnehmenden der Analyse und Bedeutung des Kontaktes zu anderen zu. Es werden Kontaktwege und –möglichkeiten thematisiert. Etwa: In welcher Form werden Kontakte gepflegt und wie werden sie erhalten, erneuert und entdeckt? Auch eine Auseinandersetzung mit dem Thema Alleinsein ist Bestandteil dieses Moduls.

Modul 3 –Tatkräftig mit den Händen – Dieses Modul steht ganz im Zeichen der Bedeutung der Betätigung mit den eigenen Händen. Die Teilnehmenden sammeln Erfahrungen in der kreativen Auseinandersetzung mit Material und erforschen den Zugang zur eigenen Kreativität. Die Verbindung von Gehirn und Hand, sowie die Möglichkeiten des kreativen Einsatzes der Hände im Alltag sind in diesem Modul zentral.

Modul 4 - Nutze den Tag! – Die Gruppenmitglieder setzen sich mit der eigenen Tagestruktur und dem alltäglichen Umgang mit der Zeit auseinander und tauschen sich hierüber aus. Diese Analyse schärft das Bewusstsein für Veränderungswünsche in Bezug auf Betätigungen und macht deutlich, welche Faktoren das eigene Leben strukturieren.

Modul 5 – Gesundheit durch Betätigung – Der wichtige Zusammenhang zwischen der Ausführung einer Betätigung und der daraus resultierenden persönlichen Zufriedenheit wird mit den Teilnehmenden erarbeitet und nachvollzogen. Die Gruppenmitglieder entdecken bedeutungsvolle Betätigungen in ihrem Alltag und formulieren Betätigungswünsche. Dabei geht es gerade im Zusammenhang zu Lebensübergängen auch um den Verlust von gewohnten Betätigungen und Rollen während des Prozesses des Alterns.

Modul 6 – Sicher im Alltag – In diesem Modul steht die Bedeutung des Sicherheitsgefühls im Alltag im Zentrum. Gefahren und Barrieren im Innen- und Außenbereich werden ermittelt und mögliche Sicherheitsvorkehrungen ausgetauscht. Die Möglichkeiten einer Wohnraumanpassung oder Hilfsmittelversorgung werden erwogen und geplant.

Modul 7 – Ernährung – Dieses Modul widmet sich dem Thema Ernährung aus einer für die Gesundheitsförderung ungewohnten Perspektive. Es geht weniger um die gesunde Ernährung als vielmehr um den Einfluss von Essen und Trinken auf die persönliche Tagesgestaltung. Die Betätigungen, die mit der Ernährung verbunden sind, wie z. B. Einkaufen, Rezepte wählen und Gäste einladen, werden betrachtet und in ihrer Bedeutung für das Wohlbefinden hervorgehoben.

Modul 8 – Finanzen – Die Teilnehmenden erhalten in diesem Modul die Möglichkeit, ihre persönlichen finanziellen Spielräume für die Wahrnehmung von Betätigungen zu erkennen. Daneben stehen Informationen über die Regelung grundlegender finanzieller Belange und Möglichkeiten der Hilfe bei finanziellen Fragen im Mittelpunkt.

Modul 9 – Ressourcen der Unterstützung in der Umgebung – Viele Menschen sind sich der unterstützenden Möglichkeiten, die in ihrem Umfeld angeboten werden nicht bewusst oder zögern aufgrund von Unkenntnis der Modalitäten, diese zu nutzen. Das Modul gibt einen Überblick über regionale Möglichkeiten und gibt den Teilnehmenden Raum, diese zu diskutieren und für sich zu gestalten.

Modul 10 – Ehrenamt und seine Organisation – Inhalt dieses Moduls sind die Rolle, der Wert und die Bedeutung des Ehrenamts. Die Gruppenmitglieder entdecken eigene Ressourcen zur Ausübung eines Ehrenamtes. Es besteht die Möglichkeit über eigene Erfahrungen mit der Ausübung von Ehrenämtern in den Austausch zu gehen und gegenseitig von diesen zu profitieren.

Modul 11 – Lebenslanges Lernen – Die Freude daran, sich neues Wissen zu erarbeiten und sich neuen technischen Medien zu stellen, kann Perspektiven und Möglichkeiten für die eigene Lebensgestaltung eröffnen. Diese Möglichkeiten werden in diesem Modul entdeckt, ausgetauscht und ihre Umsetzung wird vorbereitet.

Modul 12 – Abschluss – Mit diesem Modul wird den Gruppenmitgliedern Raum gegeben, sich vom Programm und den Teilnehmenden zu verabschieden. Dieser Abschied beinhaltet auch die abschließende persönliche Bewertung der Programminhalte. Ein Fortbestand der Gruppe ohne ergotherapeutische Begleitung oder andere Zukunftspläne können besprochen werden.

Die Moderation der Module wird in der Regel von zwei Personen durchgeführt. Sie folgen in ihrer Durchführung einem Grundschema aber keinem festen Plan. Die Module werden an die Gruppe der Teilnehmenden inhaltlich angepasst und auf die Situation abgestimmt durchgeführt. Im Handbuch finden sich viele Vorschläge für Durchführungsvarianten. Für jedes Modul stehen Hintergrundinformation zum Thema, die Zielbeschreibung des Moduls, Einführungsaktivitäten, Diskussionsthemen, Ideen für Gruppenaktivitäten, weiterführende Ideen und Vorschläge für den Abschluss des Moduls zur Verfügung. Der zeitliche Umfang eines Moduls beträgt in der Regel 90 Minuten.

- Vorstellung des Themas
- Ziele des Moduls
- Einführungsaktivität
- Gruppendiskussion
- Gruppenaktivität
- Ideenpool für weiterfürende Aktivitäten
- Abschluss und Ergebniszusammenfassung

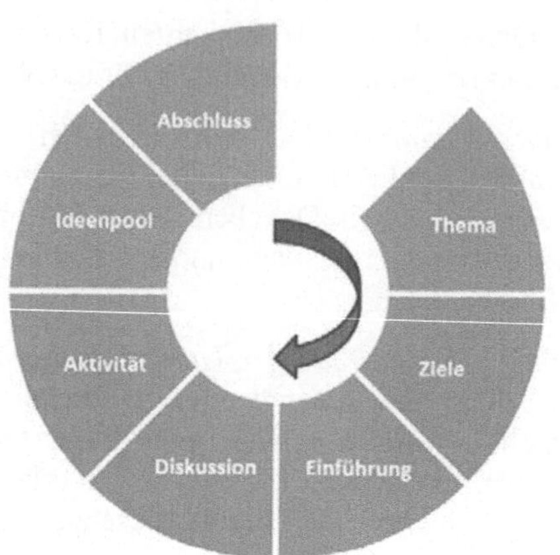

Abb.8.2: Grundschema für den Modulablauf

8.4   Programmimplementierung

Für das am *grünen Tisch* auf der Grundlage der Vorläuferprogramme entwickelte deutschsprachige Programm mussten zunächst implementierungswillige und interessierte Ergotherapeutinnen und -therapeuten gefunden werden. Sie wurden im Rahmen von Informationsveranstaltungen zum TATKRAFT-Programm gewonnen und zu einer zweitägigen Schulung eingeladen. Im Rahmen der Schulung wurden den Teilnehmenden theoretische Hintergründe und Programminhalte vermittelt. Sie wurden über die Organisationsstruktur und die Implementierungswege des Programms informiert. Die ressourcen- und betätigungsorientierte Perspektive in der Gesundheitsförderung älterer Menschen wurde thematisiert und Möglichkeiten der Umsetzung verdeutlicht. Auch die Bedeutung einer gründlichen Umfeldanalyse vor Implementierung des Programms in der eigenen Region war Inhalt dieser Schulung. Allen Teilnehmenden wurde angeboten, an einer Pilotstudie zum Programm an der Hochschule für angewandte Wissenschaft und Kunst (HAWK), in Hildesheim, teilzunehmen (http://www.hawk-hhg.de/sozialearbeitundgesundheit/191879.php). Diese Pilotstudie wurde über ein Jahr begleitend zu den Implementierungsschritten des Programms durchgeführt. Zehn der teilnehmenden Ergotherapeutinnen und Ergotherapeuten wurden durch systematische Befragungen im Rahmen der Pilotstudie auf ihrem Implementierungsweg begleitet. Neben der Erhebung der Verständlichkeit des Handbuches stand die Analyse der auftretenden Implementierungsbarrieren im Mittelpunkt der Studie.

Implementierungsbarrieren treten hauptsächlich in drei Bereichen auf und werden im Folgenden kurz vorgestellt: die *Kosten für das Programm*, die *Zielgruppenbestimmung* und die *Schwierigkeit der Teilnehmenden, über die Wirkung der Programminhalte Auskunft zu geben*.

Die *Kosten für das Programm* sind relativ schwer zu kalkulieren, da sie abhängig von der Gruppengröße und der Anzahl der durchgeführten Module sind. Auch ist es ausschlaggebend, ob ein Raum zur Durchführung des Programms kostenfrei zur Verfügung gestellt werden kann oder angemietet werden muss. Eine ungefähre Kostendeckung ist zu erwarten, wenn die Teilnehmenden zwischen 100-120 € selbstzahlend erbringen. Dieser Betrag ist für viele ältere Menschen deutlich zu hoch. Eine Selektion wohlhabenderer Teilnehmerinnen und Teilnehmer liegt weder im Interesse der Gesundheitsförderung noch in der Intention des Programmes.

Eine Finanzierung durch die Krankenkassen nach §§ 20 und 20a SGB V zu erreichen, wurde mehrfach versucht, scheiterte aber durchgehend daran, dass die Zielebene des Programmes quer zu den Präventionszielen liegt, d. h. nicht einem einzelnen geförderten Präventionsbereich zuzuordnen ist. Es ist vielmehr multidimensional aufgebaut und soll den Teilnehmenden die eigenen Ressourcen verdeutlichen und neue Betätigungsmöglichkeiten schaffen. Über diesen Weg werden dann auch Risiken wie Stress, Ernährung, Bewegung und Sucht adressiert. Auch eine Teilfinanzierung durch die Krankenkassen konnte nicht erreicht werden.

Zudem wurden Unternehmen für das Programmangebot angesprochen. Das Programm kann einen Beitrag zur Erhaltung der Arbeitskraft älterer Mitarbeiterinnen und Mitarbeiter unter besonderer Berücksichtigung einer ausgeglichen Work-Life-Balance leisten und einen zufriedenstellenden Übergang vom Beruf in die Rente unterstützen. Auch hier wurden Versuche gestartet und Gespräche mit größeren Betrieben geführt, die leider in der Konsequenz ergebnislos geblieben sind.

Die *Zielgruppenbestimmung des Programms* erwies sich als schwierig. Menschen in Lebensübergangssituationen können vor sehr unterschiedlichen Lebensgestaltungsaufgaben stehen. Für den einen ist es der Übergang von der Berufstätigkeit in den Ruhestand, für andere der Verlust des Partners oder der Eintritt einer Erkrankung. Diese unterschiedlichen Lebensumstände und die daraus entstehende Inhomogenität der Gruppe erschweren die klare Ansprache einer Zielgruppe. Es stellt sich die Frage, wie Teilnehmende gewonnen werden können, die keiner vertrauten Zielgruppendefinition entsprechen. In Zeiten der Individualisierung und der wenig vergleichbaren Lebensläufe und -ereignisse muss wahrscheinlich verstärkt von einem geteilten Lebenskontext und den damit verbundenen Interessen ausgegangen werden, um Gruppen zu organisieren, bspw. im Rahmen von Quartiersmanagementprogrammen. Altern ist kein homogener Prozess, sondern geprägt von den unterschiedlichen Lebenserfahrungen und Verarbeitungsprozessen im Laufe des Lebens (Filipp and Mayer 1999). Dieser Individualität muss in der Zusammenführung von Gruppen unter Berücksichtigung konkreter geteilter Lebensraumbedingungen Rechnung getragen werden.

Die Schwierigkeit der Teilnehmenden, über die Wirkung der Programminhalte Auskunft zu geben: Die Teilnehmenden der ersten in Deutschland stattfindenden TATKRAFT-Gruppe waren von ihrer Teilnahme begeistert, hatten aber Schwierigkeiten zu formulieren, warum sie dieses Programm als gesundheitsfördernd und bereichernd erlebt hatten. Es scheint für Teilnehmende schwierig zu sein, im Nachhinein zu beschreiben, wie die einzelnen Programm-Module zum eigenen Wohlbefinden beigetragen haben. Für eine Weiterempfehlung des Programms an Menschen in ähnlichen Lebenssituationen und an Bekannte ist eine wirkungsvolle Mund-zu-Mundpropaganda aber ein entscheidender Faktor für die Gewinnung weiterer Programminteressierter.

Der Implementierungsweg des TATKRAFT-Programms ist langwierig und aufwändig. Im Rückgriff auf die aktuellen Ergebnisse der Präventionsforschung ist dies vor dem Hintergrund der Durchführungsbedingungen für Präventionsmaßnahmen und in Anbetracht der politischen und gesellschaftlichen Situation der Prävention in Deutschland nicht verwunderlich (Beelmann and Karing 2014). Dennoch ist festzuhalten, dass sowohl die bisherigen Moderatorinnen als auch die Seniorinnen und Senioren von der Programmidee begeistert sind und an einer Implementierung, trotz der auftretenden Implementierungsbarrieren festhalten. Inzwischen hat sich zu TATKRAFT auch ein deutschsprachiges Netzwerk mit österreichischen und Schweizer Kolleginnen gebildet, die ebenfalls an der Implementierung in ihren nationalen Rahmenbedingungen arbeiten.

8.5   Fazit und Ausblick

Gesundheit im Alter sollte in Übereinstimmung mit der Ottawa-Erklärung die selbständige, selbstverantwortliche und persönlich sinnerfüllte Lebensgestaltung beinhalten (WHO 1989). Den Maßnahmen der Prävention liegt in Deutschland dagegen immer noch ein eingeschränktes Verständnis des Gesundheitsbegriffes zugrunde. Gesundes Älterwerden ist nicht allein eine Frage der körperlichen und seelischen Gesundheit, sondern ein mehrdimensionaler Komplex (Kruse 2010). Gesundheitsfördernde und präventive Maßnahmen, die auf diese Mehrdimensionalität ausgerichtet sind, können die Lebensqualität und Gesundheit steigern. Eine alternative Ausrichtung der Präventionsangebote auf lediglich eines der vier Präventionsfelder (Stress, Bewegung, Ernährung und Sucht) wird diesem Anspruch nicht gerecht.

Auch die Mehrdimensionalität des Alternsprozesses fordert von der Prävention neben einer Ausrichtung auf die biologisch-physiologische Dimension, die Förderung im Bereich der psychologischen und sozialen Kompetenzen älterer Menschen (ebd.). Ältere Menschen können in Lebensübergangssituationen auf eine Unterstützung angewiesen sein, um eigene Ressourcen zu mobilisieren und ihr Leben mit sinnerfüllten Aktivitäten zu gestalten. Persönlich bedeutsame Betätigungen können in Bezug auf die Selbstwirksamkeit und die Stabilisierung der Identität einen Beitrag leisten, wie dieses durch das TATKRAFT-Programm angestrebt wird.

Das kollektive Altersbild in der Gesellschaft ist immer noch stark defizitär geprägt und sieht den Alternsprozess überwiegend als eine Phase des Verlustes und der Einschränkungen (vgl. Pohlmann, 2015). Zukunftsorientierung und neue Lebensgestaltung sind aus dieser Perspektive für das höhere Lebensalter kaum vorstellbar.

Das Programm TATKRAFT vermittelt für das Alter wichtige Beratungsinhalte in einer Form, die das *Tätigwerden* und *Teilhaben* ermöglicht. Damit ist ein erster Schritt zur Umsetzung im Alltag bereits während der Programmdurchführung vollzogen. Diese *gelebte* und *erfahrene* Beratung soll älteren Menschen den Erhalt der Lebensqualität sichern. Das Angebot von Hilfen zur frühzeitigen Bewältigung von Alltagsanforderungen im Alter steht dabei im Vordergrund (Alber, Fahey and Saraceno 2007). Im Sinne eines aktiven Alterns geht es um den Erhalt und den Abruf von Ressourcen (Pohlmann 2013, 263). TATKRAFT ist ein ergotherapeutischer Beitrag dazu, der, Pohlmanns Vorschlag folgend, die psychosozialen Dimensionen von Gesundheit betrachtet, damit die Potenziale des Alterns stärkt und so älteren Menschen hilft, Krisen effizienter zu bewältigen.

Der Präventionsgedanke muss nach wie vor auf politischer, gesellschaftlicher und institutioneller Ebene und nicht zuletzt ebenso im Selbstverständnis der älteren Menschen, für die neue Präventionsangebote und -strategien entwickelt werden (Beelmann and Karing 2014), reifen. Die Implementierung mehrdimensionaler Präventionsangebote, die eine ressourcenorientierte und lebensgestaltende Ausrichtung haben, kann nur gelingen, wenn die Bemühungen auf allen Ebenen weiter vorangetrieben werden.

Literatur

Alber, J., Fahey, T. & Saraceno, C. (2007). Handbook of Quality of Life in Enlargement Europe. Taylor & Francis.

Antonovsky, A. (1997). Salutogenese: Zur Entmystifizierung der Gesundheit. Tübingen: Dgvt-Verlag.

Balzer, K., Bremer, M., Schramm, S., Lühmann, D. & Raspe, H. (2012). Sturzprophylaxe bei älteren Menschen in ihrer persönlichen Wohnumgebung, 1-61. In: Schriftenreihe Health Technology Assessment. 2012, 116.

Beelmann, A. & Karing, C. (2014). Implementationsfaktoren und -prozesse in der Präventionsforschung: Strategien, Probleme, Ergebnisse, Perspektiven. In: Psychologische Rundschau. 2014. 65. 129-139.

Clark, F. A. (1998). Well Elderly Study Occupational Therapy Program. In: American Journal of Occupational Therapy. 1998. 52. 326-336.

Craig, C.& Mountain, G. A. (2007). Lifestyle Matters: An Occupational Approach to Healthy Ageing. Speechmark.

DACHS-Arbeitsgruppe (2007). Ergotherapie- was bietet sie heute und in Zukunft? Bozen/Südtirol: Claudiana.

ENOTHE (2008). Experiences from a European project group. Developing a health promoting occupational therapy program for community living older people. Amsterdam: ENOTHE Publishing.

Ferber, R.,Dangl, H., Grote, A., Kölling, D., Marotzki, U., Rach, M., Schmitt, R. & Weiß, K. (2012). Tatkraft - Gesund im Alter durch Betätigung: Programm zur Gesundheitsförderung. Idstein: Schulz-Kirchner.

Filipp, S. H. (1995). Kritische Lebensereignisse. Beltz, Psychologie-Verlags-Union.

Filipp, S. H. & Mayer, A. K. (1999). Bilder des Alters: Altersstereotype und die Beziehungen zwischen den Generationen. Kohlhammer.

Forstmeier, S., Uhlendorff, H. & Maercker, A. (2005). Diagnostik von Ressourcen im Alter. In: Zeitschrift für Gerontopsychologie & -psychiatrie. 2005. 18. 227-257.

Glass, T., Mendes de Leon, C., Marottoli, R. A. & Berkman, L. F. (1999). Population based study of social and productive activities as predictors of survival among elderly Americans. In: BMJ. 1999. 319. 478-483.

Graff, M. J.L., Adang, E. M. M., Vernooij-Dassen, M. J. M., Dekker, J., Jönsson, L., Thijssen, M., Hoefnagels, W. H.L. & Rikkert, M. G. M. (2008). Community occupational therapy for older patients with dementia and their care givers: cost effectiveness study. In: BMJ. 2008. 336. 134-138.

Hansson, Robert O./Carpenter, Bruce N. (1994): Relationships in Old Age: Coping With the Challenge of Transition. Guilford Press

Hasselkus, Betty R. (2006) (2006): The world of everyday occupation: Real people, real lives. In: American Journal of Occupational Therapy. 2006. 60. 627-640

Jerosch-Herold, Christina/Marotzki, Ulrike/Hack, Birgit M./Weber, Peter (2009): Konzeptionelle Modelle für die ergotherapeutische Praxis. Berlin: Springer Verlag

Kalbermatten, U. (2006). Altern heute. In: Psychotherapie Forum. 2006. 14. 3-6.

Karl, U. (2013): Alter(n) als Übergangsprozess, 415-431. In: Schröer, W., Stauber, B., Walther, A., Böhnisch, L. & Lenz, K. (Hrsg.). Handbuch Übergänge. Weinheim: Beltz Verlag.

Kielhofner, G., Mentrup, C., Langlotz, A., Marotzki, U. & Weber, P. (2012). Checklisten des Model of Human Occupation: Interessen-Checkliste ; Rollen-Checkliste ; Aktivitäten-Protokoll ; Fragebogen zur Betätigung. Idstein: Schulz-Kirchner.

Kielhofner, G. (2008). Model of human occupation: Theory and application. Baltimore: Lippincott Williams & Wilkins.

Kruse, A. (2005). Gesund altern. Stand der Prävention und Entwicklung ergänzender Präventionsstrategien. Baden-Baden: Nomos Verlag.

Kruse, A. (Hrsg.) (2010). Potentiale im Alter.Heidelberg: AKA Verlag.

Ladwig, K.-H. (2014). Kritische Lebensereignisse. In: Public Health Forum. 2014. 22. 10.e1–10.e3.

Law, M., Baptiste, S., Carswell, A., McColl, M., Polatajko, H. & Pollock, N. (2009). Canadian Occupational Performance Measure. Idstein: Schulz-Kirchner-Verlag.

Levine, R. E. (1987). The Influence of the Arts-and-Crafts Movement on the Professional Status of Occupational Therapy. In: American Journal of Occupational Therapy. 1987. 41. 248-254.

Linden, M. (Hrsg.) (2009). Salutotherapie in Prävention und Rehabilitation.Köln: Deutscher Ärzte-Verlag.

Löffler, K. (2010a). Betätigung als Handlungsfeld seniorenbezogener Prävention und Gesundheitsförderung. Eine Positionierung der Ergotherapie in den „Präventionszielen für die zweite Lebenshälfte" der Bundesvereinigung Prävention und Gesundheitsförderung e.V. anhand eines systematischen Reviews. Idstein: Schulz-Kirchner Verlag.

Löffler, K. (2010b). Ergotherapeutische Optionen in Gesundheitsförderung und Prävention für Senioren. In: Thapa-Görder, Nicola/Voigt-Radloff, Sebastian (2010b): 118-124.

Mandel, D. R. (1999). Lifestyle Redesign: Implementing the Well Elderly Program. AOTA.

Manini, T, Everhart, J., Kushang, E., Patel, K., Schoeller, D., Colbert, L., Visser, M, Tylavsky, F., Bauer, D., Goodpaster, B.& Harris, T. (2006). Daily Activity Energy Expenditure and Mortality Among Older Adults. In: JAMA. 2006. 296. 171-179.

Marotzki, U. (2009). Alltägliche Aktivitäten, menschliche Betätigung und Ergotherapie, 161-169. In: Linden, M. (Hrsg.). Salutotherapie in Prävention und Rehabilitation. Köln: Deutscher Ärzte-Verlag.

Marotzki, U. (2004). Zwischen medizinischer Diagnose und Lebensweltorientierung. Idstein: Schulz-Kirchner Verlag.

Marotzki, U. & Adam, P. (2008). Ergotherapie in der betrieblichen Gesundheitsförderung und Prävention, 201-210. In: Köhler, K. & Steier-Mecklenburg, F. (Hrsg.) (2008). Arbeitstherapie und Arbeitsrehabilitation.Stuttgart: Thieme.

Matuska, K. M. & Christiansen, C. H. (2008). A proposed model of lifestyle balance. In: Journal of Occupational Science. 2008. 15. 9-19.

Meyer, A. (1922/1977). The Philosophy of Occupational Therapy. [Reprinted from Archives of Occupational Therapy, Vol 1, p 1-10]. In: American Journal of Occupational Therapy. 1922/1977. 31. 639-642.

Milligan, C. (2009). There's No Place Like Home: Place and Care in an Ageing Society. Ashgate.

Naylor, G. (1971). The Arts and Crafts Movement. London: Studio Vista.

Nolte, K. (2010). Packesel, nein danke - Kindern den Rücken stärken, 89-95. In: Thapa-Görder, N. & Voigt-Radloff, S. (Hrsg.) (2010): Prävention und Gesundheitsförderung - Aufgaben der Ergotherapie.Thieme.

Pinel, P. (1801/1948). Medical Treatise on Mental Alienation In: Licht. Occupational Therapy Source Book. 19-24.

Pohlmann, S. (2013). Gut beraten : Forschungsbeiträge für eine alternde Gesellschaft. Wiesbaden: Springer VS.

Pohlmann, S. (2015). Altershilfe. Band 1: Hintergründe und Herausforderungen. Neu Ulm: AGSpak.

Reichstadt, J., Sengupta, G., Depp, C. A., Palinkas, L. A. & Jeste, D. V. (2010). Older adults' perspectives on successful aging: qualitative interviews. In: Am J Geriatr Psychiatry. 2010. 18. 567-75.

Schwartz, K. (1998). The History of Occupational Therapy. In: Neistadt, Maureen E./Blesedell Crepeau, Elisabeth (1998): 854-860.

Sprange, K., Mountain, G. A., Brazier, J., Cook, S. P., Craig, C., Hind, D., Walters, S. J., Windle, G., Woods, R., Keetharuth, A. D., Chater, T. & Horner, K. (2013). Lifestyle Matters for maintenance of health and wellbeing in people aged 65 years and over: study protocol for a randomised controlled trial. In: Trials. 2013. 14. 1-13.

Thapa-Görder, N. & Voigt-Radloff, S. (Hrsg.) (2010): Prävention und Gesundheitsförderung - Aufgaben der Ergotherapie.Thieme.

Townsend, E. & Polatajko, H. (2007). Enabling Occupation II. Ottawa: CAOT Publications

Turner, Annie (2007): Health through Occupation: Beyond the Evidence. In: Journal of Occupational Science. 2007. 14. 9-15.

Weiß, K., Löffler, K. & Marotzki, U. (2013). Lebensübergangsphasen im Alter als wichtige Interventionszeitpunkte für Gesundheitsförderungs- und Beratungsangebote. In: Impulse für Gesundheitsförderung. 2013. 80. 16-17.

Welzer, H. (1993). Transitionen. Zur Sozialpsychologie biographischer Wandlungsprozesse. Tübingen: Edition Diskord.

WHO (1989). Ottawa Charta. Autorisierte Übersetzung. In: GWG Zeitschrift. 1989. 19. 408-410.

Wilcock, A. (1998). An occupational perspective of health. Thorofare: Slack.

Wild, B. & Herzog, W. (2012). Alterskrankheit Depression? Therapieansätze für ein weltweit verbreitetes Leiden. In: Forschungsmagazin Ruperto Carola. 2012, o. S.

9 Präventive Umgebungsgestaltung mit Licht – Human Centric Lighting

Herbert Plischke

9.1 Bestimmung „Guter Beleuchtung"

Gutes Sehen hängt von guter Beleuchtung ab, dieser Zusammenhang ist klar. Welche Bedingungen müssen aber für gute Lichtwirkungen auf den Menschen erfüllt werden? Die Gütekriterien für gutes Licht sind heutzutage wohldefiniert und es liegen sehr gute Handlungsempfehlungen für die Lichtplanung vor. Insbesondere die Beleuchtung von Arbeitsstätten ist durch Richt- und Leitlinien, z.B. des Gesetzgebers oder der Berufsgenossenschaften so gut vorgegeben, dass bei der Einhaltung der Vorgaben nach bisherigen Erkenntnissen des Arbeitsschutzes die Gesundheit nicht gefährdet oder beeinträchtigt wird. Obwohl die Anforderungen an die Lichtqualität über die vergangenen Jahrzehnte kontinuierlich an die Erfordernisse für das gute Sehen angepasst wurden und gute Leitlinien vorhanden sind, weiß man heute, dass rein auf visuelle Aufgaben ausgerichtete Beleuchtung nicht mehr für die ganzheitliche Gesundheitsförderung, insbesondere für eine präventive Planung von Lebenswelten ausreichend ist. Ebenso wie eine visuell schlechte Beleuchtung kann auch die Vernachlässigung der nicht-visuellen Wirkungen der Beleuchtung mit einem erhöhten Risiko verbunden sein, negative Folgen für die Gesundheit zu erzeugen. Langfristig kann durch „falsches" Licht zur „falschen" Zeit die Gesundheit und das Wohlbefinden von Menschen sogar erheblich beeinträchtigt werden.

Wie wird „gutes" Licht heute in Innenräumen nach den gängigen Regularien definiert? Für Licht im Privatbereich gibt es keine Vorschriften. Verbindliche Vorgaben gibt es für Arbeitsplätze zum Schutz der Arbeitnehmer. Dem interessierten Leser sei die BGR 131-1 Teil 1 und Teil 2 als Literatur empfohlen, hier sind die wichtigsten Planungsgrundsätze, sowie die anwendbaren Gesetze und Verordnungen abgebildet. Diese Regelwerke beschreiben heute die notwendige Voraussetzung für „gutes" Licht. Es sind bisher wichtige, aber ausschließlich visuelle Kriterien. Zum Beispiel gehören zu guter Beleuchtung folgende Aspekte:

- ausreichendes Beleuchtungsniveau mit angenehmer Atmosphäre
- gute Farbwiedergabe
- möglichst viele Tageslichtanteile
- gute Leuchtdichteverteilung

- Blendungs- und Reflexionsbegrenzung
- kein störendes Flimmern
- gute Raumwahrnehmung und Orientierung
- gute Körperwiedergabe und Kontrastdarstellung (auch Schattigkeit)
- leichte Individualisierungsmöglichkeit
- Wirtschaftlichkeit und Energieeffizienz.

Aus aktueller wissenschaftlicher Sicht sollte eine weitere Bedingung zu den Gütekriterien für Beleuchtung hinzugefügt werden, um zu „gesundheitsförderndem" Licht für präventive Umgebungsgestaltung zu kommen. Diese Bedingung ist relativ einfach in einem Satz zusammengefasst: „Das richtige Licht zur richtigen Zeit". Als Begriff für künstliches Licht, das die nicht-visuellen Wirkungen von (Kunst-)Licht berücksichtigt, wurde in den letzten Jahren „Humanzentriertes Licht" oder „Human Centric Lighting" (HCL) eingeführt. Insbesondere für Seniorenresidenzen wird heute HCL schon erfolgreich als „Assistenzsystem" zur Förderung des Gesundheitserhalts integriert. Für den breiten Einsatz fehlen aber bisher noch systematische Schulungsangebote für die an der Bau- und Ausführungsplanung beteiligten Fachleute. Durch aktuell entstehende normative Dokumente und Planungsempfehlungen, soll nun die Einführung von HCL in die verschiedenen Bereiche des Lebens auf eine gesicherte wissenschaftliche Basis gebracht und somit für die Praxis auch umsetzbar gemacht werden. Der relevante Fachbericht DIN SPEC 67600 „Biologisch wirksame Beleuchtung – Planungsempfehlungen" richtet sich an Lichtplaner und ist in der ersten Ausgabe im April 2013 erschienen.

9.1.1   Ausrichtung hin zu humanzentriertem Licht

Entscheidend für die Empfehlung z. B. an Lichtplaner die bisherige Beleuchtungstechnik neu auszurichten, sind wissenschaftliche Erkenntnisse zum Zusammenspiel von Licht und der „inneren Uhr" des Menschen. Durch die neuere chronobiologische Forschung ergab sich in den letzten Dekaden ein Ergänzungsbedarf für die Messung von Lichtwirkungen und infolge dessen auch für die Planung von präventiven Umgebungen, denn die visuelle Wirkung über das Auge ist nicht alleinig entscheidend für „gutes und gesundes Licht". Kurz-, mittel- und längerfristige Effekte von Licht können über die Berücksichtigung von nicht-visuellen Wirkungen über das Auge heute aktiv mit Kunstlicht genutzt werden. Wie wichtig Sonnenlicht für die Seele, Gesundheit und Gesundheitsprävention ist, weiß man in der Medizin schon länger, in der Planung für künstliches Licht zur allgemeinen Beleuchtung sollten diese Effekte nun auch stärker berücksichtigt werden.

9.1.2   Mehr als nur Sehen

Die Sonne ist unbestritten ein wesentlicher Faktor, damit Leben auf der Erde entstehen konnte. Zumindest in dem uns bekannten Kosmos waren die Bedingungen auf der Erde so einzigartig, dass sich Lebewesen entwickelten. Diese passten sich den Umweltbedingungen an, um eine bestmögliche Überlebenschance zu haben und sich effektiv zu vermehren. Die Nutzung der Sonnenstrahlung und die Adaptation an den Tag/Nacht-Rhythmus ist ein essentieller Teil der Anpassung an Umweltbedingungen. Photobiologisch betrachtet gibt es eine Vielzahl von Wechselwirkungen von Licht auf Lebewesen. Die Wirkungen über die Haut und die über das Auge sind Beispiele dafür. Für diejenigen über die Haut sind hier exemplarisch der Effekt der Wärme durch Infrarotlicht, die Vitamin D-Synthese, die Immunmodulation durch UV-Strahlung und die Photoisomerisierung von Bilirubin durch blaues Licht erwähnt. Heute kann Kunstlicht gute visuelle Wirkungen erzeugen. Und präventive Konzepte in der Arbeitswelt und im Privaten lassen sich über die Beachtung von nicht-visuellen Wirkungen von Licht verbessern. Im Weiteren sollen in diesem Beitrag nur die nicht-visuellen Wirkungen von Licht über das Auge betrachtet werden. Alle Wirkungen von Licht sollten idealerweise bei der präventiven Umgebungsplanung bedacht werden. Das würde aber eine medizinische Kompetenz der Betreiber und der Installateure voraussetzen, da das Licht notwendigerweise individuell abgestimmt auf die Nutzer angepasst sein müsste. In der (nichtmedizinischen) Allgemeinbeleuchtung ist das durch die ausführenden Gewerke nicht zu realisieren.

9.1.3   Aspekte der Allgemeinbeleuchtung

Bis zur letzten Jahrhundertwende wusste man aber nur wenig über die nicht-visuellen Wirkungen von Licht. Die 24h-Rotation der Erde mit den regelmäßigen Tag-Nacht-Perioden erzeugt in Lebewesen zwangsweise Phasen mit höherem und niedrigerem Stoffwechsel. Es bietet sich somit die Möglichkeit einer Aktivitäts- und einer Konsolidierungsphase. Die dem Sonnenlicht ausgesetzten Lebewesen passten sich an und nutzten zusätzlich zur visuellen Sensorik den Tag-Nacht-Rhythmus für die effiziente Steuerung des Stoffwechsels. Es entwickelten sich - je nach „besserem Überleben" in der jeweiligen Biosphäre - nachtaktive und tagaktive Lebewesen, die entsprechend dem benötigten Stoffwechsel Funktionen aktivieren oder ruhigstellen können (siehe Tabelle 9.1). Nur wenn die Außenzeit (Lichtsignal) mit der Innenzeit (z. B. Hormone) synchronisiert ist ergibt sich die beste Leistungsfähigkeit. Wird das System gestört, ergeben sich Fehlfunktionen, das „Orchester" der Organe spielt nicht mehr „harmonisch".

Unabhängig vom Ort auf der Erde wird durch Licht die Synchronisation der „Innenzeit" des Organismus mit der „Außenzeit" (der Zeit der jeweiligen Umwelt) ermöglicht. Die Steuerung oder Triggerung der „inneren Uhr" synchron zur Außenzeit geschieht beim Menschen hauptsächlich durch Licht im blauen Spektralbereich, das über spezialisierte Rezeptoren im Auge vermittelt wird. Die Anpassung der Innenzeit erfolgt nach regelmäßigen neuen Lichtreizen zeitverzögert. Im Falle eines „Jet-Lag" durch einen Transkontinentalflug zum Beispiel kann die Umstellung Tage dauern und während dieser Zeit ist der Mensch nur eingeschränkt leistungsfähig. Relativ schnell hingegen erfolgt eine Aktivierung durch helles Licht. Die aktivierende Wirkung ist vom Spektrum und der Intensität der Beleuchtung abhängig.erschiedene Strukturen im Hirnstamm werden unmittelbar durch (helles Tages-) Licht stimuliert, was verbesserte kognitive Leistungen ermöglicht und vigilanzsteigernd wirkt (Smolders, de Kort et al. 2012).

Tab. 9.1: Licht und Innenzeit –Die genannten Zeiten sind aber individuell sehr variabel und hier exemplarisch veranschaulicht.

Licht	• **7h Melatoninausschüttung stoppt**, Blutdruckanstieg, Innere Uhr wird am besten synchronisiert • 8h Cortisolausschüttung hoch • 8h Magenperistaltik aktiviert • 9h Testosteron hoch • 10h Hohe Vigilanz • 12h Mittag, Peristaltik hoch • 13h „Mittagsmüdigkeit" wahrscheinlich, Herzregeneration • 15h Beste Koordination und Reaktion • 17h Beste Muskelstärke • 18h Höchster Blutdruck • 19h Körpertemperatur Maximum • 21h Melatoninausschüttung beginnt, „Nachtbetrieb" • 23h Magenperistaltik wird unterdrückt
Nacht	• 2h Melatonin Maximum und tiefster Schlaf, Konzentration von Wachstumshormonen im Gehirn hoch • 4h Körpertemperatur Minimum, regenerative Prozesse sind aktiv

9.1.4   „Licht"-Synchronisierung

Wie für andere Lebewesen auch, ist beim Menschen durch Studien gut belegt, dass ein starker Tag-Nacht-Rhythmus als wichtige Voraussetzung für die Aufrechterhaltung der Gesundheit gelten kann (Martinez-Nicolas, Madrid et al. 2014). Das Licht, an das sich lebende Organismen über Jahrmillionen adaptiert haben ist Sonnenlicht. Es scheint am Tag in ausreichender Intensität in einem großen Wellenlängenbereich und es ist – zumindest in der intakten Natur - nachts nicht vorhanden. Licht ist in der Technik hierbei definiert als elektromagnetische Strahlung im Wellenlängenbereich von 380nm bis 780 nm. Die Gesamtheit der verschiedenen Wellenlängen in diesem Bereich bezeichnet man als Lichtspektrum.Dunkelheit ist so wichtig wie Sonnenlicht, das klingt banal, aber künstliches Licht in der Nacht durch elektronische Medien oder Außenlicht kann das circadiane System empfindlich stören (Vollmer, Michel et al. 2012). Das morgendliche Tageslicht wirkt als stärkster „Zeitgeber" des Menschen. „Zeitgeber" - ein Begriff aus der Chronobiologie – bedeutet, alles was den Körper auf einen Rhythmus einstellen kann. Dies kann die Aufnahme von Nahrung sein, soziale Interaktionen, Temperaturänderungen und körperliche Aktivitäten, die in regelmäßigen Zeitintervallen stattfinden. Durch Zeitgeber konnten sich bei Lebewesen stabile „Innenzeiten" (z. B. Wach- und Ruhephasen) herausbilden, die sich an der Außenzeit (Umwelt) orientieren. Gesteuert werden die zeitabhängigen metabolischen Vorgänge von „Uhrengenen" in jeder Zelle. Diese Uhrengene gehen aber nicht ausreichend genau, so dass sie für einen regelmäßigen Rhythmus immer synchronisiert werden müssen. Das geschieht durch eine zentrale Steuereinheit im Gehirn, die die einzelnen organbezogenen Rhythmen koordiniert und synchronisiert. Der zentrale Taktgeber befindet sich beim Menschen in einem Bereich oberhalb der Sehnervenkreuzung, dem sogenannten Suprachiasmatischen Nukleus (SCN). Von dieser paarig angelegten Struktur, die nur etwa 20 000 Nervenzellen enthält, werden über andere Hirnkerne unterschiedliche Rhythmen generiert. Wie ein Dirigent gibt der SCN den Takt für das Organ-Orchester vor, nur so kann ein System effektiv harmonieren und funktionieren. Der genetisch vorgegebene Takt im SCN ist aber von Mensch zu Mensch unterschiedlich. Bei manchen sind es weniger als 24 h (ultradian), bei manchen in etwa 24 h (circadian) und bei wieder anderen mehr als 24 h (infradian). Insgesamt ergibt sich annähernd eine Gauß´sche Normalverteilung und im Mittel eine Periodendauer von 25 Stunden. Aus Versuchen in den 60er Jahren des letzten Jahrhunderts des französischen Wissenschaftlers Michel Siffre in Höhlen in Frankreich und USA und Versuchen von Wissenschaftlern um Jürgen Aschoff und Rütger Wever in einem Bunker in Andechs wurde klar, dass jeder Mensch eine innere Uhr besitzt und ohne Synchronisation mit der Außenwelt diese Uhr laufend zeitverzögert „tickt". Auch Müdigkeit, Wachheit,

Hormonausschüttung und die regelmäßigen Schwankungen der Körpertemperatur richten sich ohne Tageslicht nur nach der genetisch vorgegebenen Innenzeit.

Um die Synchronisierung der genetischen Uhr mit dem Rhythmus der Außenwelt zu erreichen, wird im Auge das Vorhandensein von ausreichend hellem Licht detektiert und durch Nervenfasern von spezialisierten Schaltzellen im Auge (intrinsisch photosensitive retinale Ganglienzellen, abgekürzt „ipRGC") über den Sehnerv zum zentralen Taktgeber SCN geleitet. Dadurch wird der SCN täglich neu gestellt und dadurch sichergestellt, dass nur zur äußeren Nachtzeit ein Signal über das autonome Nervensystem (Sympathikus) an die Zirbeldrüse (Glandula pinealis) geleitet (Ecker, Dumitrescu et al. 2010) wird um Melatonin auszuschütten. Melatonin ist ein Hormon, das den Körperzellen (mit Rezeptoren für Melatonin) einen Impuls gibt, der die Umschaltung auf den jeweiligen „Nachtbetrieb" ermöglicht (vgl. Abb. 9.1).

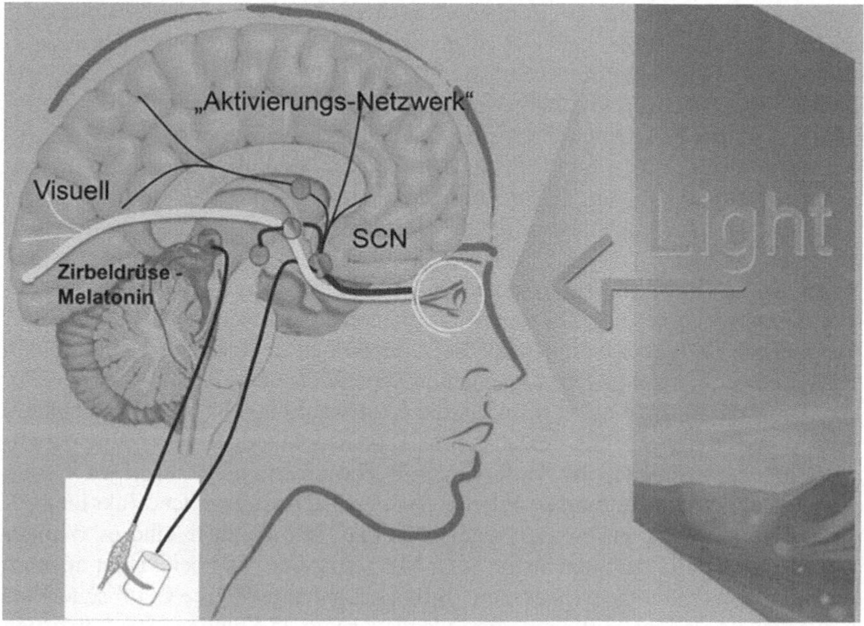

Abb. 9.1: Lichtleitung

Von Stäbchen, Zapfen und verschiedenen Schaltzellen wird über das Auge einfallendes Licht als Nervenimpuls zum Sehzentrum geleitet. Die nicht-visuellen Wirkungen werden davon unterschiedlich vermittelt. Aus der Sehnervenkreuzung zweigen Fasern in einen zentralen Bereich des Gehirns ab, dem sogenannten Suprachiasmatischen Nukleus (SCN). Im SCN wird ein regelmäßiges Signal mit einer Frequenz von ca. 25 Stunden (im Mittel) generiert, das über Tageslicht auf 24 Stunden synchronisiert wird. Vom SCN wird über das autonome Nervensystem ein Signal an die Zirbeldrüse (Glandula pinealis) weitergeleitet. Die Zirbeldrüse schüttet dann alle 24 Stunden Melatonin aus. Über das Hormon Melatonin werden verschiedene Stoffwechselvorgänge in Zellen beeinflusst, der Körper wird sozusagen auf „Nachtbetrieb" umgestellt. Über weitere Hirnkerne wird der unmittelbare Effekt der Aktivierung durch Licht vermittelt, der nicht an Tag- oder Nachtzeit gebunden ist.

9.2   Einflussfaktor Melatonin

Melatonin ist ein Hormon, das hauptsächlich in der biologischen Nacht von der Zirbeldrüse (Glandula pinealis) produziert wird. Dies ist beim Menschen sowie bei tag- und nachtaktiven Tieren der Fall. Die Serumkonzentration von Melatonin ist bei gesunden Menschen am Tag meist unter 10 pg/ml und in der Nacht steigen die Werte auf ca. 60 pg/ml im Mittel. Die Melatoninkonzentration im Blut ist allerdings individuell sehr variabel, und altersabhängig. Bei Erwachsenen wurden im Blut auch schon Konzentrationen bis 200 pg/ml gemessen. Der nächtliche Anstieg von Melatonin ist eine der wesentlichen Voraussetzungen für guten Schlaf in der Nacht und folgend gute Wachheit und Leistungsfähigkeit am Tag. Und umgekehrt gilt: Nur wer ausreichend Licht am Tag bekommt, kann genügend Melatonin in der Nacht produzieren. Dies liegt vermutlich an der Stimulation der Synthese von Serotonin durch helles Licht am Tag in der Zirbeldrüse. Serotonin wird am Tag aus Tryptophan gebildet, das mit der Nahrung aufgenommen wird. Das Vorhandensein von Serotonin gilt als eine notwendige Vorstufe zur Bildung von nächtlichem Melatonin. In der Nacht wird dann durch Aktivierung von umbauenden Enzymen aus dem Serotonin Melatonin gebildet. Somit ist mehr Licht am Tag ein präventiver Faktor für guten Schlaf in der Nacht.

Ausreichend Licht am Tag erhöht auch direkt die Vigilanz. Dies ist im Gegensatz zur längerfristigen Steuerung des Tag-Nacht-Rhythmus eine direkte, schnelle und unmittelbare Wirkung von Licht. Die aktivierende Wirkung auf kognitive Prozesse konnte in Studien gut belegt werden (Daurat, Aguirre et al. 1993, Smolders, de Kort et al. 2012). Insbesondere blaue Lichtanteile sind hier relevant. Höhere Beleuchtungsstärken können Fehlern und Müdigkeit bei Tag und Nacht entgegenwirken. Wie Untersuchungen mit Kernspintomographie zeigten, steht dieser Effekt direkt mit der Beleuchtung in Zusammenhang und ist in mehreren

Hirnkernen mit einer unmittelbaren und mittelbaren Erhöhung des Stoffwechsels feststellbar (Vandewalle, Gais et al. 2007).

9.2.1   Saisonale und altersabhängige Änderung des Melatoninspiegels

Die Melatoninkonzentration in der Nacht kann durch viele Faktoren beeinflusst werden und eine Unterdrückung der Melatoninausschüttung durch Licht, Medikamente oder altersbedingte Vorgängen führt in Folge zur Beeinträchtigung des gesunden Gleichgewichtes (Homöostase). So hat ein 10-jähriger Mensch eine mittlere Konzentration von ca. 170 pg/ml, ein Mensch mit 35 Jahren nur noch etwa die Hälfte und ein Mensch über 70 Jahren eventuell nur noch 30 pg/ml. Dies entspricht einer Reduktion um etwa 80% über die Zeit der Adoleszenz bis zum Senium (vgl. Abb. 9.2). Die nächtliche Melatonin-Konzentration im Blut verringert sich mit steigendem Alter. Je älter die Menschen sind, desto vulnerabler sind sie bezüglich einer Unterdrückung von Melatonin und die Wahrscheinlichkeit, Störungen des Schlafes zu bekommen nimmt zu. Man sieht daran, dass mit steigendem Alter dem Körper die Kompensation von durch Licht in der Nacht oder andere Störungen bedingte Unterdrückung der Melatoninkonzentration immer schwerer fällt.

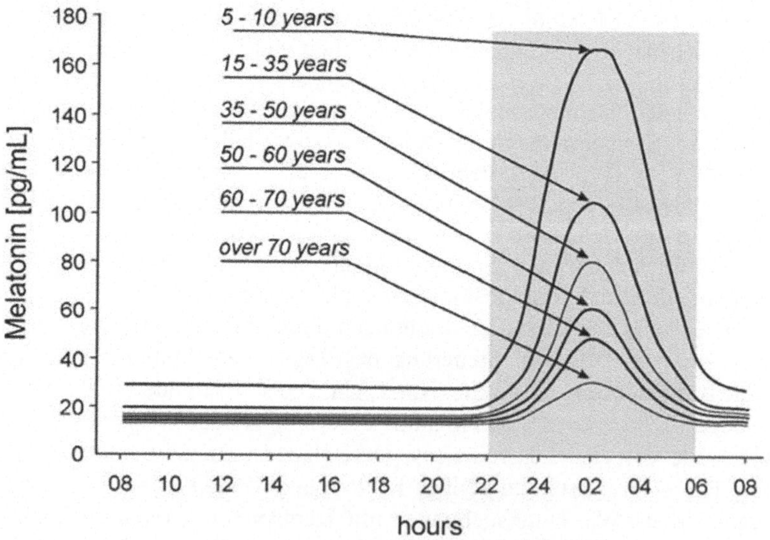

Abb. 9.2: Nächtliche Melatonin-Konzentration im Blut Aus Pandi-Perumal SR; EXPERIMENTAL GERONTOLOGY; 40(12):911-925 (2005)

Auch saisonal zeigen sich Unterschiede in der Höhe des nächtlichen Melatoninspiegels (vgl. Abb. 9.3). Nach einer Untersuchung von Touitou et al. (1997) werden bei gesunden Männern über die Sommermonate höhere Konzentrationen im Blut gemessen als in den Wintermonaten. Das ist kongruent mit der höheren Sonnenlichtexposition in den Sommermonaten. Die Arbeit belegt, dass über die Sommermonate höhere Konzentration im Blut vorliegen als in den Wintermonaten. Das ist kongruent mit der höheren Sonnenlichtexposition in den Sommermonaten. Touitou zeigte aber auch, dass sich die höheren Spiegel bei älteren Personen in den Sommermonaten nicht besonders ausgeprägt einstellten und bei dementen Personen ein starker Abfall der Melatoninkonzentration eintrat. Inwieweit dieser Befund mit dem Fortschreiten der Demenz in Korrelation steht ist nicht angegeben.

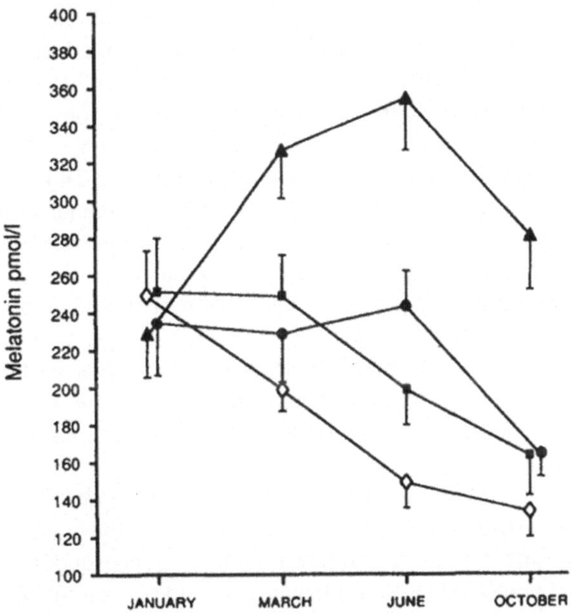

Abb. 9.3: Saisonale gemittelte 24h Melatonin-Konzentration bei
◊ älteren dementen Personen, ● älteren Frauen, ▪ älteren Männern,
▲ jungen gesunden Männern

9.2.2 Folgen der Melatoninunterdrückung

Seit den 1980er Jahren ist die Unterdrückung von Melatonin durch Lichteinwirkung in der Nacht bekannt (Lewy, Wehr et al. 1980). Insbesondere blaue Lichtanteile tragen sehr stark zur Reduzierung der Melatoninausschüttung bei (Thapan, Arendt et al. 2001). Vor allem bei älteren Menschen ist die Vermeidung von Licht in der Nacht eine wesentliche präventive Maßnahme, um Schlafstörungen durch Melatoninunterdrückung zu vermeiden. Natürlich hat man Kunstlicht, um abends noch aktiv zu sein und sich nachts orientieren zu können. Unvermeidlich sind deshalb häusliche Lichtquellen wie die Badezimmerbeleuchtung oder Lichtquellen, die sich im Schlafzimmer befinden, um zum Beispiel für einen nächtlichen Toilettengang ohne erhöhtes Sturzrisiko.

Weitere Untersuchungen konnten belegen, dass Licht in der Nacht zu einer Chronodisruption, also einer Der Störung der innere Uhr führen kann. Durch die Unterdrückung von Melatonin in der Nacht werden verschiedene zeitabhängige Stoffwechselvorgänge erheblich gestört (Trivedi and Kumar 2014). Schichtarbeit mit Chronodisruption wurde 2007 von der International Agency for Research on Cancer (IARC) als vermutlich karzinogen eingestuft (Gruppe 2A). In der Veröffentlichung werden drei Faktoren als relevant genannt. Durch regelmäßige Schichtarbeit werden Schlaf-Aktivitäts-Muster verändert, die nächtliche Melatoninausschüttung wird unterdrückt und Gene für Signalwege werden dereguliert. Sicherlich sind nicht nur Lichteinwirkungen in der Nacht für die Chronodisruption verantwortlich. Weitere Zeitgeber wie die Ernährung und Aktivität spielen hier ebenfalls eine Rolle. Nach Einschätzung von 20 IARC Experten gebe es „ausreichend Hinweise" aus tierexperimentellen Studien, dass Licht in der Nacht eine Chronodisruption fördert und somit über längere Zeit kanzerogen wirken kann (Straif, Baan et al. 2007). Dies ist besonders bei der präventiven Umgebungsgestaltung für Schichtarbeiter relevant.

Etwa 3% der Bevölkerung leiden unter saisonalen Depressionsformen auch genannt Seasonal Affective Disorders (SAD)(Mersch, Middendorp et al. 1999). Diese Menschen sind traurig, unproduktiv und die Lebensqualität leidet. Subklinische Formen von SAD (S-SAD) haben 8,5% und sogar ein Viertel der Bevölkerung verspürt saisonal abhängige Veränderungen in ihrer psychischen Befindlichkeit (Kasper, Wehr et al. 1989). SAD und subklinische Formen lassen sich mit Licht sehr gut behandeln, wegen der geringen Nebenwirkungen ist die Lichttherapie einer medikamentösen Therapie vorzuziehen (Sanassi 2014). Hier könnte humanzentriertes Licht für die Allgemeinbeleuchtung positive Wirkungen erreichen.

9.3   Entdeckung eines neuen Lichtrezeptors

Schon seit den 80er Jahren des letzten Jahrhunderts hatte man vermutet, dass es im Auge für die Vermittlung von nicht-visuellen Wirkungen noch weitere Photorezeptoren neben den bekannten Zapfen und Stäbchen geben müsste. Konkret hat sich diese Vermutung aus der Beobachtung ergeben, dass blinde Menschen, deren Zapfen und Stäbchen im Auge nicht funktionsfähig waren, in der Regel einen intakten Tag-Nacht-Rythmus hatten, während Menschen, deren Augen komplett fehlten, eben nicht nur blind waren, sondern häufig auch keinen regelmäßigen, sondern einen ‚frei laufenden' Zeitrythmus hatten (Szeisler et al., 1995).

Aber erst Ende des letzten Jahrhunderts wurden dann spezielle Schaltzellen im Auge entdeckt, die selbst ein Photopigment, ähnlich wie die Zapfen und Stäbchen besaßen. Diese Schaltzellen enthalten das Photopigment Melanopsin und fungieren damit selbst als Photorezeptoren. Im Jahr 2001 erfolgte dann die erstmalige Beschreibung des Aktions- oder Wirkungsspektrums für die Melatoninsuppression über die ipRGC (Brainard, Hanifin et al. 2001), (Thapan, Arendt et al. 2001).

Später wurden diese Zellen molekularbiologisch spezifiziert (Hattar, Liao et al. 2002) und heute sind fünf verschiedene Typen von ipRGCs bekannt, die teils unterschiedliche nicht-visuelle aber auch visuelle Effekte vermitteln (Ecker, Dumitrescu et al. 2010). Damit wurde auch ein Dilemma in der Lichttechnik erzeugt, denn die Definition von lichttechnischen Größen bemisst sich bisher allein aus dem visuellen Wirkungsspektrum von Zapfen und Stäbchen und der Verschaltung mit den „normalen" weiteren retinalen Schaltzellen. „Gesundes Licht" sollte nach heutigem Kenntnisstand aber mehr spektrale Anteile enthalten, als in der visuellen Wirkfunktion [$v(\lambda)$] festgelegt wurde. Der für die nicht-visuellen Wirkungen entscheidende kurzwellige Anteil des Lichts (Mittelwert im Blaubereich bei 480 nm) fließt bisher nur zu einem Bruchteil in die Berechnung von lichttechnischen Größen wie Lumen, Lux und andere abgeleitete Maßeinheiten mit ein.

Zusammengefasst: Nach heutigem Stand des Wissens verursacht Licht hormonelle, circadiane und andere Effekte. Dazu gehört die Unterdrückung von Melatonin in der Nacht, die Veränderung der Schlaf-Wach-Zeiten, die Steuerung von Teilen des Pupillenreflexes, Adaptation und eine auch kurzfristig einsetzende Vigilanzsteigerung.

Das hat zur Folge, das HCL nicht nur Änderungen von Beleuchtungsstärken, Farbtemperatur und Timing berücksichtigt, sondern auch eine andere geometrische Struktur der Lichtverteilung im Raum.

9.3.1   Die messtechnische Bewertung von nicht-visuellen Effekten

Angelehnt an die bereits verwendeten und bekannten Begriffe „skotopisch",
„photopisch" und „mesopisch" wurde für die nicht-visuellen Effekte des Lichts
über den neu entdeckten Photorezeptor und das Photopigment Melanopsin der
Begriff „melanopisch" definiert. Um die Begriffe und die Messmöglichkeit in
die Technik einzuführen, wurden lichtmesstechnische Spezifikationen (vgl. DIN
SPEC 5031-100 und DIN SPEC 67600)für die „melanopischen Wirkungen"
veröffentlicht. In den ersten Dokumenten wurde für die spektral abhängige Wir-
kungsfunktion die Unterdrückung von Melatonin in der Nacht mit einem Maximum bei 460nm verwendet. Aktuell wird die Messung der melanopischen Wirkungen über das Aktionsspektrum des Melanopsins definiert (Maximum bei 480
nm), das nach einer Konferenz führender Wissenschaftler in Manchester als das
vermutlich am besten geeignete angesehen wird, um melanopische Wirkungen zu
beschreiben (Lucas, Peirson et al. 2014).

Um die melanopischen Wirkungen bei der Planung von Lichtanlagen zu berücksichtigen, wurde ein „melanopischer" Bewertungsfaktor $a_{mel,v}$ für Lichtquellen eingeführt. Dieser Bewertungsfaktor gibt Informationen über die Effektivität
der Beleuchtung, Melatonin in der Nacht zu unterdrücken bzw. die circadiane
Phase zu verändern.

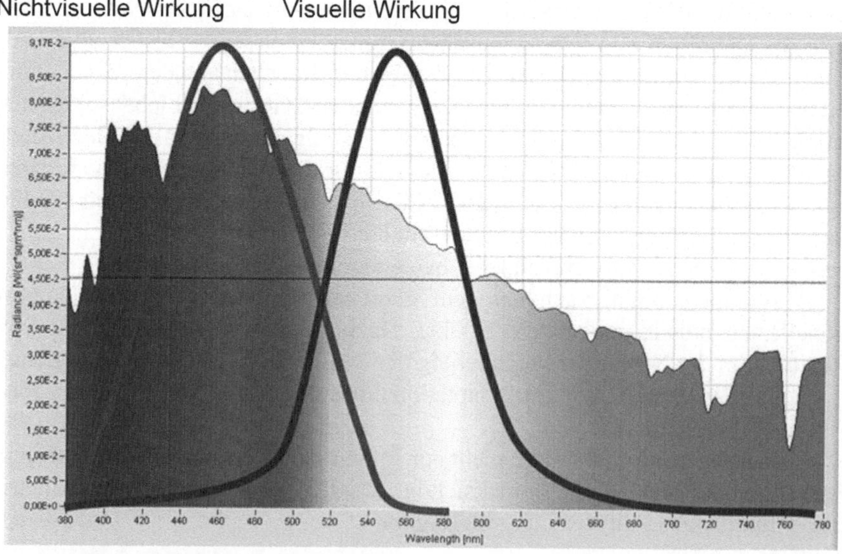

Abb. 9.4: Optisches Spektrum von Sonnenlicht (8h morgens) mit dem
melanopischen (links) und photopischen (rechts) Wirkungsspektrum.

Abbildung 9.4 zeigt die spektrale Verteilung von Sonnenstrahlung mit zwei Bewertungsfunktionen. Die rechte Bewertungsfunktion [$V(\lambda)$], wird zur Berechnung von visuell wirksamer Strahlung (z. B. Lumen) verwendet, die linke ist die Bewertungsfunktion [$s_{mel}(\lambda)$] zur Berechnung von nicht-visuellen Wirkungen (z. B. melanopisch bewertete Strahlung). Für die melanopischen Wirkungen gibt es noch keine eigene SI-konforme Einheit. Melanopische Lux sind nach SI nicht zulässig. Deshalb behilft man sich heute in der Lichttechnik mit der Berechnung von melanopisch bewerteten Lux. Die klassische physikalische Definition von Licht versteht darunter ist elektromagnetische Strahlung im Bereich von 380nm bis 780nm, gewichtet mit der visuellen Wirkfunktion $V(\lambda)$. Aus einer Strahlungsleistung in Watt kann über die visuelle Wirkfunktion der Lichtstrom (Lumen) berechnet werden. Der Lichtstrom pro Raumanteil ist die Lichtstärke (SI-Basiseinheit Candela: Lumen pro Steradiant). Lux ist der Lichtstrom der pro Fläche auftrifft (Lumen pro m2).

Die nicht-visuelle Wirkung entspricht $s_{mel}(\lambda)$ und die visuelle Wirkung entspricht $V(\lambda)$. Man sieht, natürliches Licht hat weit mehr (gesundheitlich wirksame) Spektralanteile, als in der photometrischen Bewertung mit $V(\lambda)$ eingehen.

Setzt man nun die beiden Anteile unter der visuellen und der melanopischen Empfindlichkeitskurve in ein Verhältnis, siehe Gleichung 1, ergibt sich ein melanopischer Wirkungsfaktor der sichtbaren Strahlung $a_{mel,v}$. Der Faktor ist dimensionslos.

$$a_{mel,v} = \frac{X_{e,mel}}{X_{e,v}} \qquad (1)$$

$a_{mel,v}$ ist das Verhältnis des melanopisch gewichteten Strahlungsanteils zum visuell gewichteten Strahlungsanteil.

Durch Umstellen der Gleichung 1 kann eine melanopisch bewertete Beleuchtungsstärke (in Lux) aus der gemessenen photopischen Beleuchtungsstärke (auch Lux) berechnet werden. $a_{mel,v}$ wird dann mit einem Faktor zur Referenz Tageslicht (Normlichtart D65) normiert und mit $m_{mel,v}$ bezeichnet.

$$X_{mel} = m_{mel,v} \cdot X_v \qquad (2)$$

Der melanopische Wirkungsfaktor $m_{mel,v}$ kann für verschiedene Leuchtmittel (z. B. vom Hersteller) angegeben werden. „Norm-Tageslicht" hat somit einem melanopischen Wirkungsfaktor von 1.

Zur melanopischen Bewertung des Lichtes kann nun einfach die Beleuchtungsstärke am Auge verwendet werden. Man multipliziert den Wert in Lux mit dem melanopischen Wirkungsfaktor der Beleuchtung und erhält die melanopisch bewerteten Lux. Die für eine präventive Wirkung benötigte Beleuchtungsstärke hängt von der „Innenzeit" und von individuellen Faktoren (z. B. dem Alter) des Betrachters ab.

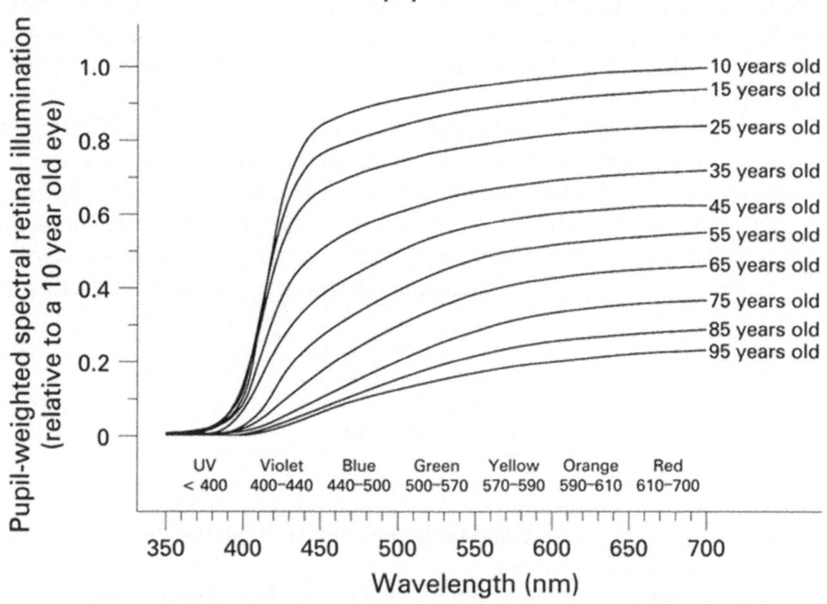

Abb. 9.5: Die retinale Beleuchtung ist abhängig von der Transmission der Augenmedien, vom Pupillendurchmesser und der Wellenlänge des einfallenden Lichtes. (Daten nach Turner & Mainster, 2008)

Als grobe Leitlinie für Lichtplaner werden derzeit 250 melanopisch bewertete Lux als ausreichend angesehen um wirksam zu sein (DIN 2013). Somit müsste man für eine übliche Beleuchtung mit einer Leuchtstofflampe (z. B. am Arbeitsplatz) mit 4000K Farbtemperatur 444 Lux am Auge bei einer halbzylindrischen, vertikalen Beleuchtungsstärke auf Augenhöhe des Betrachters messen, um 250 melanopisch bewertete Lux zu erreichen. In der DIN SPEC 5031-100 von 2014 als melanopische tageslichtäquivalente Beleuchtungsstärke benannt, mit dem Formelzeichen: $E_{v, mel, D65}$

Weitere vom Beobachter abhängige Einflussfaktoren sind wie erwähnt zu berücksichtigen. Mit steigendem Alter trüben die Augenmedien ein und absorbieren besonders im Blaubereich einen Teil der einfallenden Strahlung, zudem wird die Pupille enger (vgl. Abb.9.5). Mit zunehmendem Alter wird die Pupille enger und die Augenmedien trüben mehr und mehr ein. Die Reduktion ist über das Lebensalter graduell ansteigend. Ein grober Wert ist eine Zunahme der Absorption um 10% pro Lebensdekade. Demzufolge brauchen 60-jährige Menschen um ca. 30% höhere Bestrahlungsstärken (im blauen Spektralbereich) als 30-jährige Menschen, um gleiche melanopischen Wirkungen zu erhalten. Ein Korrekturfaktor für die Trübung der optischen Augenmedien und ein Korrekturfaktor für die Abnahme der Pupillenweite findet sich in der DIN SPEC 5031-100.

Melanopisch wirksame Teile des Lichtes sollten aber nicht separat von den visuellen Wirkungen betrachtet werden. Da nervale Verbindungen von Stäbchen und Zapfen zu den melanopsinhaltigen Ganglienzellen bestehen, beeinflussen visuelle Spektren auch die nicht-visuellen Wirkungen (Ho Mien, Chua et al. 2014). Ein genauer Funktionszusammenhang ist jedoch noch nicht bekannt (Lucas, Peirson et al. 2014).

Trotz der noch nicht im Detail geklärten Physiologie, ist die Bedeutung der nicht-visuellen Wirkung von Licht auf den Menschen für die arbeits- und freizeitbezogene Umgebungsplanung so wichtig, dass die neu entdeckten Zusammenhänge international in normative Dokumente überführt werden. Über diese Spezifikationen sind einheitliche und vergleichbare Bewertungsverfahren möglich. Lichtplaner haben dann eine rechtlich abgesicherte Basis, präventive Umgebungen mit Lichtassistenz zu planen, die dem derzeitigen wissenschaftlichen Stand entsprechen.

9.3.2 Planung von präventiven Umgebungen mit Lichtassistenz

Künstliche Lichtquellen sollten den natürlichen Synchronisationsvorgang durch Tageslicht über das Auge möglichst nicht verändern. Dazu wäre Sonnenlicht am Tage und Dunkelheit in der Nacht die natürlichste und beste Möglichkeit. Wenn aber aufgrund von Lebensbedingungen überwiegend in Kunstlicht gearbeitet und gelebt werden muss, sollte das Kunstlicht die fehlende Lichtmenge zur Verfügung stellen, um eine gute Synchronisation zu erreichen. Die benötigte Lichtdosis dazu lässt sich heute nur aus wenigen gut dokumentierten Studien abschätzen. Bei einer Messung an 192 japanischen Senioren war die mediane Dauer im Tageslicht (über 1000 photopische Lux) etwa 72 min. 500 Luxstunden bis 2000

Luxstunden mehr am Tag brachten eine Erhöhung des nächtlichen Melatonins um ca.13% (Obayashi, Saeki et al. 2012). Weitere Studien wurden in der Din SPEC 67600 analysiert und daraufhin 250 melanopisch bewertete Lux als melanopisch wirksam bewertet. Diese Beleuchtungsstärke für ein paar Stunden am Morgen sollte den Synchronisationsvorgang sicher unterstützen. Eine signifikante Melatoninsuppression in der Nacht kann hingegen schon bei etwas mehr als etwa fünf Lux auftreten. Deshalb sollten in der Nacht Lichtquellen wie zum Beispiel in das Schlafzimmer strahlende Straßenbeleuchtung oder Licht aus elektronischen Geräten (Wecker, Radios etc.) vermieden werden.

Wenn Beleuchtung in der Nacht notwendig ist, ist sie in der Regel melatoninschonend zu gestalten. Tagsüber hingegen sollte das Kunstlicht mit ergänzten Blauanteilen den natürlichen Rhythmus (ähnlich dem Sonnenlicht) unterstützen. Ausnahmen ergeben sich bei Schichtarbeit, hier gibt es bis heute noch keine wissenschaftlich gesicherten Empfehlungen zur Lichtgestaltung.

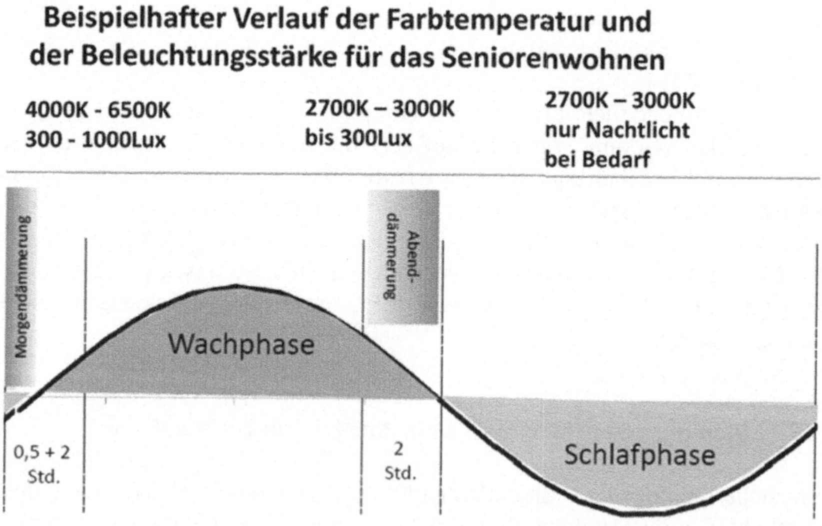

Abb. 9.6: Die spektrale Zusammensetzung und die Intensität des Lichts ändern sich über den Tagesverlauf. Bild: Plischke, Canazei, 2014

Lichtassistenz-Systeme, die humanzentrierte Beleuchtung umsetzen, nutzen neben der Anbindung an Real-Time-Uhren auch Informationen über den natürlichen täglichen Sonnenverlauf, entweder über Tageslichtsensoren oder über internetbasierte Datenbanken. Somit kann je nach Jahreszeit und Tageszeit eine adäquate Beleuchtung für visuelle und nicht-visuelle Wirkungen erreicht werden. Die spektrale Zusammensetzung und die Intensität des Lichtes ändern sich über den Tagesverlauf. Nachts wird in der Regel melatoninschonendes Licht (d.h. mit wenig blauen Spektralanteilen) zur Beleuchtung verwendet. Abbildung 9.6 erläutert exemplarisch einen möglichen Verlauf der Lichtexposition für präventive Gestaltung von Licht im Seniorenwohnen. Morgens und abends ist der Körper am sensitivsten für melanopische (biologische) Lichtwirkungen. Morgens und tagsüber wird Kunstlicht mit höherer (tageslichtweißer- oder kaltweißer) Farbtemperatur eingesetzt, möglichst optimiert durch Einsatz von natürlichem Licht. Höhere, aber noch angenehme Beleuchtungsstärken (bis ca. 1000 Lux) unterstützen die nächtliche Melatoninbildung. Für eine relativ sichere Wirksamkeit sollten 2000 Luxstunden erreicht werden. Abends, vor dem Beginn der nächtlichen Melatoninausschüttung wird die Beleuchtung auf niedrigerer Farbtemperatur (unter oder um ca. 3000 K) graduell geändert. Für die Nacht ist nur orientierende Beleuchtung (geringere Beleuchtungsstärken) mit eher roten Anteilen präferiert. Morgens wird mit Licht geweckt, übergehend von einem Warmton graduell wieder in Licht mit höherer Farbtemperatur.

9.4   Fazit und Ausblick

Durch die relative Neuheit der (wissenschaftlichen) Kenntnisse der nicht-visuellen Wirkungen von Licht gibt es vor allem für den breiten Einsatz in unterschiedlichen Lebensbereichen noch große Forschungslücken. Weiter geklärt werden sollten folgende Fragen und Themen:

- Gibt es eine gesundheitsökonomische Evidenz zum Einsatz von HCL (z. B. in der Seniorenpflege)?
- Feldstudien zur Effektivität von HCL bei guter Tageslichtdurchflutung fehlen. Wie kann in modernen Gebäuden neben den positiven gesundheitlichen Effekten auch bezüglich der Energieffizienz ein Optimum erreicht werden?
- Beleuchtungsempfehlungen für Personengruppen mit chronischen Erkrankungen (z. B. Autoimmunerkrankungen) fehlen bisher.

- Epidemiologische Studien zu künstlichem Licht und okulären Pathologien (z. B. AMD) fehlen, wenig ist über chronische Effekte von blauangereicherter LED-Beleuchtung bekannt.

- Es fehlen noch jegliche wissenschaftlich validierte Empfehlungen für das Lichtregime bei unterschiedlichen Typen von Schichtarbeit.
- Studien über die nicht-visuellen Wirkungen von Arbeitsplatzmonitoren, Tablets und Fernsehern in Kombination mit humanzentriertem Licht fehlen.
- Studien zum Einsatz von UV-angereicherter Allgemeinbeleuchtung zur Vit.-D-Prophylaxe fehlen
- Wissenschaftliche Erkenntnisse zu gesundheitlichen Auswirkungen durch das Verbot von Temperaturstrahlern (z. B. Halogen) gibt es noch nicht. Hier könnte eine mögliche regenerative Wirkung von rotem Licht und IR-Licht wegfallen.

Literatur

Brainard, G. C., Hanifin, J. P., Greeson, J. M., Byrne, B., Glickman, G., Gerner E. & Rollag, M.D. (2001). Action spectrum for melatonin regulation in humans: evidence for a novel circadian photoreceptor. In: The Journal of neuroscience : the official journal of the Society for Neuroscience 21(16): 6405-6412.

DIN (2013). DIN SPEC 67600:2013-04 Biologically effective illumination – Design guidelines. Berlin: Beuth Verlag.

Ecker, J. L., , Dumitrescu, O. N. Wong, K. Y., Alam, N. M., Chen, S. K., LeGates, T., Renna, J. M., Prusky, G. T., Berson, D.M., & Hattar, S. (2010). Melanopsin-expressing retinal ganglion-cell photoreceptors: cellular diversity and role in pattern vision. In: Neuron 67(1): 49–60.

Hattar, S., Liao, H., Takao, M., Berson D.& Yau, K. (2002). Melanopsin-containing retinal ganglion cells: architecture, projections, and intrinsic photosensitivity. In: Science 295: 1065-1070.

Lucas, R. J., Peirson, S. N., Berson, D. M., Brown, T. M., Cooper, H. M., Czeisler, C. A., Figueiro, M. G., Gamlin, P. D., Lockley, S. W., O'Hagan, J. B., Price, L. L., Provencio I., Skene D. J. & Brainard G. C. (2014). Measuring and using light in the melanopsin age. In: Trends Neurosci 37(1): 1-9.

Martinez-Nicolas, A., Madrid J. A. & Rol M. A. (2014). Day-night contrast as source of health for the human circadian system. In: Chronobiol Int., 31(3): 382-393.

Obayashi, K., Saeki, K., Iwamoto, J., Okamoto, N., Tomioka, K., Nezu, S., Ikada Y. & Kurumatani N. (2012). Positive effect of daylight exposure on nocturnal urinary melatonin excretion in the elderly: a cross-sectional analysis of the HEIJO-KYO study. In: J Clin Endocrinol Metab, 97(11): 4166-4173.

Smolders, K. C., de Kort Y. A. & Cluitmans P. J. (2012). A higher illuminance induces alertness even during office hours: findings on subjective measures, task performance and heart rate measures. In: Physiol Behav 107(1): 7-16.

Thapan, K., Arendt, J. & Skene, D. J. (2001). An action spectrum for melatonin suppression: evidence for a novel non-rod, non-cone photoreceptor system in humans. In: The Journal of physiology 535(Pt 1): 261–267.

Touitou, Y. (1997). Melatonin and aging: facts and artifacts. In: Aging (Milano) 9(4 Suppl): 11.

Turner, P. L. & Mainster, M. A. (2008). Circadian photoreception: ageing and the eye's important role in systemic health. In: British Journal of Ophthalmology 92(11): 1439-1444.

Vollmer, C., Michel, U. & Randler, C. (2012). Outdoor light at night (LAN) is correlated with eveningness in adolescents. In: Chronobiol Int 29(4): 502-508.

10 Prävention und Gesundheitsförderung durch universitäre Bildungsangebote für die zweite Lebenshälfte

Urs Baumann & Herta Windberger

Der Beitrag „Prävention und Gesundheitsförderung durch universitäre Bildungsangebote für die zweite Lebenshälfte" verdeutlicht, dass Bildung im Alter einen wesentlichen Beitrag zur Prävention und Gesundheitsförderung älterer Menschen leistet. Nachberufliche Bildungsangebote, insbesondere auch der Universitäten, haben daher eine besondere Bedeutung. Anhand von 15 Parametern wird gezeigt, welche Gestaltungsoptionen für SeniorInnen-Universitäten (Hochschulen/ Universitäten der zweiten Lebenshälfte) bestehen. Diese grundsätzlichen Ausführungen werden am Beispiel der Uni 55-PLUS der Paris Lodron Universität Salzburg veranschaulicht und durch Ergebnisse einer empirischen NutzerInnenanalyse der Uni 55-PLUS zusätzlich veranschaulicht.

10.1 Einleitung

Im folgenden Beitrag geht es um universitäre Bildungsangebote für ältere Menschen; dabei ist offen, welcher Altersbereich mit „älteren Menschen" gemeint ist. Während es in der Entwicklungspsychologie des Kindes unterschiedliche Begriffe für verschiedene Altersstufen gibt, fehlt eine akzeptierte Unterteilung des Altersverlaufs in der zweiten Lebenshälfte. Der Begriff SeniorIn ist vielfach durch den Eintritt ins Rentenalter geprägt worden, hat jedoch aufgrund der Unterschiede zwischen einzelnen Ländern und auch zwischen Frauen und Männern an Prägnanz verloren. Die Gerontologie spricht teilweise von zwei Altersbereichen: 3. Lebensalter (60/65 – 75/80) und 4. Lebensalter (> 80). In neuerer Zeit wird auch von drei Gruppen gesprochen: Junge Alte (60/65 – 75/80), Ältere Alte (80 – 95/100), Hochbetagte (> 95/100) (Marin & Kliegel, 2010). Neben kalendarischen Unterteilungen des höheren Lebensalters existieren weitere Unterscheidungsdimensionen etwa im Hinblick auf das biologische, soziale, psychologische, funktionale oder auch das induzierte Alter (vgl. Pohlmann, 2011). Diese Beispiele für Binnendifferenzierungen machen deutlich, wie schwierig es ist und bleibt, eine universell gültige Altersdefinition für eine derart heterogene Gruppe heranzuziehen.

Im Bereich der Hochschulen/ Universitäten finden sich für Angebote, die sich an ältere Menschen richten, unterschiedliche Begriffe. Als Beispiele seien genannt „Universität des dritten Lebensalters" (Frankfurt, Göttingen), „Seniorenstudium" (LMU München, Hamburg), „Studium im Alter" (Münster). In Salzburg sprechen wir von der „Uni 55-PLUS", einem Angebot, das sich an Personen der *zweiten Lebenshälfte* richtet. Diesen Begriff werden wir auch im Folgenden verwenden; dabei ist – wie auch der Begriff des dritten Lebensalters – der Altersbereich (Beginn, Ende) nicht exakt definiert. Im englischsprachigen Raum findet man häufig den Begriff „University of the Third Age (U3A)", aber auch andere Begriffe wie „Leisure Time Universities", „Open Universities", „Golden Age Universities" etc. (Lemieux, Boutin & Riendeau, 2007).

Wenn wir von Bildungsangeboten für die zweite Lebenshälfte sprechen, finden wir auf dem Markt eine große Zahl an unterschiedlichen Bildungsangeboten. Zwei Varianten sind für unseren Bereich wichtig:

– Anbieter, die unterschiedlichste Altersbereiche (incl. zweite Lebenshälfte) ansprechen (Bsp.: Volkshochschulen, konfessionelle Bildungswerke).
– Anbieter, die sich auf älteren Menschen konzentrieren (Bsp. Angebote der Penionistenverbände; SeniorInnen-Universitäten).

Nachfolgend wird zuerst begründet, warum Bildung für die zweite Lebenshälfte wichtig ist. Präventive Studien für den Bereich Hochschule/ Universität der zweiten Lebenshälfte liegen zwar nicht vor, doch lässt sich der präventive Charakter derartiger Angebote aufgrund von ExpertInnenaussagen und allgemeiner Studien ausreichend gesichert annehmen. In einem weiteren Abschnitt werden wesentliche Parameter gezeigt, die eine Hochschule/ Universität der zweiten Lebenshälfte begründen. Am Beispiel der Uni 55-PLUS aus Salzburg werden einige Daten zu Hochschulen/ Universitäten für die zweite Lebenshälfte dargelegt und diese mit vergleichbaren Institutionen in Bezug gesetzt.

10.2   Begründung für Bildung in der zweiten Lebenshälfte

Es ist unstrittig, dass die Lebenserwartung von Frauen und Männer zunimmt. Während früher Alter vorwiegend mit Abbau, Defiziten, Krankheiten etc. assoziiert war (Bsp. Defizit-Modell von Wechsel), finden wir seit den 60er Jahren, vermehrt aber seit den 90er Jahren das Konzept des *erfolgreichen Alterns*, das maßgeblich von Baltes und Baltes (1990) geprägt wurde. Die AutorInnen sehen für erfolgreiches Altern folgende Kriterien: Lebensdauer, körperliche Gesundheit, psychische Gesundheit, kognitive Leistungsfähigkeit, soziale Kompetenz und Produktivität, Kontrollüberzeugung, Lebenszufriedenheit. „Erfolgreiches Altern" stellt ein mehrdimensionales Konstrukt mit subjektiven und objektiven Parametern dar, bei dem die kognitive Leistungsfähigkeit einen Indikator darstellt. Die meisten Theorien weisen auf *Entwicklungschancen* im Alter hin; Kruse und Wahl (2010) sprechen z.B. von Möglichkeiten in eine gute Alternszukunft.

Kritisch ist anzumerken, dass Begriffe wie *gutes, positives, erfolgreiches* Altern problematisch sind, weil man Gefahr läuft, *krankes* Leben als nicht erfolgreich oder negativ zu sehen. Es ist daher sinnvoll, von einem *sinnerfüllten Leben* oder *von Leben mit Lebensqualität* zu sprechen, bei dem unterschiedliche Einschränkungsgrade vorhanden sein können. Ganz in diesem Verständnis hat sich der Begriff des *gelingenden* Alterns etabliert, der eine differenzierte Wahrnehmung der Potenziale und Ressourcen im Alter erlaubt und einen alternden Menschen zugleich in die Lage versetzt, eigene Ziele zu verwirklichen und mit belastenden Lebensumständen effizient und sinnerfüllend umzugehen (Hammerschmidt, Pohlmann, Sagebiel, 2014). Es ist ein Altern mit möglichst wenigen Einschränkungen anzustreben; für die Einschränkungsgrade tragen die einzelnen Personen und die Umwelt in jeweils unterschiedlichem Ausmaß und in unterschiedlichem Mischverhältnis Verantwortung. Hohe Bedeutung kommt ferner dem Konzept der *Lebensqualität* zu (vgl. Pohlmann, 2012). Die Definition der Weltgesundheitsorganisation WHO (2002, S. 13) betont zusätzlich zum individuellen Erleben den gesellschaftlichen Kontext:

> *„Lebensqualität ist die Wahrnehmung der eigenen Rolle im Kontext des die alternde Person umgebenden Kultur- und Wertesystems unter Berücksichtigung ihrer Ziele, Erwartungen, Werte und Sorgen. Dieses Konzept ist weit gespannt und umfasst in komplexer Weise die körperliche Gesundheit, den psychischen Zustand, das Maß an Unabhängigkeit, die sozialen Beziehungen, das persönliche Wertesystem und die Beziehung zu wichtigen Aspekten des Umfelds".*

Zentrale Begriffe für ein sinnerfülltes Leben mit möglichst wenig Einschränkungen sind *Prävention* (z.T. auch primäre Prävention genannt) und *Gesundheitsförderung* (Perrez & Hilti, 2011). Prävention sucht das Auftreten von Krankheiten zu verhindern oder den Eintritt zu verzögern, während Gesundheitsförderung die Unterstützung und Förderung von Gesundheit in Form von sinnerfülltem Leben oder Leben mit Lebensqualität anstrebt (Laireiter & Somweber, 2014). Bei beiden Konzepten, die begrifflich oft nicht präzise auseinandergehalten werden, haben kognitive Aktivitäten einen zentralen Stellenwert:

– *Prävention*: Im Zusammenhang mit Demenz wird immer wieder betont (Gatterer, 2008), dass kontinuierliche kognitive Aktivitäten - neben körperlichen Aktivitäten und Ernährung - wesentliche präventive Elemente gegenüber Demenz darstellen, die zwar nicht Demenz verhindern, aber das Risiko reduzieren können.

– *Gesundheitsförderung*: Kruse und Wahl (2010, S.445) fordern in ihren 15 Regeln für gesundes Älterwerden „Nutzen Sie die freie Zeit, um Neues zu lernen" und betonen damit die wichtige Funktion von kognitiven Aktivitäten bezüglich Gesundheitsförderung.

Kognitive Aktivitäten sind daher wesentlich für Prävention *und* Gesundheitsförderung (z.B. Deutscher Bundestag, 2006; Kolland & Ahmadi, 2010). Aber auch bei Eintritt von Krankheiten können kognitive Aktivitäten die Lebensqualität verbessern. Sozialmedizinische und gerontologische Befunde machen außerdem deutlich, dass ältere Menschen mit höherem Bildungsstand unabhängig von anderen demografischen Merkmalen ein signifikant geringeres Mortalitäts- und Morbiditätsrisiko aufweisen. Umgekehrt bildet ein niedriger Bildungstand einen Indikator für den Schweregrad vieler chronischer Erkrankungen im Alter (Kruse, 2011).

Es ist daher nicht verwunderlich, wenn in neuerer Zeit das Thema *Bildung im Alter* vermehrt Beachtung gefunden hat (z.B. Deutscher Bundestag, 2006; Kade, 2009; Kolland & Ahmadi, 2010; Sagebiel, 2009). Ebenso finden wir in der Bildungsdiskussion häufig Begriffe wie *Lebenslangen Lernens* bzw. *Lebensbegleitendes Lernen* bzw. *Life-long-learning* (z.B. Leipold, 2012).

Bildung wird als übergeordneter Begriff für unterschiedlichste kognitive Aktivitäten verstanden. Kruse und Wahl (2010, S. 265) definieren Bildung wie folgt: „Bildung beschreibt zum einen den Prozess der Aneignung und Erweiterung von Fähigkeiten, Fertigkeiten, Erfahrungen und Wissenssystemen, zum andern das Ergebnis dieses Prozesses". Im Bericht zur Lage der älteren Generation in der Bundesrepublik Deutschland (Deutscher Bundestag, 2006) wird die Notwendigkeit des Ausbaus lebenslangen Lernens in der Erwerbs- *und* Nacherwerbsphase betont (s. Kap. 3.5.1, S. 113ff). Bildung ist nicht nur im Hinblick auf den Arbeitsmarkt wichtig, vielmehr ist Bildung auch politisch begründet: Demokratie erfordert – auch bei den älteren Menschen – den aufgeklärten Menschen, der nur durch kontinuierliche Weiterbildung in der Lage ist, sich im gesellschaftlichen Wandel zurecht zu finden und aktiv an Entscheidungen mitzuwirken. Um eine solche Partizipation im Alter zu gewährleisten sind allerdings mitunter passgenaue Beratungsangebote erforderlich, die zu einer verstärkten politischen, sozialen und kulturellen Teilhabe von Seniorinnen und Senioren beitragen (vgl. Pohlmann, 2013). Ebenso können Bildungsangebote die Selbstbefähigung im Alter (Empowerment) verbessern

Wenn wir von Bildung in der *Nacherwerbsphase* sprechen, so wird die Abgrenzung zur Erwerbsphase mit zunehmender Lebenserwartung und damit auch der zunehmenden Bedeutung des Arbeitsprozess für ältere Menschen schwierig. Die ursprünglich in der Nacherwerbsphase erworbene Bildung kann dann auch für eine neue Erwerbsphase genutzt werden.

Bildungsangebote haben dennoch unterschiedliche Akzentuierungen bezüglich der Erwerbsphasen:

(1) Bildungsangebote, die berufliche Qualifikationen vermitteln: Erwerbsphase.
(2) Fort- und Weiterbildung als Bildungsaktivitäten, die die berufliche Qualifikation verbessern: Erwerbsphase.
(3) Bildungsaktivitäten als „Selbstzweck" bzw. „zweckfreie Bildung" ohne direkten beruflichen Bezug: Nacherwerbsphase. Bei den Universitäten/ Hochschulen der zweiten Lebenshälfte beinhalten diese Angebote meistens keinen regulären Studienabschluss in Form von Bachelor, Master oder Doktorat.

Bei den Hochschulen/ Universitäten haben wir primär Bildungsangebote für berufliche Qualifikationen, die häufig ergänzt werden durch Fort- und Weiterbildungsangebote; beides dient der Erwerbsphase. Diese Angebote richten sich vor allem an jüngere Menschen (klassisches Modell: nach dem Abitur/ Matura); immer mehr werden sie aber auch von Personen im mittleren Alter oder in der zweiten Lebenshälfte wahrgenommen. Mit dem Konzept der Hochschulen/ Universitäten für die zweite Lebenshälfte wird Bildung primär als „Selbstzweck" vermittelt und zielt nicht auf das Erwerbsleben ab; die Angebote und Inhalte orientieren sich an den Interessen und Bedürfnissen der Personen der zweiten Lebenshälfte. Nicht selten finden wir aber auch ältere Menschen, die einen Studienabschluss anstreben, ohne diesen für das Erwerbsleben zu nutzen; die berufliche Nutzung wird vielfach gerade nicht in den Hochschulen/ Universitäten der zweiten Lebenshälfte angestrebt, sondern im regulären Universitätsbetrieb. Dass die verschiedenen Funktionen sich überlappen oder überlappen sollten, wird durch den Titel eines kürzlich erschienen Bandes zum Ausdruck gebracht:" Wächst zusammen was zusammen gehört? Wissenschaftliche Weiterbildung – berufsbegleitendes Studium – lebenslanges Lernen" (Vogt, 2013).

Die Wichtigkeit der Bildung für die zweite Lebenshälfte wird politisch immer stärker betont. Als Beispiele seien der oben zitierte Bericht zur Lage der älteren Generation (Deutscher Bundestag, 2006) genannt, aber auch der Bundesplan für Seniorinnen und Senioren des Österreichischen Bundesministeriums für Arbeit, Soziales und Konsumentenschutz (2012). Unter „Punkt 3.5 Bildung und lebensbegleitendes Lernen" findet sich die Empfehlung 4 (S.50): „Ausbau und Verbreiterung des Bildungsangebotes im Bereich Hochschulen und Erwachsenenbildung für Frauen und Männer in der nachberuflichen Lebensphase sowie

Entwicklung neuer intergenerationeller Formen der wissenschaftlichen Weiterbildung". Unter Punkt 3.6 „Alter und Genderfragen" wird die Forderung mit Empfehlung 4 geschlechtsspezifisch ergänzt (S. 51): „Sicherung des Zugangs älterer Frauen zu Angeboten des lebensbegleitenden Lernens insbesondere auch im Bereich der neuen Informationstechnologien."

Zusammenfassend kann man festhalten, dass mit unterschiedlichen Argumenten sowohl von der Politik, als auch der Wissenschaft Bildung im Alter gefordert wird - eine Forderung, denen sich die Hochschulen/ Universitäten in unterschiedlichem Ausmaß gestellt haben. Im Folgenden soll nur auf die Bildungsangebote der Hochschulen/ Universitäten der zweiten Lebenshälfte eingegangen werden; damit sei die Bedeutung der Vielzahl an Angeboten für Personen der zweiten Lebenshälfte außerhalb des universitären Bereiches nicht negiert.

10.3 Hochschulische Bildungsangebote für Personen der zweiten Lebenshälfte

Hochschulen und Universitäten richten ihr Angebot an Personen unterschiedlichen Alters, wenn auch die jüngeren Menschen – nach Abitur/ Matura – vielfach im Vordergrund stehen. Personen in der zweiten Lebenshälfte, die ein reguläres Studium mit entsprechendem Studienabschluss realisieren, sind meistens nicht die Zielgruppe der sog. Hochschulen/ Universitäten der zweiten Lebenshälfte. Hochschulen/ Universitäten der zweiten Lebenshälfte sind dagegen Organisationsstrukturen, die strukturierte Angebote für SeniorInnen machen, die *kein* Vollstudium (Bachelor, Master, Doktorat) absolvieren. Zielgruppe sind Personen im Alter ab ca. 50-60 Jahre, wobei die Altersgrenze von der jeweiligen SeniorIn-Definition abhängt. Hochschulen/ Universitäten der zweiten Lebenshälfte bilden ein Angebot, das zwischen regulären Universitätsstudien einerseits und Volkshochschulkursen andererseits anzusiedeln ist.

Als erste Hochschule Universität der zweiten Lebenshälfte überhaupt gilt gemeinhindie Universität Toulouse in Frankreich, die 1973 erste Angebote machte. Schnell folgten Konzepte in England, wobei inhaltliche Unterschiede zwischen den beiden Ländern bestanden (s. Yenerall, 2003; Lemieux, Boutin & Riendeau, 2007). Bald wurden diese Anregungen in unterschiedlichsten Ländern aufgegriffen. Bezüglich Deutschlands berichten Sagebiel und Dahmen (2009) von 41 Hochschulen, an denen Angebote für Ältere gemacht werden. In der Schweiz finden wir ebenso vergleichbare Konzepte, während in Österreich bis vor kurzem nur sehr begrenzte Angebotsformen (Bsp. Klagenfurt: Universitätslehrgang „Seniorenstudium liberale") zu beobachten waren.

Eine Darstellung der historischen Entwicklung und der gegenwärtigen internationalen Situation der Hochschulen und Institutionen für die zweite Lebenshälfte würden den Rahmen dieses Beitrages sprengen. Vielmehr sollen zentrale Parameter angeführt werden, die es zu fixieren gilt, wenn eine Hochschule/ Universität für die zweite Lebenshälfte begründet werden soll. Die Parameter resultieren aus dem Bericht von Sagebiel und Dahmen, die über 40 Institutionen Deutschlands analysiert haben. Ergänzend kommen die Ergebnisse eines ExpertInnenberichtes der Universität Salzburg hinzu (Baumann, Hascher & Windberger, 2012), die aufbauend auf dem Bericht von Sagebiel und Dahmen (2009) die Parameter teilweise ergänzen. Bei den einzelnen Parametern werden z.T. die in Deutschland und der Schweiz vorwiegend gewählten Lösungen berichtet (aus Sagebiel & Dahmen, 2009); bezüglich Österreich, in dem die Hochschulen/ Universitäten für die zweite Lebenshälfte nicht sehr verbreitet sind, wird als Beispiel die eigene Uni 55-PLUS, die zur Paris Lodron Universität gehört, angeführt.

Vor allem folgende Parameter sind bei Hochschulen/ Universitäten für die zweite Lebenshälfte (im Folgenden Abschnitt abgekürzt als *H/U 2.L.*) relevant; es wird hier nicht von Studierenden und Studium an der *H/U 2.L.* gesprochen, sondern von TeilnehmerInnen an der *H/U 2.L.*, weil die Begriffe „Studierende" und „Studium" – je nach Hochschulrecht – für die ordentlichen/ regulären Studien vorgesehen sind:

(1) Allgemeine Organisationsform: Als Organisationsform bieten sich Institutionen innerhalb der jeweiligen Universität an (Bsp. Uni 55-PLUS: Stabsstelle bei Vizerektorat Lehre); es sind aber auch andere Organisationsformen zu beobachten (z.B. Verein, an dem sich u.a. die Universität beteiligt). In Deutschland existiert für die *H/U 2.L.* meistens eine Organisationsform innerhalb der Universität, während in der Schweiz unterschiedliche Formen gewählt wurden (Kooperation mit Volkshochschule, Stiftung, universitätsinterne Form).

(2) Kooperation: Je nach Organisationsform sind unterschiedliche Kooperationsmodelle denkbar, wobei die Kooperationspartner verschiedene Funktionen (Organisation, Angebot, Finanzen etc.) haben können. Partner können z.B. andere Hochschulen, Kommunen, Seniorenverbände sein. Die Uni 55-PLUS hat mit der Universität Mozarteum eine informelle Kooperation.

(3) Bezeichnung der Organisation: Es finden sich sehr unterschiedliche Bezeichnungen, wobei der Begriff 'Senior'in Deutschland verschiedentlich Teil der Bezeichnung ist (s. auch Abschnitt 1 zu den unterschiedlichen Begriffen). Da 'Senio'r heute nicht nur positiv konnotiert ist, sondern auch mit ‚alt', ‚krank', ‚gebrechlich' und Ähnlichem assoziiert wird,

wurde in Salzburg als Bezeichnung „Uni 55-PLUS" gewählt. PLUS beinhaltet drei Bedeutungen: das Kürzel der *Paris Lodron Universität*; es
steht Symbol für „>" bezüglich des Altersbereiches 55 Jahre und älter;
es ist ein Hinweis auf den'Mehrwert', der durch das Bildungsprogramm
vermittelt wird.

(4) Interne Organisationsform: Je nach der allgemeinen Organisationsform
resultieren auch unterschiedliche interne Formen der Hochschulen und
Universitäten der .zweiten Lebenshälfte Hier soll nur auf solche *H/U
2.L* eingegangen werden, die in reuläre Universitäten integriert sind. So
müssen die Relation der *H/U 2.L.* zum Rektorat/ Universitätsleitung, die
Leitungsfunktion und die Funktion von evtl. vorhandenen Gremien festgelegt werden. Als Beispiel sei das Seniorenstudium an der LMU München genannt (Hellgardt & Welker, 2013; Kaiser, 2013): Die Organisa-
tionseinheit ist das Zentrum Seniorenstudium, das als nicht rechtsfähige
Einrichtung mit Budgethoheit dem Rektorat unterstellt ist. Geleitet wird
das Zentrum von einer Direktorin, der eine Konferenz mit Mitgliedern
aus allen Fakultäten beigeordnet ist. Die Uni 55-PLUS in Salzburg ist
eine eigene Stabsstelle beim Vizerektorat Lehre; sie wird von einem Leiter, der – vergleichbar zu Fachbereichen - für Verwaltung, Organisation,
Budget zuständig ist; koordiniert; ein Beirat mit Mitgliedern aus den Fakultäten ist beratend tätig. Ergänzend kommt als beratendes Gremium
der TeilnehmerInnenrat Uni 55-PLUS hinzu.

(5) Status der Studierenden: Es finden sich – je nach Hochschulgesetzge-
bung - unterschiedliche Formen. In Deutschland überwiegt der Gasthö-
rerInnen-Status, teilweise findet man aber auch einen speziellen Status
des „Senior-Studierenden". In Österreich ist nur der Status der außer-
ordentlichen Studierenden möglich; der Status der „GasthörerInnen" ist
hochschulrechtlich nicht vorhanden.

(6) Interessensvertretung TeilnehmerInnen H/U 2.L.: Teilweise finden sich
Interessensvertretungen der TeilnehmerInnen von *H/U 2.L.* In Deutschland liegen dazu unterschiedlichste Konzepte vor (Bsp.: Beirat, Verein,
Sprecherrat), die teilweise informell, teilweise aufgrund von Vollver-
sammlungen konstituiert werden. Hauptaufgaben sind vor allem Beteiligung bei der Planung des Veranstaltungsprogramms.

(7) Zugangsbedingungen: Als Zugangsbedingungen sind Alter und Bildung
relevant. In Deutschland werden überwiegend keine untere Altersgrenze
und auch keine Bildungsschranken gesetzt; in der Schweiz findet man
Altersgrenzen (58-60 Jahre bzw. Pensionsantrittsalter). Das Niveau der
Lehrveranstaltungen ist meist universitär, d.h. es wird das Niveau der
Hochschulreife vorausgesetzt, auch wenn keine formalen Bildungsvoraussetzungen gemacht werden. Bei der Uni 55-PLUS wurde keine Bil-

dungsvoraussetzung, aber eine Altersgrenze von ≥55 Jahre gesetzt. Die TeilnehmerInnen bezahlen eine ermäßigte Studiengebühr, so dass formal der Kreis der dafür Berechtigten festgelegt werden musste.

(8) Begleitung/Beratung. TeilnehmerInnen an *H/U 2.L.* benötigen – insbesondere beim Beginn, aber auch während des Semesters – eine spezielle Unterstützungsform, damit die Infrastruktur der Universität optimal genutzt werden kann und die TeilnehmerInnen mit ihren Fragen/Problemen nicht den Lehrkörper der regulären Lehre belasten, der teilweise durch die großen Studierendenzahlen überlastet ist. So sind Orientierungsveranstaltungen vor Semesterbeginn sinnvoll. Einführungskurse in die Bibliotheksnutzung, aber auch die Vermittlung von Computerkompetenz sind wichtige Unterstützungsmittel. Bei der Uni 55-PLUS hat sich zusätzlich ein kontinuierlich vorhandenes Beratungsangebot (Telefon, eMail, persönlich) als wesentlich erwiesen.

(9) Lehrangebot:

(a) Reguläre und/oder spezifische Lehre. Das Lehrangebot ist – je nach Organisationsform – unterschiedlich. Zu unterscheiden ist erstens, ob und in welcher Form – als Ganzes oder nur eine Auswahl daraus - das *reguläre Lehrangebot* der jeweiligen Hochschule/ Universität offen steht und zweitens, ob stattdessen oder ergänzend dazu *spezifische* Lehrveranstaltungen (LV), die ausschließlich für die TeilnehmerInnen der *H/U 2.L.* konzipiert worden sind, angeboten werden. In Deutschland umfasst das Lehrangebot meist ausgewählte reguläre und spezifische LV, während in der Schweiz kein Zugang zur regulären Lehre besteht. An der Uni 55-PLUS werden aus der regulären Lehre alle Vorlesungen – sofern keine Raumprobleme bestehen – der Bachelor- und Masterstudien genutzt (ca. 300 – 400 VO, je nach Semester). Eine Teilnahme an prüfungsimmanenten LV der regulären Lehre (PS, SE, Exkursionen etc.) ist nicht möglich, weil sonst die Betreuungsintensität in den regulären Studien aufgrund der erhöhten TeilnehmerInnen-Zahlen gemindert würde. Die spezifischen LV haben zwei Intentionen:

– Bildung *im* Alter (Beispiel aus der Psychologie: Überblick über Psychotherapie), d.h. Inhalte, die allgemein interessant sind und inhaltlich nicht speziell für ältere Personen konzipiert werden.

– Bildung *fürs* Alter (Beispiel aus der Psychologie: Psychische Störungen im Alter - insbesondere Demenz - und ihre Prävention), d.h. Inhalte, die vor allem für ältere Personen interessant sind.

(b) Lehrgänge, Zertifizierung. Die *H/U 2.L.* überlassen es meistens den TeilnehmerInnen, sich ihr eigenes Studienprogramm (ohne regulären

Abschluss) zusammenzustellen. Dem Bedürfnis nach einem Studium, dessen Umfang aber geringer als ein Bachelorstudium ist, wird z.B. in Deutschland und Österreich (Universität Klagenfurt) mit Lehrgängen Rechnung getragen, deren Umfang unterschiedlich konzipiert ist (Bsp. Universität Wuppertal mit 54-56 Semesterstunden) und die mit einem Zertifikat abgeschlossen werden. Die Nachfrage ist oft begrenzt und die Schwundquote zwischen Beginn und erfolgreichem Abschluss beachtlich. An der Uni 55-PLUS in Salzburg besteht die Möglichkeit, ein Zertifikat für ein Studium Generale oder für eine Schwerpunktbildung zu erwerben, wenn man mindestens 3 LV erfolgreich mit Prüfungen abgeschlossen hat.

(c) *Struktur des Lehrangebotes (Abfolge von LV etc.):* Das Angebot der *H/U 2.L.* besteht aus einzelnen LV, die bei der regulären Lehre aufgrund von Studienplänen strukturiert sind; ebenso finden sich bei den spezifischen LV Strukturen, wenn sie in Form von Lehrgängen angeboten werden.

(d) *Semesterstruktur*: Begründet durch die reguläre Lehre finden die LV der *H/U 2.L.* im regulären Semesterzyklus statt. Auch aufgrund des intergenerativen Aspektes (Interaktion der älteren mit den jüngeren Personen) sind anderweitige Realisierungen (z.B. während der Semesterferien) in der Regel wenig sinnvoll.

(e) *Unterrichtsräume* Für die regulären LV ergeben sich keine Raumprobleme, wenn bei der Routinelehre nur LV geöffnet werden, bei denen ausreichend Plätze vorhanden sind. Für die spezifischen LV sind meist 'Nischen' in der Raumbelegung zu suchen, da reguläreLehre bei der Raumbelegung in der Regel Priorität hat und die Anzahl zur Verfügung stehender Räume an den meisten Hochschulen/ Universitäten begrenzt ist.

(f) *Neue Medien:* Es ist wünschenswert, an den *H/U 2.L.* die Nutzung neuer Medien konzeptuell miteinzubeziehen. Zum einen werden diese meistens in den regulären LV genutzt, so dass eine Teilnahme ohne entsprechende Grundkenntnisse nur schwer möglich ist. Da ältere TeilnehmerInnen diese häufig nicht im ausreichenden Maße haben, sind entsprechende Einführungen und Unterstützungen notwendig. Die Vermittlung von Kompetenzen in der Nutzung neuer Medien ist aber auch wünschenswert, da diese Kompetenzen immer mehr im Alltag benötigt werden.

(10) *Prüfungen.* Die Teilnahme an Vorlesung der *H/U 2.L.* beinhaltet nicht – wie z.Z. bei regulären Studien – das Absolvieren von Prüfungen. Die Möglichkeit, Prüfungen abzulegen, ist an den einzelnen Hochschulen/ Universitäten unterschiedlich geregelt. An der Uni 55-PLUS können TeilnehmerInnen in regulären LV die regulären Prüfungen absolvieren; dies gilt auch für Personen ohne Matura. Spezifische LV der Uni 55-

PLUS sind – sofern es sich um PS oder Exkursionen handelt – mit Prüfungen verbunden.

(11) Lehrende. Diese rekrutieren sich für die reguläre Lehre aus den regulären Studiengängen; für die spezifische Lehre kommen aktive oder bereits pensionierte Lehrende (interne, externe) der Hochschule/ Universität in Frage. Wünschenswert ist eine spezielle Schulung des Lehrpersonals in *Geragogik* (Bubolz-Lutz, Gösken, Kricheldorff & Schramek, 2010), d.h. Unterricht für SeniorInnen.

(12) Verwaltung (Personal/ Räume). Die *H/U 2.L.* benötigen - vergleichbar zu Fachbereichen/ Instituten- eine Infrastruktur, die eigene Räume und wissenschaftliches, nichtwissenschaftliches Personal umfasst. In Deutschland sind gem. Sagebiehl und Dahmen (2009) die Ressourcen meist knapp bemessen: oft ist nur *ein* Raum vorhanden und Vollzeitangestellte stellen die Ausnahme dar.

(13) Finanzen. Die Finanzierung der *H/U 2.L.* kann ganz, teilweise oder nicht über Gebühren der Teilnehmerinnen erfolgen; in Deutschland gibt es nur ganz wenige Einrichtungen, die zu 100% aus Landesmitteln finanziert werden. Die Mitbenutzung der regulären Lehre verursacht keine Kosten, während die spezifische Lehre und die Personalkosten vielfach die Hauptfaktoren der Kosten darstellen.

(14) Teilnahmegebühren. International sind Teilnahmegebühren für *H/U 2.L.* üblich. Zwei Varianten werden realisiert: Gebührenhöhe in Abhängigkeit von der Zahl besuchter LV; Semestergebühr, unabhängig von der Zahl der besuchten LV. Gemäß dem Überblick von Sagebiel und Dahmen (2009) betrugen – bezogen auf alle untersuchten deutschen Universitäten – die Gebühren 20 bis 250 € pro Semester.

(15) Werbung/ Vermarktung. Hochschulen/ Universitäten haben Teilnehmerinnen, die sich nach dem Abitur/ Matura für einen mehrsemestrigen Studiengang einschreiben und damit – unter Berücksichtigung von Schwundquoten und Studienortwechsel – eine kalkulierbare Größe für mehrere Semester darstellen. Bei den *H/U 2.L.* ist dagegen die TeilnehmerInnen-Zahl – wie auch bei anderen Bildungsanbietern (z.B. Volkshochschule) – nur begrenzt berechenbar, da man sich jeweils für *ein* Semester einschreibt. Die *H/U 2.L.* sind daher genötigt, sich in der Öffentlichkeit kontinuierlich zu präsentieren. Sagebiel und Dahmen (2009, S. 21) bemerken dazu: „Die Vermarktung des Weiterbildungsangebotes ist für Einrichtungen von existentieller Wichtigkeit, sind sie doch von ihren Einkünften und damit der Anzahl der Studierenden abhängig".

Aus den hier angeführten Parametern mit ihren unterschiedlichen Freiheitsgraden wird deutlich, dass es eine Vielzahl an Realisierungsmöglichkeiten für eine Hoch-

schule/ Universität der zweiten Lebenshälfte gibt, die den allgemeinen Bildungsauftrag für Ältere sinnvoll ausfüllen können

10.4 Uni 55-PLUS als Beispiel für ein universitäres Angebot

Obwohl international seit den 70er Jahren in unterschiedlichen Formen SeniorInnen-Universitäten an den Universitäten begründet wurden, wurden in Österreich
diesbezüglich keine breiteren Aktivitäten entfaltet (Ausnahme: Universität Klagenfurt mit einem Angebot, das einen Universitätslehrgang beinhaltet). Aufgrund
von Vorarbeiten eines Projektseminars des Diplomstudiums Psychologie (Baumann, 2010) und von Kommissionsberichten hat das Rektorat der Paris Lodron
Universität am 2. Mai 2012 die Errichtung der SeniorInnen-Universität *Universität 55-PLUS (Uni 55-PLUS)* beschlossen. Mit Wintersemester (WiSe) 2012/13
begann die Uni 55-PLUS ihren Betrieb, wobei das erste Semester noch wenig
formalisiert war (keine Studienkennzahl, keine Teilnahmegebühren). Ab Som-
mersemester (SS) 2013 waren dann die formalen Rahmenbedingungen gegeben
(Studienkennzahl, Teilnahmegebühr), so dass seit diesem Semester statistische
Daten bezüglich Alter, Geschlecht, Bildung und Wohnort vorliegen.

 Für die Daten der Uni 55-PLUS liegen keine umfassenden exakten statistischen Vergleichsdaten vor. Es werden daher nur punktuell Vergleiche vorgenommen. So vor allem mit der – nicht repräsentativen - online-Befragung von TeilnehmerInnen aus 16 deutschen Einrichtungen (Sagebiel & Dahmen, 2009), dem
Zentrum Seniorenstudium der LMU München (Kaiser, 2013), der Universität des
dritten Lebensalters Frankfurt (Universität des dritten Lebensalters Frankfurt,
2014)), dem Gasthörstudium der Universität Oldenburg (Brokmann-Nooren,
2009a,b) und dem Studium im Alter der Universität Münster (Kaiser, 2009). Bei
den Ergebnisdarstellungen werden aus Platzgründen jeweils nur die Orte, nicht
aber die Literaturquellen genannt, die hier einleitend zitiert werden.

 – *Gesamtzahl*: Die Uni 55-PLUS in Salzburg hatte folgende TeilnehmerInnen-Zahlen im SoSe 2013: 243; WiSe 2013/14: 308; SoSe 2014: 275. International finden wir im SoSe jeweils bis zu 20% weniger TeilnehmerInnen
  als im WiSe (z.B. K. Kaiser, 2013; Universität des dritten Lebensalters
  Frankfurt, 2014); dieser Trend zeigt sich auch an der Uni 55-PLUS. Der
  Sommer beinhaltet eher Zeit für Landaufenthalte, Urlaub, etc., so dass eine
  kontinuierliche Teilnahme an den SeniorInnen-Universitäten für manche
  Personen erschwert ist und daher auf eine Teilnahme verzichtet wird. Es
  sind daher zwei Vergleiche sinnvoll:
  • SoSe 2013 mit SoSe 2014: 243 zu 275 Personen, d.h. eine Zunahme von
   32 Personen (=13.2%).

- WiSe 2013/14 mit SoSe 2014: 308 zu 275 Personen, d.h. eine Abnahme von 33 Personen (=10.7%), die geringer als die erwarteten 20% sind.

Die Gesamtzahl der TeilnehmerInnen ist – absolut gesehen - im Vergleich zu etablierten Institutionen relativ gering; so finden wir im Zentrum Seniorenstudium an der LMU München (gegründet 1987; EinwohnerInnen-Zahl ca. 1.4 Millionen) ca. 3000 , an der Universität des dritten Lebensalters Frankfurt (gegründet 1982; EinwohnerInnen-Zahl 700 000) ca. 3500, am Gasthörstudium der Universität Oldenburg (gegründet 1983; EinwohnerInnen-Zahl 160 000) ca. 500, an der Universität Münster „Studium im Alter" (gegründet 1986; EinwohnerInnen-Zahl 290 000) ca. 2200 TeilnehmerInnen. Berücksichtigt man aber die EinwohnerInnenzahl und den Gründungszeitpunkt der Einrichtung, so relativieren sich die Daten, wie am Beispiel Frankfurt gezeigt werden kann. Die Universität des dritten Lebensalters Frankfurt wurde 1982 gegründet und hatte nach ca. 10 Jahren ca. 1200 TeilnehmerInnen. Berücksichtigt man die EinwohnerInnen-Zahl (Frankfurt 1992: 660 000; Salzburg 2014: 150 000), so unterscheiden sich EinwohnerInnen-Zahl und TeilnehmerInnen-Zahl jeweils um den Faktor 4, d.h. die Uni 55-PLUS hat bereits nach 4 Semestern eine zu Frankfurt (nach 20 Semestern) vergleichbare Zahl. Bezüglich Oldenburg wäre zwar ein Vergleich aufgrund der EinwohnerInnen-Zahl sinnvoll, doch besteht das GasthörerInnen-Studium in Oldenburg seit 30 Jahren und in Salzburg seit 3 Semester, so dass ein Vergleich nicht sinnvoll ist.

- *Alter:* das Durchschnittsalter ist in Salzburg 65 Jahre. In Frankfurt finden wir ein Durchschnittsalter von 69, in Münster von 66.5, in Oldenburg im WiSe 2006/7 von 63.5 Jahre. Der Ausschöpfungsgrad der über 70 Jahre alten Personen ist an den einzelnen Universitäten unterschiedlich, wobei meistens die Altersgruppe 60-69 dominiert, so auch in der online-Befragung von Sagebiel und Dahmen (2009).

- *Geschlecht:* Bezüglich Verhältnis „Frauen/Männer" haben wir bei der Uni 55-PLUS zwei Drittel Frauen; Männer nehmen überproportional seltener als Frauen an der Uni 55-PLUS teil. In der Tendenz entspricht dies teilweise den internationalen Erfahrungen (F>M oder F=M), in der Größenordnung ist aber die Ungleichverteilung sehr deutlich. So finden wir an der Universität des dritten Lebensalters Frankfurt 60% Frauen, während sich in Münster und Osnabrück das Geschlechtsverhältnis – ursprünglich mit höherem Frauenanteil – in den letzten Jahren angeglichen hat.

- *Bildung:* Der Prozentsatz an Personen ohne Abitur/Matura an der Uni 55-PLUS ist über 60%. Bildungspolitisch positiv ist zu bewerten, dass die Uni 55-PLUS bei den Frauen einen relativ hohen Anteil an Personen ohne Abitur/Matura erreicht (Frauen: 69%, Männer: 49%). In Münster haben wir dagegen nur 21.5% ohne Abitur/Matura, in Oldenburg im Jahre 2006 42% ohne Abitur/ Matura.

Für das WiSe 2013/14 wurde eine Evaluationsstudie (anonym via Internet) durchgeführt (Thiele-Sauer, Baumann, Eichbauer & Feichtinger, 2014), bei der eine Rücklaufquote von 44% erreicht wurde. Die Befragung zeigte u.a. folgende Ergebnisse:

– Von den TeilnehmerInnen sind ca. 80% zumindest in *einem* früheren Semester (maximal 2 frühere Semester) inskribiert gewesen. 66% haben in allen drei Semestern an der Uni 55-PLUS teilgenommen.

– Spezifische LV (nur für TeilnehmerInnen der Uni 55-PLUS) haben 80% der TeilnehmerInnen genutzt; am häufigsten (28%) wurde *eine* spezifische LV regelmäßig besucht.

– Beim regulären Lehrangebot haben 8% keine Vorlesung regelmäßig besucht; spezifischen Lehrveranstaltungen sind hier nicht berücksichtigt. Am häufigsten finden wir einen Besuch von zwei Lehrveranstaltungen (16%); mindestens 65% der TeilnehmerInnen besuchen maximal fünf Lehrveranstaltungen regelmäßig. In Münster (Kaiser, 2009) werden im Durchschnitt vier Lehrveranstaltungs-Stunden besucht, während in Osnabrück die TeilnehmerInnen 2.9 Veranstaltungen (Stundenzahl offen) besuchen (Brokmann-Nooren, 2009b).

– Bezogen auf die Zahl der TeilnehmerInnen stehen Lehrveranstaltungen zur Geschichte, allgemeine Ring-Vorlesungen der Universität, Psychologie und Katholische Theologie an der Spitze, es folgen dann Biologie, Altertumswissenschaften, Philosophie (allgemeine und kath. Theologie), Soziologie, Sport- und Bewegungswissenschaften, Rechtswissenschaften. Geschichte als am stärksten nachgefragtes Fach wird in der online-Befragung von Sagebiel und Dahmen (2009), aber auch in der Studie von Kaiser (2009) an der Universität Münster bestätigt.

– Für die Auswahl der LV waren vor allem die Punkte „Interesse am Thema der LV", „Relevanz für den persönlichen Alltag" sowie „Beginn-Zeit der LV" wichtig.

– 29% haben mindestens eine Prüfung abgelegt bzw. geplant.

– Die Zufriedenheitswerte sind sehr hoch; die höchsten Werte werden in den Items *Leistungsanforderung, Informationsgewinn, Dienste der Bibliothek, Anmeldeverfahren bei der Uni 55-PLUS* erreicht. Bei den freien Formulierungen werden bezüglich Zufriedenheit am meisten genannt: Lehr- und Lernklima, das Team der Uni 55-PLUS.

– Bezüglich an der Universität nicht vertretener Gebiete wird eine Erweiterung des Angebots vor allem in den Gebieten Ernährungswissenschaft, Medizin, Ethnologie, Archäologie und Astronomie gewünscht.

– Erstmals aufmerksam wurden Personen auf das Angebot der Uni 55-PLUS durch Zeitungen (78%), gefolgt von Presseberichten (58%).

Insgesamt finden sich bei statistischen Analysen ortsübergreifende Konstanten (z.B. Dominanz des Altersbereiches 60 – 69 Jahre, Fächerpräferenz, Ausmaß an besuchten Lehrveranstaltungen), aber auch Orts- oder Länderspezifika oder Spezifika, die mit der Dauer der Institution zusammenhängen (z.B. Verhältnis Frauen/ Männer, Bildungsvoraussetzungen). Wünschenswert wären genauere statistische Unterlagen über ganze Länder, um einzelne Konzepte besser beurteilen zu können.

10.5   Fazit und Ausblick

Hochschulen/Universitäten für die zweite Lebenshälfte sind nicht nur nach Kosten zu beurteilen. Sie realisieren vielmehr einen Bildungsauftrag, der - neben einem finanziellen Nutzen - vor allem *ideelle Werte* beinhaltet. Daher sollten derartige Einrichtungen zum Standard für Hochschulen/ Universitäten gehören und dort, wo noch keine Angebote vorhanden sind, entsprechend eingerichtet und ausgebaut werden. Bei den bestehenden Angeboten finden Sagebiel und Dahmen (2009, S. 37) folgende Trends in Deutschland:

– Aufgrund des Bologna-Prozesses ist der Besuch von regulären Lehrveranstaltungen im Rückgang begriffen, da vermehrt Lehrveranstaltungen aufgrund von Überfüllung und/oder spezifischen Inhalten für Personen der zweiten Lebenshälfte nicht mehr geöffnet werden.

– Trend zur Strukturierung und Abschlussorientierung. Vermehrt werden strukturierte, d.h. über mehr als eine Lehrveranstaltung konzipierte Angebote und die Zertifizierung der Teilnahme und Leistung nachgefragt.

– Die Nützlichkeitsorientierung (Bildung als Basis für Berufstätigkeit im Alter) steht derzeit nicht im Vordergrund, sodass die „zweckfreie" Bildung weiterhin das Hauptmotiv ist.

Für die künftige Entwicklung ergeben sich aus der Sicht der Uni 55-PLUS folgende Punkte:

– Die Hochschulen/ Universitäten für die zweite Lebenshälfte erreichen noch nicht alle Bevölkerungsgruppen gleichermaßen, die sie aufgrund des Bildungsauftrags ansprechen will. Dies gilt insbesondere für die Personen mit geringeren Bildungsvoraussetzungen, aber auch Personen über 70 Jahre.

- Die TeilnehmerInnen der Uni 55-PLUS beinhalten ein hohes Kompetenz-Potenzial, das für die Hochschulen/ Universitäten der zweiten Lebenshälfte, aber für die gesamten Hochschulen/ Universität genutzt werden sollte. Hier sind Wege zu suchen, wie dieses Potential weiterhin umgesetzt werden kann.
- Während an den Hochschulen/ Universitäten die Evaluation vielfach zur Routine gehört und vielschichtige Konzepte realisiert werden, trifft dies für die Institutionen der zweiten Lebenshälfte nur begrenzt zu. Es sind daher spezielle Evaluationsmethoden zu suchen, da die an den Hochschulen/ Universitäten vorhandenen Instrumentarien nicht unbedingt eins zu eins übernommen werden können.

Mit zunehmender Lebenserwartung wächst die Bedeutung der sogenannten nachberuflichen Bildungseinrichtungen. Dabei sind die berufliche Qualifikation, die Fort- und Weiterbildung und die nachberufliche Bildung in einem Konzept des lebenslangen (lebensbegleitenden) Lernens zu integrieren. Entsprechende Anpassungen im Hochschulbereich sind beispielsweise im Forschungsprogramm „Aufstieg durch Bildung" zu erwarten, dass durch das Bundesministerium für Forschung und Bildung, die Europäische Kommission und den Europäischen Sozialfonds gefördert wird (vgl. Pohlmann & Vierzigmann, in Vorbereitung). Einzubinden sind ferner die Erkenntnisse aus der Geragogik, die im Sinne von Veelken (2011) all jene Lernangebote untersucht und unterstützt, die dazu beitragen, dass sich ältere Menschen besser in der modernen Welt zurecht finden und nach ihren Möglichkeiten und Wünschen ausgestalten.

Literatur

Baltes, P.B. & Baltes, M.M. (1990). Successful Aging. New York: University of Cambridge Press.

Baumann, U. (2010). SeniorInnen-Universität: ExpertInnenbericht (unter Mitarbeit von J. Bachmann, J.Joneleit, M. Kratochwill, S. Lauer, H. Mehrer, C. Mühlberger, S. Rigler, M. Talhammer). Paris Lodron Universität Salzburg: Unveröffentlichtes Seminarbericht.

Baumann, U., Hascher, T. & Windberger, T. (2012). Schlussbericht der Arbeitsgruppe SeniorInnen-Universität an der Paris Lodron Universität Salzburg (PLUS). Paris Lodron Universität Salzburg: Unveröffentlichtes Kommissionspapier.

Brokmann-Nooren, Ch. (2009a). Der „frühe Vogel" fliegt noch immer...Einblicke in das Gasthörstudium an der Carl von Ossietzky Universität Oldenburg. In F. Sagebiel (Hrsg.), Flügel wachsen – Wissenschaftliche Weiterbildung im Alter zwischen Hochschulreform und demographischem Wandel, 37-45. Berlin: LIT-Verlag.

Brokmann-Nooren, Ch. (2009b). Sie verbreiten eine kluge Atmosphäre". Drei Befragungen zum Gasthörstudium an der Carl von Ossietzky Universität Oldenburg. Oldenburg. BIS-Verlag der Universität.

Bubolz-Lutz,E., Gösken, E., Kricheldorff, C. & Schramek,R. (2010). Geragogik. Stuttgart: Kohlhammer,

Deutscher Bundestag (2006). Fünfter Bericht zur Lage der älteren Generation in der Bundesrepublik Deutschland. Berlin: Bundesdrucksache 16/2190).

Gatterer, G. (2008). Demenz aus psychologischer Sicht. In W.D. Oswald, G. Gatterer & U.M. Fleischmann (Hrsg.), Gerontopsychologie, 2. Aufl., 141-172. Wien: Springer.

Hammerschmidt, P., Pohlmann, S, & Sagebiel, J. (Hrsg.). (2014). Gelingendes Alter(n) und Soziale Arbeit. Neu Ulm: AG Spak.

Hellgardt, E. & Welker, L. (Hrsg.). (2013). Weisheit und Wissenschaft. Festschrift zum 25jährigen Bestehen des Seniorenstudiums an der LMU. München: Utz-Verlag

Kade, S. (2009). Altern und Bildung (2. Aufl.). Bielefeld: Bertelsmann.

Kaiser, K. (2013). 25 Jahre Seniorenstudium an der LMU: Entwicklung und Situation. In E. Hellgardt, & L. Welker (Hrsg.), Weisheit und Wissenschaft. Festschrift zum 25jährigen Bestehen des Seniorenstudiums an der LMU, 33-66. München: Utz-Verlag.

Kaiser, M. (2009). Eine neue Generation älterer Studierender? Ein Blick auf die Teilnehmer und Teilnehmerinnen des „Studium im Alter" an der Westfälischen Wilhelms-Universität Münster in 15-Jahres-Vergleich. In F. Sagebiel (Hrsg.), Flügel wachsen – Wissenschaftliche Weiterbildung im Alter zwischen Hochschulreform und demographischem Wandel, 93-122). Berlin: LIT-Verlag.

Kolland, F. & Ahmadi, P. (2010). Bildung und aktives Altern. Bielefeld: Bertelsmann.

Kruse, A. & Wahl, H.W. (2010). Zukunft Altern. Heidelberg: Spektrum.

Kruse, A. (2011). Bildung im Alter. In R. Tippelt & A. von Hippel (Hrsg.), Handbuch Erwachsenenbildung/ Weiterbildung, 827-840. Wiesbaden: VS Verlag.

Laireiter, A. & Somweber, M. (2014). Gesundheitsförderung und Prävention im Alter. Psychologie in Österreich, 34, 194-201.

Leipold, B. (2012). Lebenslanges Lernen und Bildung im Alter. Stuttgart: Kohlhammer (Kohlhammer-Urban Taschenbücher, Grundriss Gerontologie Band 9).

Lemieux, A., Boutin, G. & Riendeau, J. (2007). Faculties of Education in Traditional Universities and Universities of the Third Age: A Partnership Model in Gerontology. Higher Education in Europe, 32, 151-161

Martin, M. & Kliegel, M. (2010). Psychologische Grundlagen der Gerontologie (3. Aufl.). Stuttgart: Kohlhammer (Kohlhammer-Urban Taschenbücher, Grundriss Gerontologie Band 3).

Österreichischen Bundesministeriums für Arbeit, Soziales und Konsumentenschutz (2012). Bundesplan für Seniorinnen und Senioren. Wien: Bundesministerium für Arbeit, Soziales und Konsumentenschutz

Perrez, M. & Hilti, N. (2011). Prävention. In M. Perrez & U. Baumann (Hrsg.), Lehrbuch Klinische Psychologie – Psychotherapie, 4. Aufl., 399-427. Bern: Huber.

Pohlmann, S. (2011). Sozialgerontologie. München: UTB/Reinhardt.

Pohlmann, S. (Hrsg.) (2012). Altern mit Zukunft. Wiesbaden: Springer VS.

Pohlmann, S. (Hrsg.). (2013). Gut beraten – Forschungsbeiträge für eine alternde Gesellschaft. Wiesbaden: Springer VS.

Pohlmann, S., Vierzigmann, G. & Doyé, T. (Hrsg.) (in Vorbereitung). Weiter Denken durch Weiterbildung. Wiesbaden: Springer VS.

Sagebiel, F. & Dahmen, J. (2009). Erforschung der Ist-Situation von Studienangeboten für Ältere an deutschen Hochschulen (Beitrag Nr. 48). Hamburg: Deutsche Gesellschaft für wissenschaftliche Weiterbildung und Fernstudium.

Sagebiel, F. (Hrsg.).(2009). Flügel wachsen – Wissenschaftliche Weiterbildung im Alter zwischen Hochschulreform und demographischem Wandel. Berlin: LIT-Verlag.

Thiele-Sauer, C., Baumann, U., Eichbauer, S. & Feichtinger, L. (2014). NutzerInnenanalyse Uni 55-PLUS WS 2013/14. Paris Lodron Universität: unveröff. Bericht.

Tippelt, R., Schmidt, B., Schnurr, S., Sinner, S. & Theisen, C. (2009). Bildung Älterer. Bielefeld: Bertelsmann.

Universität des dritten Lebensalters Frankfurt(2014). Statistik. http://www.uni-frankfurt.de/43322605/statistik (17.8.2014).

Veelken, L. (2011). Bildungsarbeit mit Hochaltrigen. In H.G. Petzold, E. Horn & L. Müller (Hrsg.), Hochaltrigkeit. Herausforderung für persönliche Lebensführung und biopsychosoziale Arbeit, 233-258. Wiesbaden. VS Verlag.

Vogt, H. (2013). Wächst zusammen was zusammen gehört? Wissenschaftliche Weiterbildung – berufsbegleitendes Studium – lebenslanges Lernen. Bielefeld: DGWF Beiträge 53.

WHO – World Health Organization. (2002). Aktiv Altern: Rahmenbedingungen und Vorschläge für politisches Handeln. Genf: WHO-Sonderveröffentlichung.

Yenerall, J. D. (2003). Educating an Aging Society: The University oft he Third Age in Finland. Educational Gerontology, *29*, 703-716.

11 Prävention durch einen realitätsorientierten Altersdiskurs

Heiner Keupp

11.1 Alter ist auch nicht mehr das, was es einmal war

Die aktuellen Diskurse zum „grau" oder „silbern" des Alters schwanken zwischen katastrophischen Prophetien und optimistischen Prognosen. Optimistisch klingen Überschriften wie „Die Zukunft ist silbern" – so in der SZ vom 04./05.02.2006 – oder „Attraktives Alter", wie eine Serie heißt, in der Seniorinnen und Senioren der Alterskohorte 50plus als besonders attraktive Kunden für alle möglichen Märkte entdeckt werden. Häufiger waren bislang allerdings solche Kommentare, die vor allem ein demographisches Horrorszenario konstruieren, das dann mit düsteren Prognosen zu einem Generationenkrieg oder zu einem Zusammenbruch sozialstaatlicher Systeme verkoppelt wird. Gegenwärtig jagen uns Thesen vom „Clash of Generations" oder vom „biologischen und sozialen Terror der Altersangst" (so im Klappentext von Frank Schirrmachers (2004) „Das Methusalem-Komplott") Zukunftsängste ein oder es ist vom „demografischen Salto" die Rede, der die klassische „Bevölkerungspyramide" von einer „zerzausten Wettertanne" zum „kopflastigen Pilz" hat werden lassen (Barz et al. 2003, S. 113). Diese Szenarien, deren demographische Basis gar nicht bestritten werden soll, verbreiten aber eher Panik und Hilflosigkeit, als dass sie auf zentrale gesellschaftliche Veränderungsprozesse und deren Konsequenzen für die Lebensführung und die Identitätsarbeit im Alter hinweisen und darauf vorbereiten würden. Allerdings hat sich seit einiger Zeit ein ganz neuer Diskurs entfaltet. Unsauberer Satzbau. Vielleicht besser: Er sieht in der wachsenden Zahl von „jungen Alten" eine wichtige gesellschaftliche Ressource: Sie sollen ermutigt werden, sich gesellschaftlich einzubringen, sich, zu engagieren und das eigene Älterwerden in die eigenen Hände zu nehmen.

Vor etwa einem Jahrzehnt haben Unternehmen, aber auch die öffentliche Verwaltung große Anstrengungen unternommen, um ihre älter werdenden MitarbeiterInnen möglichst schon Jahre vor dem Renteneintritt los zu werden. Vorruhestandsregelungen wurden propagiert und kamen gut an. So hat beispielsweise IBM in den 80er und 90er Jahren einiges unternommen, um Betriebsangehörigen, die älter als 50 Jahre waren, den Weg in die Rente zu erleichtern. Durchaus interessante finanzielle Anreize wurden dazu geboten. Oder 1982 Philips: Der niederländische Elektronik Konzern sorgte damals für Furore, weil er seine 40jährigen Wissenschaftler in den Forschungslabors ablösen wollte. Diese älteren Menschen seien für die aktuellen technologischen Entwicklungen nicht fit genug. Und auch andere Personalchefs aus der IT-Branche verkündeten in dieser Zeit stolz, dass das Durchschnittsalter ihrer Mitarbeiter unter 40 Jahren läge.

Der ökonomisch und demografisch informierte Zeitgeist hat sich aber längst gedreht. Jetzt erfährt vor allem der älter werdende Arbeitnehmer eine neue Wertschätzung, und es werden Kampagnen ersonnen, um diese neue Haltung gesellschaftlich durchzusetzen (Denninger et al. 2014). Aus der biographisch frühzeitigen Exklusion aus der Erwerbsbevölkerung wird eine Konstruktion des *Alterskraftunternehmers* (van Dyk & Lessenich 2009), womit sich gleichzeitig die Sicht auf das Alter verändert. In den einschlägigen Diskursen wird Alter jetzt kaum mehr mit Krankheit, nachlassenden körperlichen und psychischen Energien und Resignation, sondern mit Aktivitäten, Produktivität und Engagement bis ins hohe Alter verknüpft. Lehrbücher der Gerontologie müssen umgeschrieben werden und die Medien[1] liefern die Popularisierung dieses Paradigmenwechsels.

Meine Ausgangsthese: Die jeweils vorherrschenden und identitätsrelevanten Vorstellungen vom Alter korrespondieren mit gesellschaftlichen, ökonomischen und politischen Imperativen. Das lässt sich auch von den wissenschaftlich generierten Alterskonzepten behaupten. So kann man in historischer Reihenfolge sowohl Disengagement-, Stigma-, Befreiungs- oder Aktivierungsvorkonzepte von ‚Alter‘ einordnen. Es bleiben aber zwei Frage zu beantworten: Zum einen, wie überhaupt eine selbstbestimmte Altersidentität entstehen könnte, die nicht von heteronom vorgegebene Alterskonstruktionen bestimmt wird. Und zum zweiten: Wo bleibt die Reflexion zum Lebensende, das natürlicherweise und trotz Anti-Aging immer häufiger auch mit erheblichen Einschränkungen der körperlichen und psychischen Gesundheit verbunden ist?

Zunächst will ich persönlich einsteigen und darüber einen Blick auf ein verändertes Alter ermöglichen. Älter werden ist in hohem Maße von unserer Kultur und Gesellschaft abhängig und gerade in den gesellschaftlichen Umbrüchen, die gegenwärtig das Leben aller Menschen betreffen, wird auch das Thema Alter in zentraler Weise berührt. Danach gehe ich auf die Frage ein, welches Identitätsverständnis diesen veränderten Bedingungen gerecht werden kann und komme am Ende auf Fragen der Lebensgestaltung und Identitätsarbeit im Alter und den dazu erforderlichen Ressourcen zurück.

---

1 So zum Beispiel DER SPIEGEL in seiner Ausgabe 21/2014 mit der Titelgeschichte „Ich bleib dann mal da!“.

11.2 Älter werden in einer Gesellschaft des „disembedding"

Lebensstile und Identitäten verändern sich gegenwärtig in dramatischer Weise (vgl. Pohlmann 2012). Das umschließt auch die Vorstellung, was eigentlich unter einem ‚guten Leben' zu verstehen ist. Umgekehrt ist es gleichwohl so, dass die Frage nach dem ‚guten Leben', vor allem wenn sie auch explizit auf den Abschnitt des Alters bezogen wird und danach lautet, wie wir im Alter leben wollen, Auswirkungen darauf hat, wie sich das Älter-Werden tatsächlich gestaltet und welche Lösungen sich, ergeben können. Klar wird immer mehr, dass es dafür keine traditionellen lebensweltlichen Lösungen mehr gibt und auch die öffentlich angeboten Lösungen längst nicht mehr überzeugend sind. Die eigene Selbstsorge wird immer wichtiger und gerade in der Notwendigkeit solcher Überlegungen zeigt sich am deutlichsten, was gesellschaftlicher Wandel für unser Thema bedeutet. Ich möchte zunächst noch bei meinen persönlichen Erfahrungen verweilen und ihnen die gerontologische bzw. gerontopsychiatrische Geschichte meiner Familie rekonstruieren.

Es ist eine Geschichte von Menschen, die die dramatische Geschichte des vergangenen Jahrhunderts in Gestalt einschneidender Veränderungen in ihre Biographie erlebt haben, in erstaunlicher Weise damit fertig geworden sind und dann im hohen Alter von Problemen eingeholt wurden, die sie sich nie vorstellen konnten. Es geht um die beiden Generationen vor mir. Deutlich werden soll daran, warum wir deren Vorstellungen über das Altwerden und das Wohnen im Alter nicht mehr als unser Modell ansehen können.

Mein Großvater ist 88 Jahre alt geworden. Er ist im Kreis seiner Familie gestorben. Seine letzten fünf Lebensjahre haben sich dabei stark von den geordneten Bahnen der vorherigen acht Jahrzehnte unterschieden. Er fand sich oft im Zeitschema seines eigenen Lebens nicht mehr zurecht, sein Gedächtnis fiel immer mehr aus und in unserem oberfränkischen Dorf hat er sich bei seinen Spaziergängen oft verlaufen. Aber alle im Dorf kannten ihn und ich sehe ihn noch stolz auf dem Traktor eines Bauern sitzen, der ihn irgendwo aufgelesen hatte und ihn nach Hause brachte. Er konnte uns nicht verloren gehen. Er war in ein Netzwerk eingebunden, das seine altersbedingten Defizite wahrnahm und ihn dort unterstützte, wo er alleine nicht mehr zurechtkam. Der Rahmen der Großfamilie war dabei ein noch engeres Netz, auf das sich Opa Tag und Nacht verlassen konnte. Vor allem war es meine Großmutter, die in loyalem traditionellem Frauenselbstverständnis feinnervig und aufopferungsvoll ihren Mann bis in seine Todesstunde begleitete. Sie selbst ist 90 Jahre alt geworden und war bis zu ihrem eigenen Tod selbständig und geistig hellwach. Sie starb im Beisein ihrer beiden Töchter im Haus meiner Eltern.

Und meine Eltern? Nach etwa 30 Jahren Leben und Arbeiten in einem alten fränkischen Pfarrhaus haben sie sich entschlossen, ihre Wohn- und Lebensform möglichst auch über das Dienstende meines Vaters als Pfarrer hinaus zu verlängern. Sie bezogen wiederum ein leerstehendes altes fränkisches Pfarrhaus, mit mehreren Treppen und einer Anzahl von Zimmern, die vor allem ihren fünf Kindern und deren Familie jederzeit einen Besuch ermöglichte. Das ging etwa zehn Jahre lang ganz gut. Doch dann verlor meine Mutter zunehmend ihre Alltagskompetenz. Ihr Gedächtnis verließ sie immer häufiger. Mein Vater vollzog einen erstaunlichen Rollenwechsel. Er, der für mich immer der Inbegriff eines verwöhnten Paschas war und der dafür auch immer noch hervorragende ideologische Erklärungen hatte, die nach der Natur der Frau und der Natur des Mannes lauteten, stieg zunehmend in die Niederungen der alltäglichen Lebens- und Küchenführung hinunter. Doch unsere Bedenken wuchsen. Meine Geschwister und ich fragten uns voller Sorge, wie lange das noch guten gehen würde. Die Lebenssituation von uns Geschwistern war dabei so, dass es keinem möglich war, die Eltern über längere Zeit, womöglich gar in einem pflegebedürftigen Zustand aufzunehmen. Außerdem wollten sie es nicht, liebten ihre Freiheit und wollten von einem Altenheim überhaupt nichts hören. In unserer Generation und bei unserer Hilflosigkeit im Umgang mit dem Altwerden unserer Eltern wird sichtbar, wie radikal sich die Lebensformen in den letzten Jahrzehnten verändert haben. Wir sind fast alle auf öffentliche Hilfe angewiesen; Und dies in immer mehr Situationen. Seit ich mich selbst intensiver mit gerontopsychologischen Fragen beschäftige, wird mir auch zunehmend deutlich, dass mein Großvater und auch meine Mutter als psychisch alterskrank zu bezeichnen wären. Das erschreckt mich und zeigt mir auf, dass in einer Gesellschaft, in der die Menschen immer älter werden, auch alterspsychiatrische Störungen immer mehr zunehmen, ja in gewissem Umfang ‚normal' werden. Menschen mit psychischen Störungen sind zumindest im hohen Alter immer weniger „die anderen", für die wir uns dann professionelle Lösungen ausdenken, das sind prospektiv auch wir selbst. Und wir müssen uns einfach klarmachen, dass sie in unseren (post-)modernen Lebensformen nicht mehr so normalisiert und aufgefangen werden können, wie ich das am Beispiel meines Großvaters beschrieben habe.

Nach einem schweren Herzanfall musste mein Vater schließlich für eine Woche in eine Klinik. Von diesem Ereignis an war klar, dass er und meine Mutter ihr Leben nicht mehr allein würden managen können. Für die eine Woche konnte meine Mutter zu meiner Schwester, die Lehrerin war und gerade Pfingstferien hatte. Nur wenige Tage nachdem Vater wieder aus der Klinik nach Hause gekommen war, stürzte meine Mutter und brach sich den Oberschenkelhals. Die Folge waren vier Wochen Krankenhaus und die schwere Entscheidung meines

Vaters, die eigene Selbständigkeit aufzugeben und ein Appartement in einem neugebauten Altenheim zu beziehen. Eigene Möbel, das geliebte Klavier und ein Teil der manisch zusammengetragenen Briefmarkensammlung zogen mit. Es war der Ort, an dem mein Großvater Direktor eines Diakonissenmutterhauses war, die Schwestern des Altenheims kamen alle von dort, die älteren unter ihnen sprachen noch voller Hochachtung von ihm. Insofern hatten es die Eltern vergleichsweise gut. Die jüngste Schwester meines Vaters, ebenfalls Diakonisse, kam fast jeden Tag vorbei. Trotzdem habe ich vor allem bei meinen Vater Merkmale von Hospitalismus, von Altersdepression und von Demoralisierung beobachtet. Ihm fehlte seine Lebenssouveränität, seine langen Waldspaziergänge, sein Garten. Meine Mutter war total auf ihn angewiesen, die Demenz schritt rapide voran. Sie hatten einen liebevollen Umgang miteinander. Aber hatte mein Vater genügend Chancen, ein Stückchen eigenen Lebens zu leben? Seine Briefmarken packte er nicht aus. „Lass mir noch Zeit", war seine Antwort auf meine Fragen. Aber seine Zeit war abgelaufen. Er hinterließ eine Frau, die körperlich noch recht gesund war, aber immer wieder vergaß, dass ihr Mann nicht mehr lebte. Aber ohne ihn konnte und wollte sie nicht mehr leben. Psychisch verabschiedete sie sich immer mehr vom Leben. Es war erneut ein Umzug erforderlich: Sie wurde auf die hervorragend geführte Pflegestation verlegt. Zweieinhalb Jahre überlebte sie meinen Vater. Nach einem Gehirnschlag verlor sie fast vollständig ihre Sprachfähigkeit, das letzte Jahr war sie absoluter Pflegefall und wir konnten nur noch darauf hoffen, dass wir bei unseren Besuchen die große Distanz, die zwischen ihr und der realen Welt entstanden war, durch vertraute Wortmelodien und den Körperkontakt überwinden konnten.

Wenn man so will, repräsentiert die Lebensgeschichte meiner Eltern einen Übergang. Ihre eigene Vorstellung von der letzten Phase ihres Lebens war noch von dem Modell geprägt, das sie meinen Großeltern ermöglicht haben, das aber für sie nicht mehr tragfähig war. Auch hatten sie sich keine Gedanken um ein Alternativmodell gemacht oder gar Sorge für eine tatsächliche Lösung getragen. Der Übergang zur Reflexiven Moderne ist nicht vollzogen worden. Am ehesten noch zukunftsfähig war der unbändige Wunsch nach Autonomie, aber er war nicht verbunden mit einer Idee und vor allem einer Praxis der Selbstsorge. Ich denke das ist der zentrale Unterschied zu unserer und den nächsten Generationen. Anthony Giddens hat den Prozess der Modernisierung als einen des *disembedding* beschrieben, der uns aus Lebensmodellen ausquartiert, die über Generationen selbstverständlich und ‚normal' waren. An die Stelle der traditionellen Konzepte treten aber nicht neue, die nach einem Prozess der Normalisierung und der sozialstaatlichen und wohnungspolitischen Absicherung wieder für einige Generationen tragfähige Modelle der letzten Lebensphase garantieren. Es wird keine einfachen Antworten auf Fragen geben, wie ein bedürfnisgerechter Lebensstil aussehen kann, wenn der *Begleitschutz* in Form einer ortsansässigen nächsten Generationen fehlt und die psychischen und körperlichen Voraussetzungen für ein autonomes und souveränes *gutes Leben* nicht mehr gegeben sind.

Die aktuell transportierten Altersbilder erzählen weitgehend nur vom ungebrochenen aktiven und engagierten Seniorensubjekt. Dieser durchaus hoffnungsvoll klingende Diskurs ist freilich nicht nur Ideologie, sondern durchaus begründet in verbesserten Lebensbedingungen und längeren Phasen gesunden Älterwerdens der Menschen heute. Aber er ist zumindest zugleich auch ideologieverdächtig, wenn von *downaging* oder von einer *Juvenilitäts-Tendenz* die Rede ist, die heute das ganze Leben bestimmen würden (so bei Horx (2011) als ein *Megatrend*). Wo bleiben Fragen nach Altersarmut, dem Fehlen eines familiären Unterstützungswerkes oder der Pflegebedürftigkeit. Wie alle gesellschaftlichen Entwicklungstendenzen, die die spätmoderne Gesellschaft strukturell verändern und die vor allem durch Individualisierungsprozesse (Berger & Hitzler 2010) und einen Abbau traditioneller Ligaturen (Dahrendorf 1979) bestimmt sind, ist die ambivalente Qualität dieser Veränderungsdynamik in den Blick zu nehmen. Eine einseitig auf die positiven Effekte des verändernden Älterwerdens zielende Kampagne ist auf jeden Fall ideologieverdächtig.

11.3 Zur gesellschaftlichen Dekonstruktion kontinuierlicher Entwicklungsmodelle

In einer traditional geordneten Welt, aber auch noch in der Ersten Moderne bis weit in die zweite Hälfte des 20. Jahrhunderts waren Lebensübergänge klar markiert, es gab normalbiographische Abläufe, die eine normative Erwartung von Übergängen erlaubte, man konnte sich auf sie einstellen und der sozialwissenschaftliche Fachjargon nennt das *antizipatorische Sozialisation*. Für bestimmte Übergänge im Sinne von Statuspassagen, z.B. der Eintritt in den Kindergarten, vom Kindergarten in die Schule, von Kindheit in das Jugendalter, zum Abschluss der Lehre oder den Start in die nachberufliche Phase etc. gab es organisierte *Übergangsriten*. In Vorstellungen von *Normalbiographie* und *Karriere* ließen sich die unterschiedlichen Lebensübergänge als ein kohärentes und vorhersehbares Muster begreifen. Die Klarheit und Berechenbarkeit dieser traditionell geregelten Biographieverläufe wurde auch durch die lange Zeit prägende psychologische Identitätstheorie von Erik Erikson (1964; 1966) unterstützt.

Was bis in die Endphase des 20. Jahrhunderts noch die prägende Gestalt für die biographische Identität war, hatte schon in der Frühphase der Moderne populäre Vorläufer, die normative Vorlagen für Lebensverläufe zumindest der bürgerlichen Schichten zu bieten hatten. Großer Beliebtheit erfreuten sich seit dem 17. Jahrhundert so genannte *Lebenstreppen*, die anschaulich die einzelnen Lebensetappen darstellten und normierten. Es gab solche Lebenstreppen für Frauen, Männer oder Paare. Dabei wurde der menschliche Lebenslauf meist in zehn Stufen zu je zehn Jahren dargestellt. Der Höhepunkt des Lebens wurde auf die fünfte Dekade gesetzt, da man davon ausging, dass der Mensch in diesem Alter der Vollendung am nächsten komme. Diese Bilderbögen hingen in den Bürgerhäusern und vermittelten Menschen bildhaft das, was man als *Normalbiographie* bezeichnet, sie bildeten eine *Normalformtypisierung*, die Kindern, Frauen und Männern vermittelten, was die Ordnung der Dinge in ihrem Alltag und in ihren Biographien garantieren sollte.

Solche Ordnungsmuster sind auch heute noch in Restbeständen vorhanden, aber – wie Richard Sennett aufgezeigt hat – sie bilden keinen selbstverständlichen Rahmen mehr. Einerseits werden die Übergänge immer mehr zu riskanten Schwellen, an denen ein gnadenloser Selektionsdruck herrscht und andererseits wird aus der Karriere immer mehr eine *Drift*. Sennett (1998, S. 10f) erklärt uns nicht nur den Ursprung des Wortes Karriere, sondern auch den zentralen Grund für den Deutungsverlust dieser Metapher:

> *„ 'Karriere' zum Beispiel bedeutete ursprünglich eine Straße für Kutschen und als das Wort schließlich auf die Arbeit angewandt wurde, meinte es eine lebenslange Kanalisierung für die ökonomischen Anstrengungen des Einzelnen. Der flexible Kapitalismus hat die gerade Straße der Karriere verlegt, er verschiebt Angestellte immer wieder abrupt von einem Arbeitsbereich in einen anderen [...]“.*

Mit dem Angriff auf starre Bürokratien und mit der Betonung des Risikos beansprucht der flexible Kapitalismus, den Menschen, die kurzfristige Arbeitsverhältnisse eingehen, statt der geraden Linie einer Laufbahn im alten Sinne zu folgen, mehr Freiheit zu geben, ihr Leben zu gestalten" (S. 10f.). Was hier für die Arbeitswelt angesprochen wird, gilt auch für unsere Vorstellungen vom Aufwachsen, dem Erwachsensein und dem Alter und den Vorstellungen einer geordneten Ablaufstruktur.

Unsere Vorstellungen von normalbiographischen Abläufen, die den Lebenslauf in einer erwartbare Abfolge von Phasen taktet und zugleich diesen Altersphasen normative Muster zuordnet, taugen für heutige Lebensabläufe immer weniger.

11.4   Konjunkturzyklen von Alterskonstruktionen

In den letzten Jahrzehnten haben die Diskurse zum Alter einen mehrfachen Be-
deutungswandel erfahren. Lange Zeit wurde „Alter als Problem" thematisiert.
Mit dem Diskurs zum „Ende der Arbeitsgesellschaft" wurde „Alter als Befreiung" gefeiert und wurde dann abgelöst vom aktuellen Diskurs, in dem „Alter als
Ressource" entdeckt wird. Und das waren die prominentesten Alterskonstruktionen, die mit dem Anspruch ihrer seriösen wissenschaftlicher n Begründung die
Diskurse auch im politischen Raum geprägt haben:

11.4.1   Alter als Disengagement

Die Disengagementtheorie von Cumming und Henry (1961) geht von einem un-
vermeidlichen, durch biomedizinische Prozesse des Abbaus und Verfalls bedingten Rückzug älterer Menschen aus den Rollenfigurationen der Erwerbsphase aus.
Damit schaffen sie für die *Anwärter* aus der nachfolgenden Generation freie Positionen. So entsteht eine gesellschaftliche Balance. Diese strukturfunktionalistisch
inspirierte Theorie (Talcott Parsons schrieb das Vorwort) beschreibt diesen Rückzug als funktional für das Subjekt und die Gesellschaft.

11.4.2   Alter als Stigma

Die Stigmatheorie des Alters (vgl. Hohmeier & Pohl 1978) untersucht stereotype
Vorstellungen von alten Menschen, die Altenrolle und den Umgang von Institutionen mit alten Menschen. Im Stil einer sich selbst erfüllenden Prophezeiung
würden sich diesem Ansatz zufolge älter werdende Menschen an die gesellschaftlichen Zuschreibungen von Hilfsbedürftigkeit und Gebrechlichkeit anpassen.
Ein Fremdbild wird zum Selbstbild und zur Alterspraxis. Das Subjekt wird als
hilfloses Opfer gesellschaftlicher Einstellungen und ihrer Transformation in institutionelle Praxen konstruiert. Diese Theorie überträgt den in Kriminologie und
Devianzsoziologie prominenten Labeling-Approach (vgl. Keupp 1976) auf den
gesellschaftlichen Umgang mit älter werdenden Menschen. Sie will nachweisen,
dass vorherrschende Altersstereotype durch die Vollzugspraxis in Altenheimen
bedient werden und durch sie „verifiziert" werden.

11.4.3 Alter als Befreiung

Mit dem Diskurs vom „Ende der Arbeitsgesellschaft" wurde „Alter als Befreiung" von den „maschinenförmigen" Zwängen der modernen Arbeitswelten gefeiert. Sie wurden in ihrer Entfremdungsqualität beschrieben, die man so schnell und so gründlich hinter sich lassen sollte, um die „späten Freiheiten" eines „eigensinnigen" und selbstbestimmten Lebens genießen zu können (vgl. Schachtner 1988).

11.4.4 Das aktivierte Alter

Der demografische Wandel ist ein besonderer Motor, um zukunftsfähige Altersbilder zu erzeugen und um das Alter entwertende oder stigmatisierende Bedeutungsakzente möglichst zu entsorgen. Und so werden wir seit einiger Zeit von der Weltgesundheitsorganisation, der Europäischen Union und vom zuständigen Bundesministerium mit Bild- und Textmaterial versorgt, das dem Alter jeden Schrecken nehmen soll.

In einem politisch und ökonomisch vorangetriebenen Aktivierungsregime wird mit dem Konstrukt der *jungen Alten* ein energetisch aufgeladenes Bild gesunder, gebildeter, innovativer handlungsfähiger und -bereiter Subjekte konstruiert, denen ein hoher Stellenwert bei der gesellschaftlichen Wertschöpfung zugeschrieben wird. Diese „produktivistische Mobilmachung" (van Dyk & Lessenich 2009) ist der Lösungsversuch für eine demographisch gewandelte Gesellschaft. In der attraktiven Sozialfigur der jungen Alten steckt die gerontologische Aneignung des *unternehmerischen Selbst*. Dieses fasziniert durch seinen Zuwachs an Selbstbestimmung, die aber nicht bedingungslos ist. Sie muss gesellschaftlich nützlich sein. Konstruiert wird der *Alterskraftunternehmer*.

11.5 Altern heute: Unvermeidlich ambivalent

Mit dieser letzten Entwicklung entsteht ein höchst ambivalentes Altersbild: Einerseits sehen wir die jungen Alten, die als Konsumenten, bürgerschaftlich Engagierte und als berufserfahrene Arbeitnehmer eine hohe Wertschätzung erfahren und andererseits die Menschen im *vierten Lebensalter*, die Gesundheits- und Pflegekosten in hohem Maße verursachen. Hier wird erneut *Alter als Problem* konstruiert.

In der Reflexiven Moderne wird das Alter zu einem individuellen Projekt, das in eine politisch-gesellschaftliche Situation eingebettet ist, die zwar Optionsspielräume eröffnet, aber auch Grenzen setzt. Diese Grenzen sind weniger durch normierte Vorstellungen gezogen, was altersgemäß ist, sondern sie werden durch Ressourcen bestimmt, auf die eine Person zurückgreifen kann.

Das zentrale gesundheitswissenschaftliche Konzept der *Selbstwirksamkeit* (Bandura 1997) erfüllt durchaus Erwartungen des Aktivierungsregimes, geht aber in ihnen nicht auf, sondern beinhaltet die Idee des *Eigensinns*, auch das Wissen um *Widerstandsressourcen*, die die Bedingung der Möglichkeit bilden, sich einer gesellschaftlichen Instrumentalisierung zu verweigern.

Auch im Alter ist Identitätsarbeit vor allem Passungsarbeit und nicht Affirmation. Es gilt das „Innere des Alterns" (Kenyon et al. 1999, S. 54) zu respektieren. Die alternden *Wutbürger*, die ermüdeten Alten, die ein belastendes Arbeitsleben hinter sich haben und sich nicht mehr engagieren wollen oder die Alten, die sich ihre ganz eigenen späten Freiheiten nehmen, leben ihren Eigensinn. Das mag auch gesellschaftlichen Nutzen erzeugen, aber damit genügen sie nicht normativen Vorgaben.

11.6 Unabschließbare Identitätsarbeit auch im Älterwerden

11.6.1 Lebensformen und Identitäten im gesellschaftlichen Strukturwandel

Identitätspolitik hat gegenwärtig eine rechtspopulistische Konjunktur. Die so genannte *Identitären* kämpfen für eine unveräußerliche, authentische und reine ethnokulturelle Identität[2], die gegen kosmopolitische Entwicklungen, Multikulturalität und Hybridisierung verteidigt werden müsse. Es soll so etwas wie eine „purifizierte Identität" (Sennett 1996) behauptet und erkämpft werden. In regressiver Absicht soll hier etwas aufgehalten werden, was die sozialwissenschaftliche Identitätsforschung seit Jahren untersucht hat. Sie hat sich mit der Frage auseinandergesetzt, welche gesellschaftlichen Entwicklungstendenzen die gesellschaftlichen Lebensformen der Menschen heute prägen, welche Konsequenzen das für die Identitätsentwicklung hat. In unserem Zusammenhang interessiert, welche Auswirkungen sie auf das Älterwerden haben. Hier kann man wieder an den Gedanken vom disembedding anknüpfen. Dieser Prozess lässt sich einerseits als tiefgreifende Individualisierung und andererseits als explosive Pluralisierung beschreiben, der in der Konsequenz als ein tiefreichender Enttraditionalisierungsprozess verstanden werden kann. Diese Trends hängen natürlich zusammen. In

---

2 Vgl. die Homepage der Identitären-Bewegung Deutschlands: http://identitaere-bewegung.de/index.php?id=23

dem Maße, wie sich Menschen aus vorgegebenen Schnittmustern der Lebensgestaltung herauslösen und ein Stück eigenes Leben gestalten können, aber auch müssen, wächst die Zahl möglicher Lebensformen und damit die möglichen Vorstellungen von Normalität und Identität. Peter Berger (1994, S. 83) spricht von einem „explosiven Pluralismus", ja von einem „Quantensprung". Seine Konsequenzen benennt er so:

„Die Moderne bedeutet für das Leben des Menschen einen riesigen Schritt weg vom Schicksal hin zur freien Entscheidung. [...] Aufs Ganze gesehen gilt [...], dass das Individuum unter den Bedingungen des modernen Pluralismus nicht nur auswählen kann, sondern dass es auswählen muss. Da es immer weniger Selbstverständlichkeiten gibt, kann der Einzelne nicht mehr auf fest etablierte Verhaltens- und Denkmuster zurückgreifen, sondern muss sich nolens volens für die eine oder andere Möglichkeit entscheiden. [...] Sein Leben wird ebenso zu einem Projekt – genauer, zu einer Serie von Projekten – wie seine Weltanschauung und seine Identität." (Berger 1994, 95).

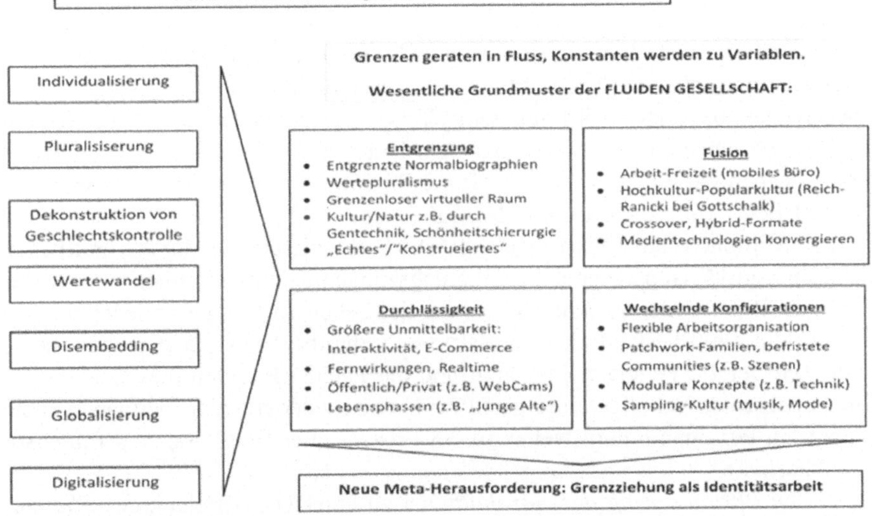

Abb. 11.1: Grundzüge der spätmodernen Gesellschaft in Anlehnung an: Barz, Kampik, Singer & Teuber, 2001

An den aktuellen Gesellschaftsdiagnosen hätte Heraklit seine Freude, der ja alles im Fließen sah. Heute wird uns ein *fluide Gesellschaft* oder die *liquid modernity*

(Bauman 2000) zur Kenntnis gebracht, in der alles Statische und Stabile zu verabschieden ist.

Im globalisierten Kapitalismus vollziehen sich dramatische Veränderungen auf allen denkbaren Ebenen und in besonderem Maße auch in unseren Lebens- und Innenwelten. Anthony Giddens, einer der wichtigsten sozialwissenschaftlichen Zeitdiagnostiker, schreibt folgendes:

> *„Die wichtigste der gegenwärtigen globalen Veränderungen betrifft unser Privatleben – Sexualität, Beziehungen, Ehe und Familie. Unsere Einstellungen zu uns selbst und zu der Art und Weise, wie wir Bindungen und Beziehungen mit anderen gestalten, unterliegt überall auf der Welt einer revolutionären Umwälzung. (...) In mancher Hinsicht sind die Veränderungen in diesem Bereich komplizierter und beunruhigender als auf allen anderen Gebieten. (...) Doch dem Strudel der Veränderungen, die unser innerstes Gefühlsleben betreffen, können wir uns nicht entziehen"* (Giddens 2001, S. 69).

Globalisierung verändert also den Alltag der Menschen in nachhaltiger Form und damit auch ihre psychischen Befindlichkeiten (vgl. Hantel-Quitmann & Kastner 2004).

Die Folgen von Individualisierung und Pluralisierung der Lebensformen lassen sich sehr gut an der Entwicklung privater Haushalte aufzeigen (näheres dazu bei Glatzer 2001). Es ist gibt eine stetige Verkleinerung der Haushalte und eine ungebremste Zunahme von Einpersonenhaushalten zu beobachten, worin auch und damit haben wir einen wichtigern Grund für den ständig steigenden Wohnungsbedarf liegt. Von 12 Millionen Haushalten um 1900 sind wir 100 Jahre später bei 31 Millionen Haushalten angelangt. Die Verkleinerung der durchschnittlichen Haushaltsgröße ist neben der Bevölkerungszunahme dafür vor allem verantwortlich, ein Prozess, der als Singularisierung der Lebensformen beschrieben werden kann. Um 1900 bestand ein Haushalt durchschnittlich aus 4,5 Personen, heute sind wir bei 2,2 Personen angelangt und die Fachleute halten diesen Trend für nicht gebremst. Vor allem die Anzahl der bewusst oder erzwungenermaßen allein lebenden Personen nimmt weiter zu. 38 Prozent aller Haushalte sind Einpersonenhaushalte.

Die *Pluralisierung der Haushalte* hat zu einer Überwindung des *Ehezentrismus* und hin zu einem *Netz von Lebensformen* (Hefft 1997) geführt. Die vierköpfige Familie ist längst zu einer Minderheit geworden. Gleichzeitig gibt es eine wachsende Anzahl von *Stief-* und *Patchworkfamilien*, in denen sich nach Trennung und Scheidung unvollständig gewordene Familienbruchstücke zu neuen ‚Einheiten‘ verbinden, und Kinder sich über die Zeit gelegentlich mit zwei, drei „Vätern und Müttern" arrangieren müssen. Es gibt ‚Ehen auf Zeit' und ‚ohne Trauschein', die häufig bewusst auf Kinder verzichten. Es gibt bewusst alleinerziehende Frauen und Männer und es gibt Wohngemeinschaften in vielfältigsten Konstellationen. Das alles sind Varianten von *Familie*.

Diese Pluralisierung ergibt schon deshalb ein noch komplexeres Bild, weil es im Lebenslauf eines Individuums immer häufiger zu einem Wechsel zwischen verschiedenen Haushalts- und Familienformen kommt. Auch in diesem Prozess ist die Fluidität der spätmodernen Gesellschaft begründet.

Als ein weiteres Merkmal der fluiden Gesellschaft wird die zunehmende Mobilität benannt, die sich u.a. in einem häufigeren Orts- und Wohnungswechsel ausdrückt, von dem natürlich vor allem die jüngeren Altersgruppen betroffen sind, die in ihrer Ausbildungs- und Berufseinstiegsphase immer häufiger im globalisierten Raum ihren Wohnort wechseln oder zwischen zwei Wohnungen pendeln. Aber auch die älter werdenden Menschen sind längst nicht so ortsstabil wie es der klassische Satz ausdrückt: „Einen alten Baum verpflanzt man nicht". Nach einer Modellrechnung der Schader-Stiftung zieht mehr als die Hälfte (52,23%) der 55jährigen Menschen in Ein- oder-Zweipersonen-Haushalten in Mietwohnungen bis zu zum Alter von 75 Jahren mindestens noch einmal um; bei Eigentümerhaushalten ist es immerhin auch etwa ein Viertel (23,48%), das noch mindestens einmal die Wohnung wechselt (Heinze et al. 1997, S. 17). Insgesamt geht die Schader-Stiftung von 65 Prozent mobilen Haushalten bei der Altersgruppe der 55 bis 75jährigen Mieterhaushalte aus.

Die Folgen von Individualisierung, Pluralisierung und Mobilität gehören also zu den Normalerfahrungen in unserer Gesellschaft. Sie beschreiben strukturelle gesellschaftliche Dynamiken, die die objektiven Lebensformen von Menschen heute prägen. Doch wir müssen in der Analyse noch einen Schritt weitergehen, wenn wir begreifen wollen, auf welchem Lebensgefühl die unterschiedlichen Vorstellungen vom guten Leben, Wohnen und Älterwerden aufruhen. Doch auch hier gibt es in der Werte-, Lebensstil- und Milieuforschung wichtige Hinweise.

11.6.2 Vorstellungen vom *guten Leben* im Wertewandel

Die Vorstellungen vom guten Leben, also die zentralen normativen Bezugspunkte für die Lebensführung, haben sich in den letzten 50 Jahren grundlegend verändert. Es wird von einer *kopernikanischen Wende* grundlegender Werthaltungen gesprochen: „Dieser Wertewandel musste sich in Form der *Abwertung* des Wertekorsetts einer (von der Entwicklung längst ad akta gelegten) religiös gestützten, traditionellen *Gehorsams- und Verzichtsgesellschaft* vollziehen: Abgewertet und

fast bedeutungslos geworden sind ‚Tugenden' wie ‚Gehorsam und Unterord-
nung', ‚Bescheidenheit und Zurückhaltung', ‚Einfühlung und Anpassung' und
‚Fester Glauben an Gott'" (Gensicke 1994, S. 47).

Gerade Menschen, die heute im Seniorenalter sind, haben die Dynamik
des Wertewandels erlebt und überwiegend mitvollzogen. In der unmittelbaren
Nachkriegsperiode war die Orientierung an traditionellen Pflichtwerten noch
sehr dominant und mit einer großen Selbstverständlichkeit sind Rangordnungen
zwischen den Generationen und den Geschlechtern akzeptiert worden. Auch die
Ausrichtung an materiellen Werten hatte in der Wiederaufbauphase eine nach-
vollziehbare Relevanz. Das änderte sich in einem weltweit registrierten Wertewandel, der – zu oberflächlich – nur der Studentenbewegung zugeschrieben wird
und der vor allem immaterielle und posttraditionale Selbstverwirklichungswerte
ins Zentrum rückte (vgl. Inglehart 1995; 1997). Auch die Orientierung an utopi-
schen Alternativen zur als *entfremdet* erlebten Gegenwartsgesellschaft war sehr
ausgeprägt. Der Schritt ins neue Jahrtausend ließ utopische Alternativen hinter
sich, war bestimmt von der Erfahrung ökonomischer Krisen und dem Bewusstsein, dass der einzelne für sich und seine Biographie die Regie zu übernehmen
hätte. Diesen Wertewandel kann man in einem Dreischritt schematisieren (vgl.
Barz et al. 2001):

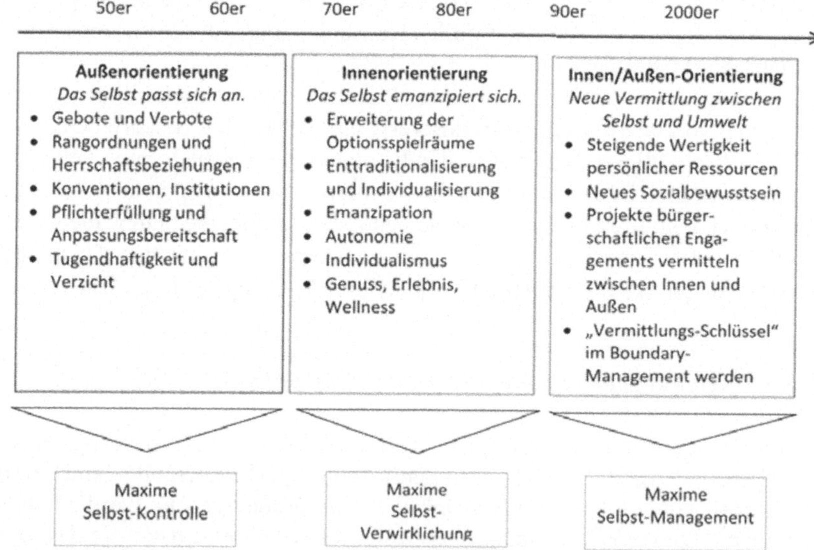

Abb.: 11.2: Wertewandel nach dem 2. Weltkrieg in Anlehnung an Barz, Kampik,
Singer & Teuber, 2001

Im Zuge dieses Wertewandels haben sich die Vorstellungen von Familie, Geschlechterrollen und Jugend verändert. Und auch die Altersbilder und -normen sind davon betroffen:

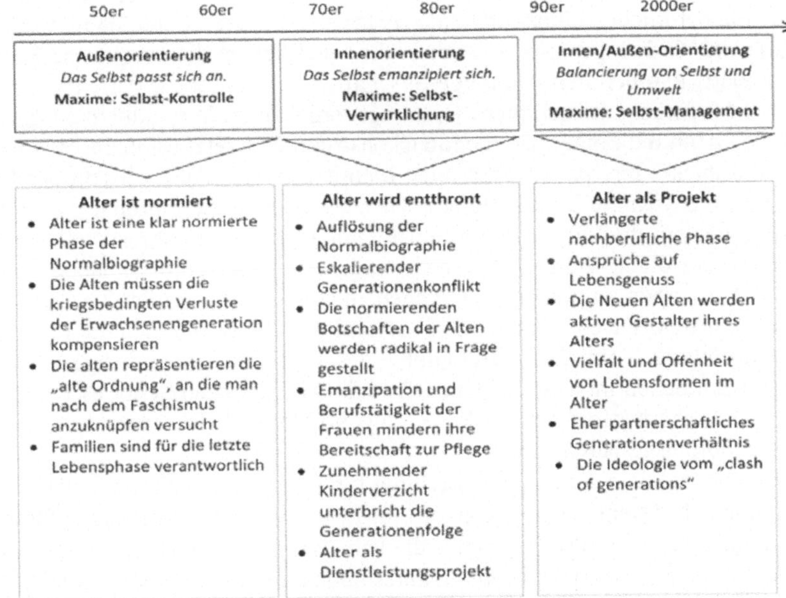

Abb. 11.3: Folgen des Wertewandels für die Altersvorstellungen

Der beschriebene Wertewandel macht das Alter zu einem individuellen Projekt, das in eine politisch-gesellschaftliche Situation eingebettet ist, die zwar Optionsspielräume eröffnet, aber auch Grenzen setzt. Diese Grenzen sind weniger durch normierte Vorstellungen gezogen, was *altersgemäß* ist, sondern sie werden durch Ressourcen bestimmt, auf die eine Person zurückgreifen kann. Wenn man Alter unter Aspekten der alltäglichen Identitätsarbeit betrachtet, dann wird wichtig, dass Individuen für sich herausfinden müssen, was für sie authentisch und tragfähig ist. Bei dieser Passungsarbeit spielen die gesellschaftlichen Vorstellungen vom Älterwerden eine zentrale Rolle. Die Wertewelt ist jeweils auch ein zentraler Rahmen für meine Identitätskonstruktion:

> *„Aufgrund meiner Identität weiß ich, worauf es mir mehr oder weniger ankommt, was mich tief greifend berührt und was eher nebensächlich ist."* (Taylor 2002, S. 271)

Insofern kann es nicht überraschen, dass auch die Bezugspunkte für die Identitätsentwicklung vom Wertewandel zentral betroffen sind.

11.6.3 Identitätsarbeit heute

Die *Erste Moderne* hat normalbiographische Grundrisse geliefert, die als Vorgaben für individuelle Identitätsentwürfe gedient haben. Innerhalb dieser Grundrisse bildete die berufliche Teilidentität eine zentrale Rolle, die für die Identitätsarbeit der Subjekte Ordnungsvorgaben schuf. Aber auch lebensalterspezifische Rollen waren relativ klar definiert und im gesellschaftlichen Konsens abgesichert. In der Zweiten Moderne verlieren diese Ordnungsvorgaben an Verbindlichkeit und es stellt sich dann die Frage, wie Identitätskonstruktionen jetzt erfolgen. Wie fertigen die Subjekte ihre patchworkartigen Identitätsmuster? Wie entsteht der Entwurf für eine kreative Verknüpfung? Wie werden Alltagserfahrungen zu Identitätsfragmenten, die Subjekte in ihrem Identitätsmuster bewahren und sichtbar unterbringen wollen? Woher nehmen sie Nadel und Faden und wie haben sie das Geschick erworben, mit ihnen so umgehen zu können, dass sie ihre Gestaltungswünsche auch umsetzen können? Und schließlich: Woher kommen die Entwürfe für die jeweiligen Identitätsmuster? Gibt es gesellschaftlich vorgefertigte Schnittmuster, nach denen man sein eigenes Produkt fertigen kann? Gibt es Fertigpackungen mit allem erforderlichen Werkzeug und Material, das einem die Last der Selbstschöpfung ersparen kann?

Wie könnte man die Aufgabenstellung für unsere alltägliche Identitätsarbeit formulieren? Hier eine knappe Antwort: Im Zentrum der Anforderungen für eine gelingende Lebensbewältigung stehen die Fähigkeiten zur Selbstorganisation, zur Verknüpfung von Ansprüchen auf ein gutes und authentisches Leben mit den gegebenen Ressourcen und letztlich die innere Selbstschöpfung von Lebenssinn. Das alles findet natürlich in einem mehr oder weniger förderlichen soziokulturellen Rahmen statt, der aber die individuelle Konstruktion dieser inneren Gestalt nie ganz abnehmen kann. Es gibt gesellschaftliche Phasen, in denen der individuellen Lebensführung die bis dato stabilen kulturellen Rahmungen abhandenkommen und sich keine neuen verlässlichen Bezugspunkte der individuellen Lebensbewältigung herausbilden. Gegenwärtig befinden wir uns in einer solchen Phase. Meine These bezieht sich genau darauf:

Ein zentrales Kriterium für Lebensbewältigung bildet die Chance, für sich eine innere Lebenskohärenz zu schaffen. In früheren gesellschaftlichen Epochen war die Bereitschaft zur Übernahme vorgefertigter Identitätspakete das zentrale Kriterium für Lebensbewältigung. Heute kommt es auf die individuelle Passungs- und Identitätsarbeit an, also auf die Fähigkeit zur Selbstorganisation, zum *Selbsttätigwerden* oder zur *Selbsteinbettung*. Diese Aufgabe begleitet den gesamten Lebenslauf eines Menschen und sie ist nie abgeschlossen. Das Gelingen dieser Identitätsarbeit bemisst sich für das Subjekt von Innen an dem Kriterium der Authentizität und von außen am Kriterium der Anerkennung.

In unserem eigenen Modell (Keupp et al. 2013) lässt sich der innere Zusammenhang der genannten Prozesse darstellen. Die Erfahrungen, die Menschen in unterschiedlichen Bereichen ihres Lebens mit sich selbst machen, ergeben nicht von sich aus ein konsistentes Muster, sondern bilden Teilselbste, die Subjekte als zu ihnen gehörig zusammenfügen. Auch wenn sie durchaus im Konflikt oder Widerspruch zueinander stehen können, müssen sie als eigenes Erfahrungsassemble angeeignet werden. Das ist der Sinn der Rede von den *multiplen Identitäten*, was nicht mit dem Krankheitsbild der *multiplen Persönlichkeit* verwechselt werden darf, das die Dissoziation von Teilidentitäten benennt, die nicht mehr gleichzeitig als Teileinheiten des eigenen Selbstbildes erlebt und akzeptiert werden können. Die Entstehung einer multiplen Persönlichkeit ist in aller Regel die Folge schwerer traumatischer Erfahrungen in der frühen Kindheit, die unerträgliche Erinnerungsspuren hinterlassen haben, die nicht als eigenes Sozialisationserbe angeeignet werden kann.

Die postmodernen Identitätserzählungen und ihre theoretischen Modellbildungen (z.B. Gergen 1996) haben diese Identitätsvielfalt als Befreiung aus den Identitätszwängen der modernen Arbeitsgesellschaft positiv gewertet. Die Verknüpfung der unterschiedlichen Selbsterfahrungen zu einem Gesamtbild der eigenen Selbstkonstruktion wurde eher als das Weiterwirken moderner Kohärenzzwänge kritisch kommentiert. Hier wurde unterstellt, dass die Frage nach der Kohärenz unweigerlich die in die Identitätstradition von Erikson führen würde, der mit der Betonung von Kontinuität und Einheitlichkeit zentrale Konstruktionsprinzipien der personalen Identität formuliert hatte, die auf dem Weg in spätmoderne gesellschaftliche Verhältnisse aber zunehmend in Frage gestellt wurden. Vor allem die gesundheitswissenschaftliche Kohärenzforschung hat aufzeigen können, dass die Herstellung von inneren Verknüpfungen der vielfältigen und durchaus nicht einheitlichen Selbsterfahrungen nicht Stabilitätserwartungen entsprechen muss. Es geht vielmehr darum, diesen Herstellungsprozess als immer wieder zu leistende Identitätsarbeit zu thematisieren. Dazu bestehen unterschiedliche Teilidentitäten, die durch spezifische Rollenvorgaben (z.B. Geschlecht oder Lebensalter) oder Lebensbereiche (wie Beruf, Konsum, Freizeit oder Politik) eine fokussierende Verknüpfung gewährleisten können. Einige dieser Teilidentitäten können eine personenspezifische Dominanz erlangen und ordnen Erfahrungen in ein Relevanzschema. So könnte die Arbeits- und Berufswelt z.B. eine solche dominierende Lebenssphäre bilden, der alle anderen möglichen Erfahrungswelten nachgeordnet sind. Aber auch zentrale Lebensepisoden können diese Dominanz erlangen. Sie werden dann zu biographischen Kernnarrationen, über die Menschen anderen aufzuzeigen versuchen, wer sie *wirklich* sind. Ebenso können Werte einen gewichtigen Teil in der Selbstkonstruktion einnehmen. Als zentrales

Steuerungsprinzip ist aber vor allem das Identitätsgefühl zu nennen, das als Basis das Erlebnis von Authentizität („das ist für mich so stimmig") und Kohärenz („die unterschiedlichen Erfahrungsbezüge gehören zu mir") hat.

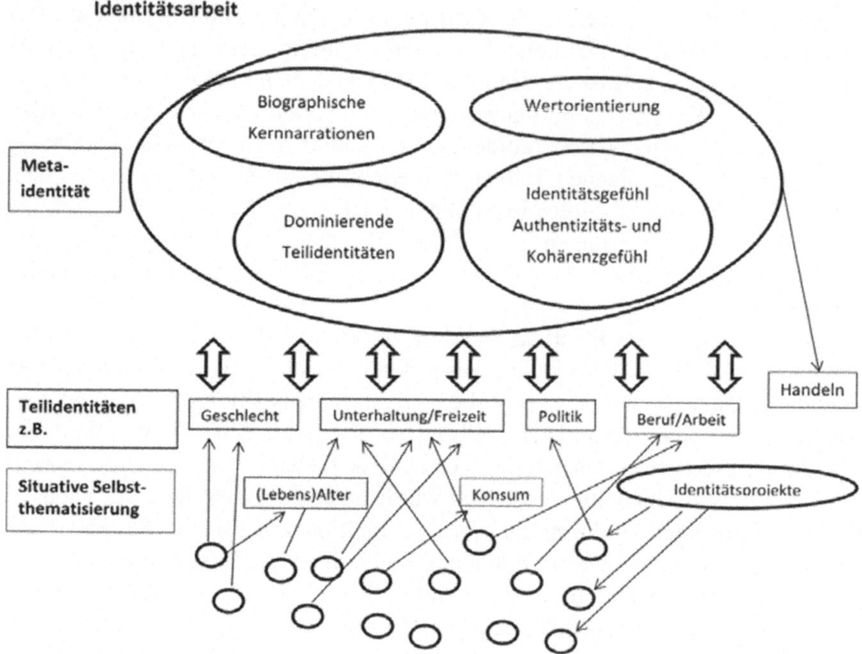

Abb. 11.4: Grundzüge der alltäglichen Identitätsarbeit (Quelle: Keupp et al. 2013, S. 218, erweitert)

Identitätsarbeit lässt sich als Passung zwischen den eigenen individuellen Wünschen, Erwartungen und Fähigkeiten und der gesellschaftlichen Realität fassen, die für Subjekte normierte Anforderungsprofile favorisiert. Passung ist nicht Anpassung, also die Rücknahme von eigenen Ideen und Handlungen, wenn sie nicht den Konformitätserwartungen der sozialen Welt entsprechen. Aber sie setzt voraus, dass eine Realitätsprüfung erfolgt, was eigene Handlungspläne in dem jeweiligen sozialen Umfeld für Konsequenzen hätten. Wenn die eigenen Handlungspläne nicht dem gesellschaftlichen Mainstream entsprechen, wird das unter Umständen Konflikte nach sich ziehen und es wird die Anerkennung für den eigenen Weg nur von einer Minderheit geben. Auch die Zugehörigkeit zu bestimmten Szenen und Gruppen ist davon abhängig und damit letztlich auch die Basis für das Vertrauen in die für eine Person relevanten Alltagsabläufe. Der Passungsprozess, der immer wieder zu leisten ist, ist ein reflexiver Vorgang, der treffend als

Balanceakt bezeichnet wurde (Krappmann 1969), und der die Verknüpfung von innerer und äußerer Welt so zu arrangieren hat, dass Subjekte ihren Eigensinn nicht aufgeben, aber auch nicht in eine eigensinnige Isolation geraten.

11.6.4 Ressourcen für eine gelingende Altersidentität

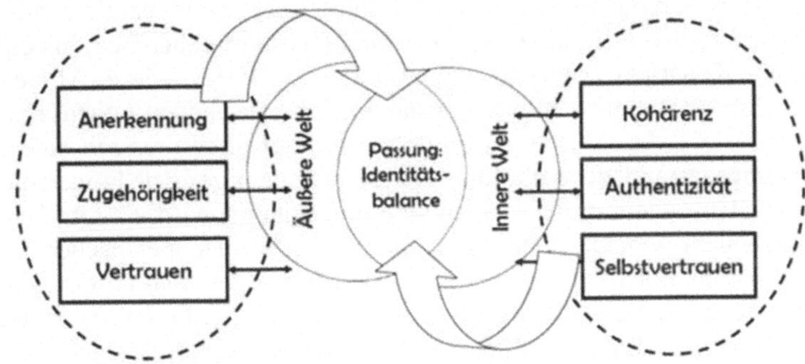

Abb. 11.5: Identitätsarbeit als Balanceakt

Die bisherigen Überlegungen zum veränderten Alter kamen ja an den zentralen Punkt, dass gegenwärtig ein Diskurs vorherrschend ist, der dem Alter ein hohes Aktivitätspotential zuschreibt und zugleich eine Normierung vornimmt, was denn ein gelungenes Alter sei. Dieses Aktivierungsschema und die entsprechende Mobilisierung von neuen Altersbildern besetzen innerhalb des Prozesses der Identitätsentwicklung vor allem die äußere Welt und unterstellen, dass das immer auch den Wünschen der Subjekte entspricht. Hier ist der Passungsprozess einseitig auf Anpassung gepolt, obwohl gleichzeitig die Entsprechung in der inneren Welt behauptet wird: Welcher ältere Mensch wollte denn nicht dieses aktive Subjekt sein? Es ist deshalb notwendig, Ressourcen zu benennen, die für eine selbstbestimmte Identitätsentwicklung im Alter unabdingbar sind.

Sicher keine vollständige Liste, aber doch besonders wichtige Ressourcen für gelingende Identitätsarbeit und Lebensbewältigung sollen abschließend dargestellt werden:

- Herstellung eines kohärenten Sinnzusammenhangs.
- Die Fähigkeit zum „boundary management".
- Sie brauchen „einbettende Kulturen".
- Sie benötigen eine materielle Basissicherung.
- Sie benötigen die Erfahrung der Zugehörigkeit.
- Sie brauchen einen Kontext der Anerkennung.
- Sie brauchen zivilgesellschaftliche Basiskompetenzen.

Lebenskohärenz

In einer hochpluralisierten und fluiden Gesellschaft ist die Ressource *Sinn* eine wichtige, aber auch prekäre Grundlage der Lebensführung. Sie kann nicht einfach aus dem traditionellen und jederzeit verfügbaren Reservoir allgemein geteilter Werte bezogen werden. Sie erfordert einen hohen Eigenanteil an Such-, Experimentier- und Veränderungsbereitschaft. Im Rahmen der salutogenetisch ausgerichteten Forschung hat sich das *Kohärenzgefühl* (sense of coherence) als ein erklärungsfähiges Konstrukt erwiesen (vgl. Antonovsky 1997). Dieses Modell geht von der Prämisse aus, dass Menschen ständig mit belastenden Lebenssituationen konfrontiert werden. Der Organismus reagiert auf Stressoren mit einem erhöhten Spannungszustand, der pathologische, neutrale oder gesunde Folgen haben kann, je nachdem, wie mit dieser Spannung umgegangen wird. Es gibt eine Reihe von allgemeinen Widerstandsfaktoren, die innerhalb einer spezifischen soziokulturellen Welt als Potential gegeben sind. Sie hängen von dem kulturellen, materiellen und sozialen Entwicklungsniveau einer konkreten Gesellschaft ab. Mit organismisch-konstitutionellen Widerstandsquellen ist das körpereigene Immunsystem einer Person gemeint. Unter materiellen Widerstandsquellen ist der Zugang zu materiellen Ressourcen gemeint (Verfügbarkeit über Geld, Arbeit, Wohnung etc.). Kognitive Widerstandsquellen sind *symbolisches Kapital*, also Intelligenz, Wissen und Bildung. Eine zentrale Widerstandsquelle bezeichnet die Ich-Identität, also eine emotionale Sicherheit in bezug auf die eigene Person. Die Ressourcen einer Person schließen als zentralen Bereich seine zwischenmenschlichen Beziehungen ein, also die Möglichkeit, sich von anderen Menschen soziale Unterstützung zu holen, sich sozial zugehörig und verortet zu fühlen. Der Gesundheitsforscher Aaron Antonovsky (vgl. Kapitel 1 in diesem Band) hat diesen Gedanken in das Zentrum seines *salutogenetischen Modells* gestellt. Es stellt die Ressourcen in den Mittelpunkt der Analyse, die ein Subjekt mobilisieren kann, um mit belastenden, widrigen und widersprüchlichen Alltagserfahrungen produktiv umgehen zu können und nicht krank zu werden.

Antonovsky zeigt auf, dass alle mobilisierbaren Ressourcen in ihrer Wirksamkeit letztlich von einer zentralen subjektiven Kompetenz abhängen: Dem *Gefühl von Kohärenz*. Er definiert dieses Gefühl so:

> *„Das Gefühl der Kohärenz, des inneren Zusammenhangs ist eine globale Orientierung, die ausdrückt, inwieweit jemand ein sich auf alle Lebensbereiche erstreckendes, überdauerndes und doch dynamisches Vertrauen hat"* (1997, S. 19).

Dieses Vertrauen impliziert dass 1) die Anforderungen es wert sind, sich dafür anzustrengen und zu engagieren (Sinnebene); 2) die Ressourcen verfügbar sind, die man dazu braucht, um den gestellten Anforderungen gerecht zu werden (Bewältigungsebene), und 3) die Ereignisse der inneren und äußeren Umwelt strukturiert, vorhersehbar und erklärbar sind (Verstehensebene).

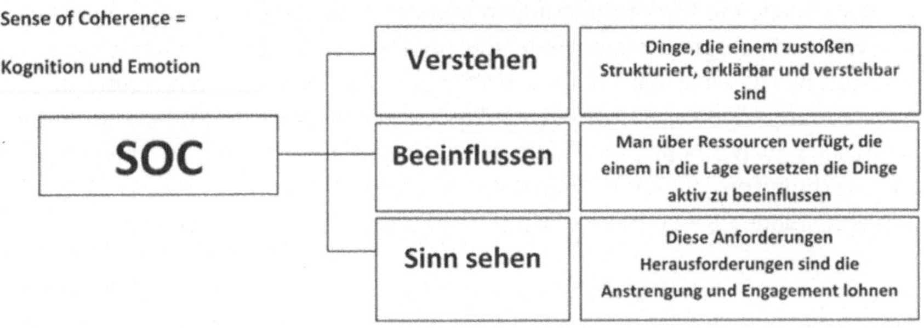

Abb. 11.6: Das Kohärenzgefühl im Modell der Salutogenese

Das Kohärenzgefühl ist stark bestimmt von der Sinndimension, also von Identitätsprojekten, deren Bedeutung Menschen wichtig ist, für die sie sich mit allen ihren Möglichkeiten engagieren wollen. Die Bedeutung des Kohärenzgefühls bzw. die Schwierigkeit, dieses aufzubauen, zeigt sich auch, wenn wir wieder den Blick auf das Älterwerden beziehen. Da sehen wir große Unterschiede zwischen verschiedenen Gruppen von älter werdenden Menschen. 1997 wurde von der Schader-Stiftung (Heinze et al. 1997) eine interessante Studie in Auftrag gegeben, die vier sehr unterschiedliche Gruppen aus der Alterskohorte der 55 - 70Jährigen ermittelt hatte: a) *Gemeinschaftsorientierte* (35,5%) mit einem positiven Allgemeinbefinden, geringem Interesse an Wohnungs- und wohnumfeldbezogenen Aktivitäten, hohe kommunikative Aktivitäten mit Gleichgesinnten, mittlere materielle Ausstattung b) *Familienorientierte* (31,2%) mit sehr gutem Allgemeinbefinden, hoher Familien- und Partnerschaftsorientierung und durchschnittlicher materiellen Absicherung c) *aktive Ältere* (20,8%), die sich durch eine erlebnisorientiertes Freizeitorientierung auszeichnen, eine starke Familien und Partnerbindung aufweisen und im Vergleich zu Gruppe b einen höhere Wohneigentumsanteil aufweisen und schließlich d) *resignierte Ältere* (12,5%) mit einem eher negativen Lebensgefühl und Allgemeinbefinden, vergleichsweise geringem Bildungsabschluss und wenig finanziellem Spielraum.

Die Forschung hat sich mittlerweile weiter entwickelt und beispielweise im Rahmen der aktuelle sozialwissenschaftliche Milieuforschung eine außerordentlich hohe Pluralität älter werdenden Menschen nachgewiesen, die über die oben genannten Grobeinteilung hinausreicht und eine ausgeprägte Binnendifferenzierung der Generation 50plus ausweist. Sozialmilieus zeigen, wie unterschiedlich zentrale Wertvorstellungen bei Menschen ab dem 50. Lebensjahr in Deutschland vertreten sind. Zwar ist der Anteil der Menschen, der sich traditionsverwurzelt gibt, größer als bei jüngeren Generationen, aber es gibt auch ganz andere Wertekonstellationen, die für Veränderungen und deren aktive Gestaltung offen sind.

Diese Typologien zeigen unterschiedliche Segmente der älter werdenden Bevölkerung, die sich vor allem in Bezug auf ihre Selbstdeutungen und ihr Zutrauen zu ihrer eigenen Selbstwirksamkeit unterscheiden. Vermutlich unterscheiden sie sich auch erheblich in ihrem Kohärenzgefühl, was noch in einem künftigen Forschungsprojekt zu untersuchen wäre. Bezogen auf einige der im Weiteren zu explizierenden Ressourcen dürften sich klare Unterschiede ergeben.

Boundary management

In einem soziokulturellem Raum der Überschreitung fast aller Grenzen wird es immer mehr zu einer individuellen oder lebensweltspezifischen Leistung, die für das eigene gute Leben notwendigen Grenzmarkierungen zu setzen. Als nicht mehr verlässlich erweisen sich die Grenzpfähle traditioneller Moralvorstellungen, der nationalen Souveränitäten, der Generationsunterschiede, der Markierungen zwischen Natur und Kultur oder zwischen Arbeit und Nicht-Arbeit. Der Optionsüberschuss erschwert die Entscheidung für die richtige eigene Alternative. Souverän alt werden, heißt, seine eigenen Grenzen zu finden und zu ziehen, auf der Ebene der Identität, der Werte, der sozialen Beziehungen und der kollektiven Einbettung.

Soziale Ressourcen

Neben familiären Netzwerken sind berufliche, freizeitbezogene oder Freundschaftsnetzwerke eine wichtige Ressource. Im Rahmen der Belastungs-Bewältigungs-Forschung stellen soziale Netzwerke vor allem einen Ressourcenfundus dar. Es geht um die Frage, welche Mittel in bestimmten Belastungssituationen im Netzwerk verfügbar sind oder von den Subjekten aktiviert werden können, um diese zu bewältigen. Das Konzept der „einbettenden Kulturen" (Kegan 1986) zeigt die Bedeutung familiärer und außerfamiliärer Netzwerke für den Prozess einer gelingenden Identitätsarbeit. In solchen Netzwerken können Lebensalternativen angeregt und erprobt werden. In ihnen geht es um Ermutigung zu eigenwilligen Wegen, aber auch um Rückmeldung zu Plänen, Projekten, Entscheidungen, die nicht den eingefahrenen Normalitätsmodellen folgen. Ein zweiter Aspekt kommt hinzu: Netzwerke bedürfen der aktiven Pflege und ein Bewusstsein dafür, dass sie nicht selbstverständlich vorhanden sind. Für sie muss etwas getan werden, sie bedürfen der aktiven Beziehungsarbeit und diese wiederum setzt soziale Kompetenzen voraus. Sind diese Kompetenzen im eigenen Sozialisationsmilieu nicht aktiv gefördert worden, dann werden die einbettenden Kulturen auch nur ungenügend jene unterstützende Qualität für eine souveräne Lebensgestaltung erzeugen können, die ihnen zukommen sollte.

Materielle Ressourcen

Auch wenn uns die Armutsforschung zeigt, dass vor allem Kinder und Jugendliche überproportional hoch von Armut betroffen sind und Familien mit Kindern nicht selten mit dem *Armutsrisiko* zu leben haben, gibt es nach wie vor auch verdeckte oder offene Altersarmut. Hier holt uns immer wieder die klassische soziale Frage ein. Die Fähigkeit zu und die Erprobung von Projekten der Selbstorganisation sind ohne ausreichende materielle Absicherung nicht möglich. Die Folgen von Hartz IV können wir noch nicht exakt benennen, aber dieses sozialpolitische *Modernisierungsprogramm* wird neue Armutslagen schaffen. Wenn wir von Henning Scherf, dem ehemaligen Oberbürgermeister Bremens, und seiner Ehefrau hören, was sie sich für ein tolles genossenschaftliches Wohnprojekt in der besten Bremer Innenstadtlage realisiert haben, dann wird sofort klar, dass hier neben einem wachen Kopf und Innovationsfreude auch die gegebene materielle Basis eine zentrale Voraussetzung war.

Zugehörigkeitserfahrungen

Die gesellschaftlichen disembedding-Erfahrungen gefährden die unbefragt selbstverständliche Zugehörigkeit von Menschen zu einer Gruppe oder einer Gemeinschaft. Die „Wir-Schicht" der Identität – wie sie Norbert Elias (1987) nennt -, also die kollektive Identität, wird als bedroht wahrgenommen. Es wächst das Risiko, nicht zu dem gesellschaftlichen Kern, in dem sich dieses *Wir* konstituiert, zu gehören. Die Soziologie spricht von Inklusions- und Exklusionserfahrungen. Nicht zuletzt an der Zunahme der Migration wird der Konflikt um die symbolische Trennlinie von Zugehörigkeit und Ausschluss konflikthaft verhandelt. Rechtspopulistische Deutungen und rassistisch begründete Gewalt sind Teil dieses *Zugehörigkeitskampfes*. Dies gilt gerade für älter werdende Menschen, vor allem für solche, die materiell schlecht gestellt sind und solche, die zunehmend vereinsamen, weil sie in der nachberuflichen Phase auf keine tragfähigen Netze zurückgreifen können bzw. aufbauen konnten.

Anerkennungskulturen

Eng verbunden mit der Zugehörigkeitsfrage ist auch die Anerkennungserfahrung. Ohne Kontexte der Anerkennung ist Lebenssouveränität nicht zu gewinnen. Auch hier erweisen sich die gesellschaftlichen Strukturveränderungen als zentrale Ursache dafür, dass ein *Kampf um Anerkennung* entbrannt ist. In traditionellen Lebensformen ergab sich durch die individuelle Passung in spezifische vorgegebene Rollenmuster und normalbiographische Schnittmuster ein selbstverständlicher Anerkennungskontext. Diese Selbstverständlichkeit ist im Zuge der Individualisierungsprozesse, durch die die Moderne die Lebenswelten der Menschen veränderte und teilweise auflöste, in Frage gestellt worden. Anerkennung muss – wie es Charles Taylor (1993, S. 27) herausarbeitet - auf der persönlichen und gesellschaftlichen Ebene erworben werden und insofern ist sie prekär geworden: „So ist uns der Diskurs der Anerkennung in doppelter Weise geläufig geworden: erstens in der Sphäre der persönlichen Beziehungen, wo wir die Ausbildung von Identität und Selbst als einen Prozess begreifen, der sich in einem fortdauernden Dialog und Kampf mit signifikanten Anderen vollzieht; zweitens in der öffentlichen Sphäre, wo die Politik der gleichheitlichen Anerkennung eine zunehmend wichtigere Rolle spielt." Taylors zentrale These ist gerade für die Entwertung von Lebens- und Berufserfahrung bedeutsam, die bis vor kurzem häufige Erfahrung von älter werdenden Arbeitnehmern war: Taylor geht davon aus, „dass unsere Identität teilweise von der Anerkennung oder Nicht-Anerkennung, oft auch von der Verkennung durch die anderen geprägt (werde), so dass ein Mensch oder eine Gruppe von Menschen wirklichen Schaden nehmen, eine wirkliche Deformation erleiden kann, wenn die Umgebung oder die Gesellschaft ein einschränkendes, herabwürdigendes oder verächtliches Bild ihrer selbst zurückspiegelt. Nichtanerkennung oder Verkennung kann Leiden verursachen, kann eine Form von Unterdrückung sein, kann den anderen in ein falsches, deformiertes Dasein einschließen" (S. 13f.).

Zivilgesellschaftliche Kompetenzen

Die Realisierung von Ideen der Selbstsorge – auch und gerade im Hinblick auf das Alter – erfordert zivilgesellschaftliche Kompetenzen. Zivilgesellschaft ist die Idee einer zukunftsfähigen demokratischen Alltagskultur, die von der identifizierten Beteiligung der Menschen an ihrem Gemeinwesen lebt und in der Subjekte durch ihr Engagement zugleich die notwendigen Bedingungen für gelingende Lebensbewältigung und Identitätsarbeit in einer offenen pluralistischen Gesellschaft schaffen und nutzen. Inzwischen liegen Daten aus drei Freiwilligensurveys (1999 – 2004 – 2009) vor, die eindrucksvoll zeigen, dass immer mehr älter werdende Menschen, die Bedeutsamkeit zivilgesellschaftlicher Ressourcen entdecken und beginnen, sich in die Gestaltung unserer Gesellschaft einzumischen. Die Altersgruppen 60plus zeigen erstaunliche Zuwachsraten in den unterschiedlichsten Bereichen des bürgerschaftlichen Engagements:

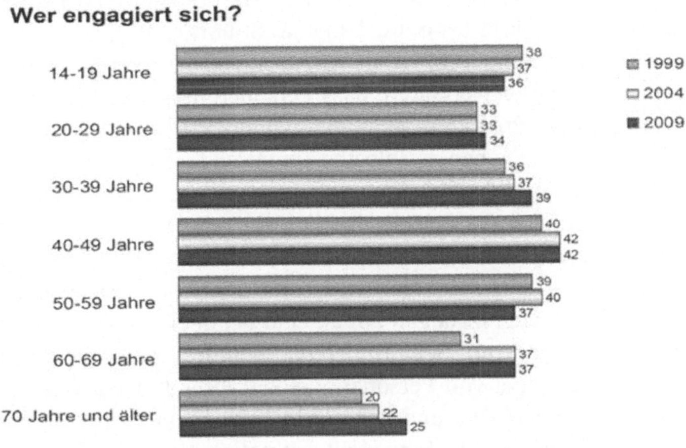

Abb. 11.7: Bürgerschaftliches Engagement in verschiedenen Altersgruppen nach Ergebnissen des vom BMBF in Auftrag gegebenen Freiwilligensurveys

Bürgerschaftliches Engagement wird aus dieser Quelle der vernünftigen Selbstsorge gespeist. Menschen suchen in diesem Engagement Lebenssinn, Lebensqualität und Lebensfreude und sie handeln aus einem Bewusstsein heraus, dass keine, aber auch wirklich keine externe Autorität das Recht für sich beanspruchen kann, die für das Subjekt stimmigen und befriedigenden Konzepte des richtigen und guten Lebens vorzugeben. Zugleich ist gelingende Selbstsorge von dem Bewusstsein durchdrungen, dass für die Schaffung autonomer Lebensprojekte soziale Anerkennung und Ermutigung gebraucht wird, sie steht also nicht im Widerspruch zu sozialer Empfindsamkeit, sondern sie setzen sich wechselseitig voraus. Und schließlich heißt eine *Politik der Lebensführung* auch: Ich kann mich nicht darauf verlassen, dass meine Vorstellungen vom guten Leben im Delegationsverfahren zu verwirklichen sind. Ich muss mich einmischen. Eine solche Perspektive der Selbstsorge ist deshalb mit keiner Version *vormundschaftlicher* Politik und Verwaltung vereinbar. Ins Zentrum rückt mit Notwendigkeit die Idee der *Zivilgesellschaft*. Eine Zivilgesellschaft lebt von dem Vertrauen der Menschen in ihre Fähigkeiten, im wohlverstandenen Eigeninteresse gemeinsam mit anderen die Lebensbedingungen für alle zu verbessern. Zivilgesellschaftliche Kompetenz entsteht dadurch, „dass man sich um sich selbst und für andere sorgt, dass man in die Lage versetzt ist, selber Entscheidungen zu fällen und eine Kontrolle über die eigenen Lebensumstände auszuüben sowie dadurch, dass die Gesellschaft, in der man lebt, Bedingungen herstellt, die allen ihren Bürgerinnen und Bürgern dies ermöglichen" (Ottawa Charta 1986; in: Trojan & Stumm 1992).

Die Zuwachsraten beim Freiwilligenengagement der älteren Generationen lassen sich einerseits darüber erklären, dass Personen nach ihrem Eintritt in die nachberufliche Phase an Projekten beteiligen wollen, die sie für sinnvoll halten und in denen sie die Chance haben, selbstbestimmt und in Gemeinschaft mit anderen handeln zu können. Für viele bieten die „späten Freiheiten" aber auch die Möglichkeit, sich politisch und gesellschaftlich für oder auch gegen bestimmte Vorhaben zu engagieren, die sie ökologisch, kulturell oder ökonomisch für wichtig oder problematisch halten. Medial wird dann gerne von den „Wutbürgern" gesprochen (Schulak & Taghizadegan 2011). Und bebildert werden entsprechende Meldungen und Beiträge mit Seniorinnen und Senioren. Rekrutiert wird diese Protestgruppe in aller Regel von Personen, die seit ihrer Jugend- oder/und Studienzeit politisch engagiert sind und von dem Bewusstsein bestimmt sind, dass man die gesellschaftliche Entwicklung nicht den politischen und wirtschaftlichen Eliten überlassen darf. Der renommierte kanadische Gerontologe Stephen Katz (2009b) sieht hier ein wichtiges Potential des Alters und der „späten Freiheiten": „Möglicherweise ist zu erwarten, dass der stärkste Widerstand gegen die politischen und ökonomischen Kalküle, die die heutige ,Aktivgesellschaft' beherrschen, eher von älteren als von jüngeren Menschen ausgehen wird, denn sie sind es, die das professionelle, praktische und ethische System erfahren und kritisch reflektieren, das den gesellschaftlichen Erfolg heute an Aktivität knüpft" (Katz 2009a, S. 181).

11.7 Fazit und Ausblick

An einem Thema, das durch den demografischen Wandel besonders relevant geworden ist, kann man die Entwicklungsrichtung, die durch Senioren und Seniorinnen bestimmt werden wird, besonders gut ablesen: der Selbstsorge im Alter als Gemeinschaftsaufgabe. Es spricht alles dafür, dass auch die älter werdenden Menschen der Zukunft ihr Menschenrecht auf Selbstbestimmung gerade im Zusammenhang mit den eigenen *vier Wänden* nicht aufgeben werden. Sie werden – entsprechend ihren persönlichen, sozialen und materiellen Ressourcen - immer nach Wohnformen suchen, die ihren Vorstellungen vom guten Leben nahe kommen. Sie werden an der Gestaltung ihrer Wohnungen und ihres Wohnumfeldes mitwirken wollen. In kaum einem anderen Bereich wird so viel *Eigenarbeit* erbracht wie im eigenen Wohnungsrevier. Gerade dieser handlungswirksam werdende *Eigensinn* führt zu einer offenen Pluralität auch von Wohnformen im Alter, die vielleicht von uns Wissenschaftlern typologisiert werden kann, aber die nicht planerisch standardisiert werden sollte.

- In meiner Generation wurde viel mit gemeinschaftlichen Wohnformen experimentiert, aber gerade aus jahrelanger WG-Erfahrung kann der Wunsch nach mehr abgegrenzter Privatheit in Form des *Alleinwohnens* entstehen. Im Wissen darum, dass im höheren Alter dieses Alleinwohnen nicht mehr durch die Unterstützung aus dem eigenen Familiensystem gesichert werden kann, werden sich diese Personen mit der Idee des *Service-Wohnens* auseinandersetzen und sich solche Möglichkeiten suchen.
- Menschen, die einen großen Teil ihres Lebens in deutlich abgegrenzten Familienhaushalten gelebt haben, entscheiden sich im Alter für eine *Alten-WG*, die ihnen ganz neue Erfahrungen einer Gemeinschaftlichkeit ermöglichen, ohne dass ihr Wunsch nach Privatheit missachtet wäre, ja die sogar in dieser Wohnform eine große Ermutigung zur Autonomie sehen.
- Für wieder andere ist das Prinzip der *Seniorengenossenschaften* besonders attraktiv und authentisch, weil es ihnen die Möglichkeit verschafft, einen berechenbaren Beitrag für ihre eigene Zukunft zu sichern, in der sie vielleicht auf die Hilfe anderer angewiesen sein könnten. Die eigene Vorleistung schafft die Bedingung dafür, dass ich nicht auf die karitative Bereitschaft meiner Umwelt angewiesen bin.

Wie immer die konkrete Gestalt altersgerechter Wohnformen aussehen mag, eines zeichnet sich ab: Die Suche nach Alternativen zur klassischen Mehrgenerationenfamilie, in die auch die letzte Lebensphase eingebettet war, oder zu Heimunterbringungen, hat zu einer Reihe von Experimentierbaustellen geführt (Henckmann 1999). Dabei orientieren sich viele Projekte wie Wohngemeinschaften oder Genossenschaften an traditionellen Modellen wie nachbarschaftlichen Netzwerken oder Großfamilien. Allerdings nicht im Sinne romantischer Rückkehrsehnsüchten. Es sind eher *posttraditionale Ligaturen* (vgl. Keupp et al. 2001), denn sie sind eigeninitiiert und reflexiv in Bezug auf Regelungen für das Gemeinschaftsleben, die nicht von einer traditionellen Rollenverteilung bestimmt sind, sondern in denen die Arbeitsteilung, die individuellen Bedürfnisse und die Grenzen ausgehandelt werden. Hierbei sollten professionelle Hilfen angeboten werden, die sich aber im Wesentlichen um die Schaffung von Ermöglichungsbedingungen bemühen und nicht durch normative Vorgaben das klassische Modell *fürsorglicher Belagerung* fortführen sollten. Dies kommt auch in der Programmatik eines Projektes der Europäischen Kommission zum Ausdruck, das 1993 gestartet wurde und den Titel „Empowerment älterer Menschen" trägt. Dort heißt es:

> *„Empowerment impliziert Selbstbestimmung, die Fähigkeit, Verantwortung für sich selbst zu übernehmen, eigene Vorstellungen zu formulieren, Entscheidungen zu initiieren und Politik auf allen Ebenen aktiv mitzugestalten. Empowerment betrifft somit die ganze menschliche Existenz: die physische, geistige, spirituelle, kulturelle, soziale, ökonomische wie die politische Dimension." (Freie Altenarbeit Göttingen 1997, S. 9)*

Empowerment meint eine professionelle Philosophie, die vor allem eine spezifische Grundhaltung für Professionelle fordert:

> *„Empowerment ist eine Grundhaltung, die zugleich alte Menschen wie auch professionell Beschäftigte ermutigt, ihren Horizont zu erweitern und mehr als bislang von Pflegebeziehungen zu erwarten. Dass sich die 'Machtverhältnisse' dabei zugunsten der älteren Menschen verschieben, ist gleichzeitig notwendig und erwünscht: Wir sind davon überzeugt, dass beide Gruppen davon profitieren werden." (ebd.)*

Und weiter heißt es in diesem Programm:

> *„Empowerment kann ein entscheidender Impuls zur Verbesserung der Lebensqualität älterer Menschen sein - und zwar unabhängig vom Ausmaß der Beeinträchtigungen. Natürlich: alten Menschen ist, auf weitest mögliche Weise, die Chance der Regie über all die Entscheidungen zu erhalten bzw. zurückzugeben, die ihr tägliches Leben betreffen. Ebenso sind die Chancen alter Menschen zu vergrößern, die Gesellschaft mit ihren Fähigkeiten und Erfahrungen bereichern zu können. Dies alles aber bedingt, dass diejenigen, die professionell mit alten Menschen arbeiten, ihre eigenen Einstellungen, Haltungen und ihre Praxis sorgfältig reflektieren. Entscheidend ist, dass konkrete Verfahren gefunden werden, die alte Menschen ermutigen und befähigen, an Entscheidungsprozessen beteiligt zu sein." (ebd., S. 4)*

Hier wird der Gedanke ins Zentrum gerückt, Menschen zur *Selbstsorge* zu ermutigen und zu befähigen. Diese Vorstellung ist nicht identisch mit einem Aktivierungs- und Mobilisierungsregime, das Alter auf eine subtile Art normativ einfängt. Vor allem Michel Foucault hat eine Utopie formuliert, die den Einzelnen als Selbstsorgeakteur ins Zentrum rückt und trotzdem ist sie bei ihm kein Ausdruck eines späten Individualismus. Er macht sich Gedanken über ein Gemeinwesen, in dem sich Subjekte zur Schöpfung ihrer eigenen Lebensgeschichte ermutigt fühlen, zu „einer permanenten Kreation unserer selbst in unserer Autonomie" (Foucault 1990, S. 47) und sich nicht als Produkt oder Opfer der gesellschaftlichen Disziplinar- und Normalisierungsmächte erleben zu müssen. „Eine Polis, in der sich jeder auf die richtige Art um sich selbst kümmern würde, wäre eine Polis, die gut funktionierte; sie fände darin das ethische Prinzip ihrer Beständigkeit" (Foucault 1985, S. 15). Selbstsorge ist also letztlich ein Gedanke, der das Subjekt mit seiner „Aufgabe der Ausarbeitung seiner selbst" (Foucault 1990, S. 45) in einen engen Zusammenhang mit der politisch-sozialen Ordnung des Gemeinwesens bringt.

Literatur

Antonovsky, A. (1987). Unraveling the mystery of health. How people manage stress and stay well. San Francisco: Jossey-Bass (deutsch: Antonovsky, A. (1997). Salutogenese. Zur Entmystifizierung der Gesundheit. Tübingen: dgvt-Verlag).

Bandura, A. (1997). Self-efficacy in changing societes. Cambridge: Cambridge University Press.

Barz, H., Kampik, W., Singer, T. & Teuber, S. (2001). Neue Werte, neue Wünsche. Future Values. Düsseldorf/Berlin: Metropolitan.

Bauman, Z. (2000). Liquid modernity. Cambridge: Polity Press.

Berger, P.A. & Hitzler, R. (Hrsg.) (2010). Individualisierungen. Ein Vierteljahrhundert „jenseits von Stand und Klasse"? Berlin: VS.

Berger, P.L. (1994). Sehnsucht nach Sinn. Glauben in einer Zeit der Leichtgläubigkeit. Frankfurt: Campus.

Cumming, E. & Henry, W. (1961). Growing old. The process of disengagement. New York: Basic Books.

Dahrendorf, R. (1979). Lebenschancen. Anläufe zur sozialen und politischen Theorie. Frankfurt: Suhrkamp.

Denninger, T., Dyk, S. van, Lessenich, S. & Richter, A. (2014). Leben im Ruhestand: Zur Neuverhandlung des Alters in der Aktivgesellschaft. Bielefeld transcript.

Dyk, S. van & Lessenich, S. (2009). „junge Alte": Vom Aufstieg und Wandel einer Sozialfigur. In: S. van Dyk & S. Lessenich (Hrsg.):Die jungen Alten. Analysen einer neuen Sozialfigur. Frankfurt am Main: Campus, S. 11-50.

Elias, N. (1987). Die Gesellschaft der Individuen. Frankfurt: Suhrkamp.

Erikson, E.H. (1964). Einsicht und Verantwortung. Stuttgart: Klett.

Erikson, E.H. (1966). Identität und Lebenszyklus. Frankfurt: Suhrkamp 1966.

Fend, H. (1991). Identitätsentwicklung in der Adoleszenz. Bern: Hans Huber.

Foucault, M. (1985): Freiheit und Selbstsorge. Interview 1984 und Vorlesung 1982 (Reihe: Materialis-Programm: Kollektion Philosophie, Politik, Ökonomie, Bd. 30). Frankfurt: Materialis.

Foucault, M. (1990): Was ist Aufklärung? In: Erdmann, E./Forst, R./Honneth, A. (Hrsg.): Ethos der Moderne. Foucaults Kritik der Aufklärung. Frankfurt: Campus, S. 45-54.

Freie Altenarbeit Göttingen e.V. (1997). Empowerment älterer Menschen. Innovative Projekte aus europäischen Ländern. Göttingen.

Gensicke, T. (1994). Wertewandel und Familie. Auf dem Weg zur „egoistischem" oder „kooperativem" Individualismus? In: Aus Politik und Zeitgeschichte, B 29-30/1994, S. 36 - 47.

Gergen, K.J. (1996). Das übersättigte Selbst. Heidelberg: Carl Auer.

Giddens, A. (1997). Jenseits von Links und Rechts. Frankfurt: Suhrkamp.

Giddens, A. (2001). Entfesselte Welt. Wie die Globalisierung unser Leben verändert. Frankfurt: Suhrkamp.

Glatzer, W. (2001). Neue Wohnformen für Junge und Alte. In: Schader-Stiftung (Hg.): Wohn:wandel. Szenarien, Prognosen, Optionen zur Zukunft des Wohnens. Darmstadt: Schader-Stiftung, S. 216-227.

Hantel-Quitmann, H. & Kastner, P. (Hrsg.) (2004). Die Globalisierung der Intimität. Die Zukunft intimer Beziehungen im Zeitalter der Globalisierung. Gießen: Psychosozial.

Hefft, G. (1997). Netz der Lebensformen. Umrisse einer neuen Kultur des Zusammenlebens. In: H. Schützeichel (Hg.): Nicht für die Ewigkeit – aber auf Dauer. Beziehungs- und Lebensformen in unserer Gesellschaft. Freiburg: Katholische Akademie Freiburg, S. 88-102.

Heinze, R.G., Eichener, V., Naegele, G., Bucksteeg, M. & Schauerte, M. (1997). Neue Wohnung auch im Alter. Folgerungen aus dem demographischen Wandel für Wohnungspolitik und Wohnungswirtschaft. Darmstadt: Schader-Stiftung.

Henckmann, A. (1999). Aufbruch in ein gemeinsames Altern. Neue Wohnformen Im Alter am Beispiel des Modellprojektes „Nachbarschaftlich leben für Frauen im Alter". Opladen: Leske + Budrich

Hohmeier, J. & Pohl, H.-J. (Hrsg.) (1978). Alter als Stigma oder Wie man alt gemacht wird. Frankfurt: Suhrkamp

Horx, M. (2011). Das Megatrend-Prinzip: Wie die Welt von morgen entsteht. Stuttgart: DVA. Inglehart, R. (1995). Kultureller Umbruch. Wertwandel in der westlichen Welt. Frankfurt: Campus.

Inglehart, R. (1998). Modernization and postmodernization. Cultural, economic, and political change in 43 societies. Princeton: Princeton University Press.

Kegan, R. (1986). Die Entwicklungsstufen des Selbst. München: Kindt.

Katz, S. (2009a). Geschäftige Körper: Aktivität, Altern und das Management des Alltagslebens. In: S. van Dyk & S. Lessenich (Hrsg.):Die jungen Alten. Analysen einer neuen Sozialfigur. Frankfurt am Main: Campus, S. 160-185.

Katz, S. (2009b). Cultural aging. Life course, lifestyle, and senior worlds. University of Toronto Press.

Kenyon, G.M., Ruth, J.-E. & Mader, W. (1999). Elements of a narrative gerontology. In: V.L.Bentson & K.W.Schaie (Hrsg.): Handbook of theories of aging. New York: Springer, 40-58.

Keupp, H. (1976). Abweichung und Alltagsroutine. Labeling-Perspektive in Theorie und Praxis. Hamburg: Hoffmann & Campe.

Keupp, H., Höfer, R., Jain, A., Kraus, W. & Straus, F. (2001). Soziale Landschaften in der reflexiven Moderne – Individualisierung und posttraditionale Ligaturen. In: U.Beck & W.Bonß (Hrsg.): Die Modernisierung der Moderne. Frankfurt: Suhrkamp, S. 160-176.

Keupp, H., Ahbe, T., Gmür, W., Höfer, R., Kraus, W., Mitzscherlich, B. & Straus, F. (2013⁵). Identitätskonstruktionen. Das Patchwork der Identität in der Spätmoderne. Erweiterte Neuauflage. Reinbek: Rowohlt.

Krappmann, L. (1969). Soziologische Dimensionen der Identität. Stuttgart: Klett.

Neujahr, E. (2004). Alt sind nur die anderen. Frankfurt: S.Fischer.

Osterland, A. (2000). Nicht allein und nicht ins Heim. Alternative: Alten-WG. Paderborn: Junfermann.

Pohlmann, S. (Hrsg.) (2012). Altern mit Zukunft. Wiesbaden: VS Springer.

Rowe, J. & Kahn, R.L. (1998). Successful aging. New York: Dell.

Schachtner, C. (1988). Störfall Alter. Für ein Recht auf Eigen-Sinn. Frankfurt: S. Fischer.

Schirrmacher, F. (2004). Das Methusalem-Komplott. München: Karl Blessing.

Schulak, E.MN. & Taghizadegan, R. (2011). Vom Systemtrottel zum Wutbürger. Salzburg: Ecowin.

Sennett, R. (1996). The uses of disorder. Personal identity and city life. London: Faber & Faber.

Sennett, R. (1998). Der flexible Mensch Die Kultur des neuen Kapitalismus. Berlin: Berlin Verlag (engl.: "The corrosion of character". New York: W.W. Norton 1998).

Taylor, C. (2002). Wie viel Gemeinschaft braucht die Demokratie? Aufsätze zur politischen Philosophie. Frankfurt: Suhrkamp.

Trojan, A.& Stumm, B. (Eds.) (1992). *Gesundheit fördern statt zu kontrollieren*. Frankfurt: Fischer.

12 Prävention aus Sicht der Krankenkassen

Kerstin Ludewig & Robert Wolf

12.1 Präventionsgesetz

Die Gesundheitsförderung und der Abbau sozial bedingter Ungleichheiten sind zentrale Themen der Sozialversicherung in Deutschland. Die Regierung hat deren Stellenwert auch im Koalitionsvertrag bestätigt, wonach 2014 ein wegweisendes Präventionsgesetz verabschiedet werden sollte. Tatsächlich hat es seit 2004 bereits drei Gesetzesvorlagen für eine grundlegende Reformierung der Prävention in der Gesetzlichen Krankenversicherung gegeben, die bislang alle gescheitert sind. Der vierte Anlauf hat im Jahr 2015 zum Erfolg geführt, obwohl die politischen Vertreter aller Parteien die Inhalte teils kontrovers diskutieren.

Der aktuelle Ansatz des Gesetzgebers stellt ausdrücklich die demografische Entwicklung mit einem Anstieg der Lebenserwartung und der damit verbundenen Alterung der Bevölkerung in den Fokus. Der Wandel des Krankheitsspektrums zu den chronisch-degenerativen Erkrankungen, der demografische Alterungsprozess und die sich verändernden Anforderungen in der Arbeitswelt machen eine Intensivierung vorbeugender, auf die Minderung gesundheitlicher Belastungen und Stärkung gesundheitlicher Potenziale und Ressourcen gerichteter Strategien und Interventionen erforderlich. Da Krankheiten und ihre Risikofaktoren in der Bevölkerung sozial ungleich verteilt sind, ist gerade Versicherten in sozial benachteiligter Lage hierbei besonderes Augenmerk zu widmen. Gesundheitsförderung und Prävention sollen in jedem Lebensalter und in allen Lebensbereichen gestärkt werden.

Ziel des Präventionsgesetzes – PräVG –

> *„ist es, unter Einbeziehung aller Sozialversicherungsträger sowie der privaten Krankenversicherung und der privaten Pflege-Pflichtversicherung die Gesundheitsförderung und Prävention insbesondere in den Lebenswelten der Bürgerinnen und Bürger auch unter Nutzung bewährter Strukturen und Angebote zu stärken, die Leistungen der Krankenkassen zur Früherkennung von Krankheiten weiterzuentwickeln und das Zusammenwirken von betrieblicher Gesundheitsförderung und Arbeitsschutz zu verbessern." (Deutscher Bundestag. Drucksache 18/4282 vom 11.03.2015).*

Der Schutz vor Krankheit und die Förderung der Gesundheit sind gesamtgesellschaftliche Aufgaben einer modernen demokratischen Staatsform. Der Beitrag der Krankenkassen zur Verbesserung des Gesundheitszustandes und Gesundheitsverhaltens der Versicherten bildet einen Baustein im Rahmen eines größeren Verbundes unterschiedlicher verantwortlicher Akteure: Die gesundheitliche Aufklärung mit ihrem bevölkerungsweiten Fokus, der öffentliche Gesundheitsdienst mit seiner regionalen und kommunalen Ausrichtung, die Unfallversicherung und der betriebliche Gesundheitsschutz mit ihrem Arbeitsweltbezug sowie zahlreiche kommunale und gemeinnützige Initiativen und Organisationen. Eines der maßgeblichen Ziele des aktuellen Gesetzesvorhabens ist es, die Kooperation aller dieser Akteure mit ihren spezifischen Kompetenzen und Zuständigkeiten zu verbessern sowie die Leistungen zur Gesundheitsförderung und Prävention in einer an gemeinsamen Zielen orientierten nationalen Präventionsstrategie zu koordinieren.

Im Folgenden wird aus Sicht der Krankenkassen dargestellt, welche gesetzlichen und finanziellen Rahmenbedingungen das Verständnis von Prävention und Gesundheitsförderung und das Handeln der Sozialversicherungsträger bestimmen.

12.1 Krankenkassenspezifische Handlungsfelder der Prävention und Gesundheitsförderung

Für die Krankenkassen bestehen unterschiedliche Rahmenbedingungen hinsichtlich ihrer Aktivitäten. Der Schutz vor Krankheiten und die Förderung der Gesundheit stellen unverzichtbare Aufgaben dar, um Lebensqualität und Leistungsfähigkeit ihrer Versicherten unabhängig von Geschlecht und sozialer Stellung langfristig zu erhalten und ihnen ein gesundes Altern zu ermöglichen. Sie bieten ihren Versicherten seit jeher vielfältige Maßnahmen zur Prävention und Gesundheitsförderung an. Die medizinischen Vorsorge- und Früherkennungsuntersuchungen sowie die Schutzimpfungen sind gesetzlich in der ambulanten ärztlichen Versorgung verankert und werden in Deutschland allen Versicherten flächendeckend angeboten. Vorsorge- und Früherkennungsuntersuchungen sind qua definitionem nicht der gesetzlich normierten Primärprävention nach § 20 des Fünften Sozialgesetzbuches (SGB V) zuzuordnen. Wegen ihrer wachsenden Bedeutung für die Gesundheit der Bevölkerung nehmen sie dennoch einen hohen Stellenwert ein und sind nach Auffassung der Autoren, wie vor allem am Beispiel der Darmkrebsfrüherkennung klar wird, eine wichtige Form der Prävention.

Den überwiegenden Teil der gesundheitsfördernden Leistungsangebote können die Krankenkassen über ihre Satzungen relativ frei gestalten. Satzungsleistungen können dabei jede zulässige Form der Prävention umfassen. Neben individuellen Gesundheitskursen können dies auch zusätzliche Vorsorge- und Früherkennungsuntersuchungen oder Impfungen sein. Für Präventions- bzw. Gesundheitsförderungsleistungen nach § 20 SGB V (Prävention und Selbsthilfe) und § 20a SGB V (Betriebliche Gesundheitsförderung) gelten die gleichen Grundsätze wie für alle anderen Leistungen der Krankenkassen (vgl. § 12 Abs. 1 SGB V). Danach müssen die Leistungen

> *„ausreichend, zweckmäßig und wirtschaftlich sein; sie dürfen das Maß des Notwendigen nicht überschreiten, Leistungen, die nicht notwendig oder unwirtschaftlich sind, können Versicherte nicht beanspruchen, dürfen die Leistungserbringer nicht bewirken und die Krankenkassen nicht bewilligen." (§ 12 Abs. 1 SGB V).*

In den Satzungsleistungen können sich die Krankenkassen für die Versicherten spürbar von ihren Mitbewerbern abgrenzen und bestimmte Zielgruppen ansprechen. Dieser Leistungswettbewerb zugunsten der Versicherten wird vom Gesetzgeber ausdrücklich befürwortet. Damit der Marketing- und Vertriebsaspekt der Gesundheitsförderung im Wettbewerb der Krankenkassen den gesundheitspolitischen Aspekt der Prävention zur Krankheitsvermeidung als nationales Ziel nicht überwiegt, sind hierbei strenge Regularien einzuhalten, die der Spitzenverband Bund der Krankenkassen (GKV-SV) in seiner Richtlinienkompetenz festlegt (www.GKV-SV.de). Der GKV-SV nimmt seit seiner Gründung den Auftrag zur Gestaltung der Rahmenbedingungen für eine moderne, an den Bedürfnissen der Versicherten ausgerichtete Prävention und Gesundheitsförderung wahr, an denen sich die Krankenkasse orientieren.

Der im Jahr 2000 erstmals verfasste „Leitfaden Prävention" ist das zentrale und verbindliche Qualitätssicherungsinstrument für die Krankenkassen bei ihren Aktivitäten in der Prävention und der Gesundheitsförderung. Er wird ständig nach wissenschaftlichen Erkenntnissen durch eine beratende Kommission unabhängiger Experten sowie aufgrund von Erfahrungen aus der Praxis weiterentwickelt und enthält Empfehlungen für die Gestaltung von Gesundheitsförderungsprozessen, zuzulassenden Leistungsarten und anzuerkennenden Förderkriterien (GKV-Spitzenverband, 2014)

> *„Die jüngste Weiterentwicklung des Leitfadens Prävention von 2014 fokussiert insbesondere auf die Gesundheitsförderung in nichtbetrieblichen Lebenswelten und auf die betriebliche Gesundheitsförderung sowie auf die dabei notwendigen Partnerschaften entsprechend den unterschiedlichen Zuständigkeiten." (Medizinischer Dienst des Spitzen-*

verbandes Bund der Krankenkassen e. V (MDS) & GKV-Spitzenverband 2014, S. 14).

„Jede Krankenkasse hat [...] zu prüfen, ob eine geplante Maßnahme die Kriterien des Leitfadens erfüllt. Maßnahmen, die nicht den im Leitfaden dargestellten Handlungsfeldern und Kriterien entsprechen, dürfen von den Krankenkassen nicht im Rahmen von „§§ 20 und „ 20a SGB V durchgeführt oder gefördert werden." (Medizinischer Dienst des Spitzenverbandes Bund der Krankenkassen e. V (MDS) & GKV-Spitzenverband 2014, S. 85)

Im Jahr 2013 wurde hierfür die „Zentrale Prüfstelle Prävention" gegründet, die nach einheitlichen Standards die am Markt angebotenen Präventionskurse und Maßnahmen zur Gesundheitsförderung auf ihre Konformität mit den im Leitfaden Prävention veröffentlichten Regularien des GKV-SV hin prüft und mit einem Zertifikat anerkennt.

Der Verwaltungsrat des GKV-SV formuliert die gemeinsamen GKV-Ziele für die Prävention und Gesundheitsförderung und koordiniert so die Aktivitäten der Krankenkassen in den jeweiligen Handlungsfeldern sowie durch seine empirisch fundierte Priorisierung und Fokussierung der Leistungserbringung in eine einheitliche Richtung. Die aktuelle Agenda gilt für den Zeitraum von 2013 bis 2018. Der GKV-SV und der Medizinische Dienst des Spitzenverbandes Bund der Krankenkassen (MDS) veröffentlichen jährlich den Präventionsbericht über die Aktivitäten der Krankenkassen im Bereich der Primärprävention und Gesundheitsförderung. Die Herausgeber verstehen ihn als bewährtes und unverzichtbares Transparenz- und Controllinginstrument, mit dessen Hilfe der Grad der Zielerreichung differenziert bestimmt und Hinweise auf notwendige Feinjustierungen und Weiterentwicklungen gewonnen werden können (Medizinischer Dienst des Spitzenverbandes Bund der Krankenkassen e. V (MDS) & GKV-Spitzenverband 2014, S. 3).

Maßnahmen der Gesundheitsförderung richten sich in der Regel an Menschen ohne Krankheitssymptome.

„Mit der Primärprävention soll die Entstehung von Krankheiten verhindert werden. Die Zielvorstellung der Gesundheitsförderung ist nicht Krankheitsverhütung, sondern das Gesund-Bleiben. Sekundärprävention bedeutet, eine Krankheit im Frühstadium zu erkennen und ihr Fortschreiten zu verhindern" (Medizinischer Dienst des Spitzenverbandes Bund der Krankenkassen e. V, 2015)

Bei der Tertiärprävention liegt bereits eine Erkrankung vor, deren Fortschreiten verhindert oder zumindest gemildert werden soll. Die Abgrenzung zwischen Vorsorge, Prävention und Rehabilitation, also der möglichst weitgehenden Wiederherstellung der Alltags- und Arbeitsfähigkeit, ist hier oft schwierig, aber maßgeblich für Leistungs- und Erstattungsansprüche der Betroffenen.

12.1.1 Ansätze und Zugangswege der Primärprävention

§ 20 Abs. 1 SGB V fordert die Krankenkassen dazu auf, mit ihren Leistungen zur primären Prävention sowohl zur Verbesserung des allgemeinen Gesundheitszustandes beizutragen, als auch insbesondere einen Beitrag zur Verminderung der sozial bedingten Ungleichheit von Gesundheitschancen zu leisten. Damit müssen die Leistungen sowohl allen Versicherten offen stehen als auch in besonderer Weise sozial benachteiligten Zielgruppen zugänglich gemacht werden. So sind z. B. die Ausgangsbedingungen von Menschen mit unvollständiger familiärer Sozialisation, schlechten Sprachkenntnissen und geringer allgemeiner und beruflicher Bildung eingeschränkt. Ungünstige Startbedingungen beeinträchtigen auch die Teilhabemöglichkeiten im Hinblick auf die weitere berufliche und ökonomische Entwicklung. Ein niedriger sozialer Status ist häufig auch mit gesundheitlichen Nachteilen infolge erhöhter Belastungen und herabgesetzter Bewältigungsmöglichkeiten verbunden. Weitere gesundheitlich relevante Benachteiligungen können sich aus dem Alter, dem Geschlecht und einem Migrationshintergrund ergeben.

Um die Primärprävention allen Versicherten verfügbar zu machen und zugleich die sozialbedingte Ungleichheit von Gesundheitschancen zu verringern, beschreibt der Leitfaden Prävention zwei grundlegende Ansätze bzw. Zugangswege für Interventionen:

- Interventionen, die primär auf Lebenswelten abzielen, durch Strukturbildung die gesundheitlichen Rahmenbedingungen verbessern und damit zugleich gesundheitsförderliches Verhalten erleichtern und
- Interventionen, die auf den einzelnen Menschen und sein Verhalten ausgerichtet sind und die individuellen Fähigkeiten und Möglichkeiten einer gesunden, Störungen und Erkrankungen vorbeugenden Lebensführung aufzeigen und stärken (s. Abb. 12.1).

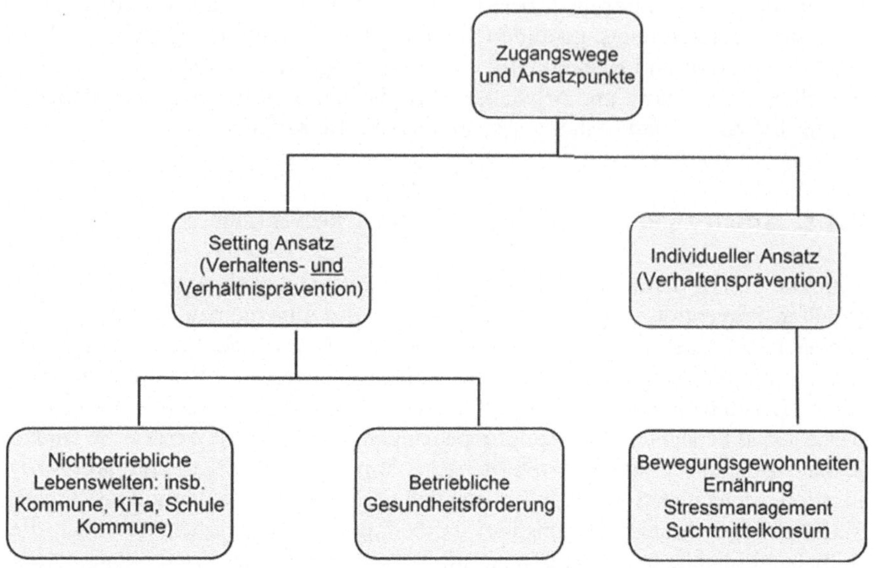

Abb. 12.1: Zugangswege und Ansatzpunkte in Primärprävention und Gesundheitsförderung (Quelle: GKV-Spitzenverband, 2014)

12.1.2 Vorsorge und Früherkennung: Prävention im weitesten Sinne

Vorsorge und Früherkennung sind qua definitionem keine Primärprävention im Sinne des Sozialgesetzbuches und des aktuellen Gesetzgebungsverfahrens. Sie können aber als Präventionsmaßnahmen im weitesten Sinne verstanden werden. Welche medizinischen Vorsorge- und Früherkennungsuntersuchungen oder Impfungen die Krankenkasse ihren Versicherten im Rahmen der ambulanten ärztlichen Versorgung als Sachleistung kostenfrei anbieten darf, bestimmt der Gemeinsame Bundesausschuss (G-BA), das Gremium der gemeinsamen Selbstverwaltung von Ärzten, Zahnärzten, Psychotherapeuten, Krankenhäusern und Krankenkassen in Deutschland. Der Zugang zu diesen Leistungen steht dann allen Versicherten offen, wobei für die Mehrheit der Untersuchungen jeweils bestimmte Altersgrenzen einzuhalten sind. Viele Vorsorgeuntersuchungen können zudem in festgelegten Abständen wiederholt werden.

Auch wenn der Bekanntheitsgrad von Früherkennung und Vorsorge in der Bevölkerung durch Aufklärungskampagnen in den letzten Jahres sicher gestiegen ist, ist vielen Versicherten der individuelle Nutzen dieses Versorgungsangebotes offenbar nicht bewusst. Die Krankenkassen informieren ihre Versicherten darum regelmäßig über Zeitpunkt, Anlass und Ablauf dieser Untersuchungen. Inzwischen gibt es auch kaum mehr eine Krankenkasse, die ihren Versicherten für die regelmäßige Inanspruchnahme von Vorsorge, Früherkennung, Prophylaxe und Impfung keine Bonuszahlung gewährt – unabhängig vom Alter.

Bei den häufigsten Krebserkrankungen wie Brust- und Eierstockkrebs, Darmkrebs und Hautkrebs können Früherkennungsuntersuchungen heute einen schweren Krankheitsverlauf mit starker Beeinträchtigung der Lebenserwartung verhindern. Das zeigt sich besonders eindrücklich am Beispiel der Darmkrebsvorsorge. Vor der Einführung der Früherkennungskoloskopie wurden nicht mehr als 40% der Tumore früh genug erkannt, um einen nachhaltigen Heilungserfolg erzielen zu können. Bei den Vorsorgekoloskopien, die ab dem 55. Lebensjahr durchgeführt werden sind es hingegen mehr als 70% (Felix Burda Stiftung, 2011). Darmkrebs entsteht aus gutartigen Vorstufen, den so genannten Adenomen. Werden diese bei der Vorsorgekoloskopie erkannt und gleich entfernt, kommt es erst gar nicht zur Ausbildung eines bösartigen Tumors und damit zur Krebserkrankung. Der Eingriff wird ambulant in einer Arztpraxis durchgeführt und ist für den Betroffenen schmerzlos. Auch die regelmäßigen Tastuntersuchung der weiblichen Brust ist eine einfache und schmerzlose Maßnahme, die Frauen jeden Alters selbst durchführen können sollten. Die Krankenkassen bieten immer wieder Kurse an, in denen die Selbstuntersuchung der Brust unter fachkundiger Anleitung erlernt werden kann. Darüber hinaus wird Frauen ab dem 59. Lebensjahr eine Vorsorgemammographie angeboten. Die Untersuchung ähnelt einer Röntgenaufnahme und ist ebenfalls schmerzlos. Bei Auffälligkeiten müssen allerdings umgehend weitere Untersuchungen eingeleitet werden, zu denen auch eine Biopsie zur Untersuchung von verdächtigem Gewebe gehört.

Aber der Weg in die Arztpraxis zur kostenlosen Untersuchung fällt vielen Versicherten dennoch schwer. Der Gesetzgeber hat darum am Beispiel der Brustkrebsvorsorge erstmals eine nationale Reihenuntersuchung bei Frauen ab dem 59. Lebensjahr eingeführt, um die Inanspruchnahme der Mammographie zur Früherkennung zu fördern und die Zahl der Todesfälle durch Brustkrebs zu reduzieren. Ein vergleichbares Screening-Programm mit Einladungswesen soll 2016 auch für die Darmkrebsvorsorge eingeführt werden.

Werden Krankheiten wie Krebs, Diabetes oder Herz-Kreislauferkrankungen erkannt bevor Symptome oder Beschwerden auftreten, können diese in der Regel mit wirksamen Methoden behandelt werden, die bei guten Heilungschancen die Patienten weniger belasten. Kritiker weisen aber auch darauf hin, dass solche Screening-Programme zu einer Über- und Fehlversorgung führen können, weil unterschiedliche Formen von Krebserkrankungen und persönlicher Disposition nicht hinreichend berücksichtigt werden. Die Folgeuntersuchungen stellen eine erhebliche psychische Belastung der Betroffenen dar, selbst wenn sich der im Screening erhobene Verdacht nicht bestätigt. Diese als Falsch-Positive bezeichneten Verdachtsbefunde stehen im Zentrum der Kritik, dass Vorsorgeuntersuchungen nicht die Erkrankung an sich verhindern, wohl aber zu einer Fehlallokation von Ressourcen führt. Auffällige Befunde seien zudem nicht in jedem Fall bösartig und seien selbst dann nicht immer ursächlich für den Tod eines Menschen. Daher müsse die Aufklärung der Versicherten auch eine objektive Darstellung der Nachteile und Risiken enthalten.

Besonders umstritten sind in diesem Zusammenhang auch ärztliche Früherkennungsuntersuchungen, die vom Gemeinsamen Bundesausschuss (G-BA) noch nicht als Leistungen zur Vorsorge und Früherkennung der Krankenkassen zugelassen oder sogar ausdrücklich abgelehnt wurden. Die so genannten Individuellen Gesundheitsleistungen (IGeL) werden in vielen Arztpraxen angeboten und müssen von den Versicherten aus eigener Tasche bezahlt werden. Beispiele hierfür sind die Glaukomfrüherkennung und das PSA-Screening bei Prostatakrebs. Die Krankenkasse darf Leistungen nicht als Präventionsmaßnahme bezahlen, sobald der G-BA sie abgelehnt hat, weil ihr Nutzen medizinisch-wissenschaftlich nicht hinreichend belegt ist. Viele Krankenkassen unterstützen ihre Versicherten durch Information und Beratung dabei, sich einen individuellen Vorsorgeplan mit geeigneten Leistungen zusammenzustellen. Darunter sind auch Informationen über sinnvolle Zusatzleistungen aus dem Bereich der IGeL. Teilweise werden einzelne Leistungen, die nicht vom G-BA abgelehnt wurden von den Krankenkassen auch als Satzungsleistung bezahlt, z. B. ausgewählte Schutzimpfungen oder zusätzliche Ultraschalluntersuchungen.

Mit den gängigen Vorsorge- und Früherkennungsuntersuchungen lassen sich viele Krankheitsrisiken wie Erkrankungen frühzeitig erkennen bzw. behandeln. Gerade Menschen im fortgeschrittenen Alter, in dem diese Erkrankungen statistisch besonders häufig auftreten, können davon profitieren.

12.1.3 Individuelle Prävention und Gesundheitsförderung

Präventionskurse der Krankenkassen sind ein wichtiges Handlungsfeld der Krankenkassen im Leistungsbereich des § 20 SGB V. Die Maßnahmen zur Verbesserung des allgemeinen Gesundheitszustandes in Form der individuellen Gesundheitsförderung werden als Verhaltensprävention bezeichnet und richten sich an einzelne Versicherte. Sie sollen diese motivieren und befähigen, Möglichkeiten einer gesunden, Störungen und Erkrankungen vorbeugenden Lebensführung auszuschöpfen. Die Kurse und Beratungen finden in der Regel in Gruppen statt und sollen den Teilnehmern gesundheitsrelevante Kompetenzen vermitteln und sie über die Laufzeit der Maßnahme hinaus zur regelmäßigen Ausübung positiver, gesundheitsbezogener Verhaltensweisen anregen und qualifizieren. Dem gegenüber stehen Maßnahmen zur Verhältnisprävention, die sich auf die Verbesserung der Lebensumstände von Gruppen von Individuen im weitesten Sinne bezieht.

Bewegungsmangel, Fehl- und Überernährung, mangelnde Stressbewältigungs- und Entspannungskompetenzen sowie Suchtmittelkonsum bilden wichtige Risikofaktoren für Krebs-, Stoffwechsel- und Herz-Kreislauf-Erkrankungen ebenso wie für Krankheiten der Muskeln, des Skeletts und des Bindegewebes und für Depressionen und Angststörungen. Deshalb stehen diese Risikofaktoren auch im Zentrum der Maßnahmen zur individuellen Gesundheitsförderung. Die Handlungsfelder sind dabei ziel- und indikationsbezogen in unterschiedliche Präventionsprinzipien gegliedert.

Tab. 12.1: Handlungsfelder und Präventionsprinzipien des individuellen Ansatzes (Quelle: GKV-Spitzenverband, 2014)

Bewegungsgewohnheiten

- Reduzierung von Bewegungsmangel durch gesundheitssportliche Aktivität

- Vorbeugung und Reduzierung spezieller gesundheitlicher Risiken durch geeignete verhaltens- und gesundheitsorientierte Bewegungsprogramme

Ernährung

- Vermeidung von Mangel- und Fehlernährung

- Vermeidung und Reduktion von Übergewicht

Stressmanagement

- Förderung von Stressbewältigungskompetenzen

- Förderung von Entspannung

Suchtmittelkonsum

- Förderung des Nichtrauchens

- Gesundheitsgerechter Umgang mit Alkohol / Reduzierung des Alkoholkonsums

Die Maßnahmen müssen neben der Vermeidung von Risikofaktoren auch gesundheitsfördernde, also Ressourcen-stärkende Anteile enthalten. Nachhaltige Wirkung entfalten diese Maßnahmen nur dann, wenn die Versicherten die erlernten gesundheitsförderlichen Verhaltensweisen regelmäßig und dauerhaft in ihren Lebensalltag integrieren. Innerhalb dieses Rahmens können Versicherte in der Regel nach persönlichen Neigungen und Bedarf aus einer Vielzahl von Gesundheitsthemen und –kursen frei wählen. Im Jahr 2013 wurden 1,5 Mio. Kursteilnahmen gezählt. Dabei stand die Bewegungsförderung mit 69% der Kursteilnahmen im Vordergrund, gefolgt von Angeboten zur Stressbewältigung mit 25%, davon 88% Entspannungskurse. Ernährungskurse machten 5% und Kurse zur Suchtmittelprävention lediglich 1% aus, wobei die Raucherentwöhnung mit 92% im Vordergrund stand (Medizinischer Dienst des Spitzenverbandes Bund der Krankenkassen e. V (MDS) & GKV-Spitzenverband 2014, S. 68). Die Anzahl der Kursteilnahmen stieg im Vergleich zum Vorjahr um 10%. Allerdings war die Kursteilnahme im Jahr 2012 aufgrund geänderter Regelungen für die Bezuschussung von Präventionskursen durch die Krankenkassen um rund 20% zurückgegangen. Betrachtet man die Altersverteilung der Kursteilnehmer, dann haben die 50- bis 60-Jährigen mit 24% der Kursteilnahmen über alle Altersgruppen das größte Interesse an individueller Gesundheitsförderung. In diesem Alter werden erste gesundheitliche Beeinträchtigungen spürbar, was ein Anreiz dafür sein mag. Die Altersgruppe der 60- bis 70-Jährigen macht immerhin noch 20% der Kursteilnahmen aus und 10% der Kursteilnehmer waren schon über 70 Jahre alt. Die Beteiligung an Bewegungskursen ist bei über 60-Jährigen überproportional hoch. Die über 70-Jährigen nehmen fast nur Bewegungskurse in Anspruch. Frauen sind offenbar deutlich gesundheitsbewusster als Männer, denn 78% der Kursteilnehmer sind weiblich. Lediglich bei den Raucherentwöhnungskursen ist der Anteil von Frauen und Männern nahezu gleich.

Die Krankenkassen halten eine Vielzahl von Präventionskursen selbst vor, allen voran die Ernährungskurse. Präventionskurse sind dennoch meistens keine kostenlosen Sachleistungen, sondern die Krankenkassen gewähren einen Zuschuss zu den Kursgebühren, so dass die Versicherten in der Regel einen gewissen Eigenanteil bezahlen müssen. An den Kosten von Maßnahmen zur individuellen Gesundheitsförderung darf sich die Krankenkasse aber nur dann beteiligen, wenn die Maßnahmen und Kurse bestimmte Anforderungen an die inhaltliche und methodische Qualität erfüllen, die im Leitfaden Prävention beschrieben sind. Die Zielbestimmung der Maßnahme muss sich operationalisieren und quantifizieren lassen. Die Verringerung von Gesundheitsrisiken und der Aufbau gesundheitsförderlicher Verhaltensweisen müssen messbar sein. Die Wirksamkeit der Maßnahme muss sich in Studien oder Metaanalysen (Evidenzbasierung) erwiesen haben.

Für die Bewältigung des umfangreichen Prüfgeschäfts hinsichtlich der Leitfadenkonformität von Präventionskursen einschließlich der entsprechenden Anbieterqualifikation ist seit 2014 die „Zentrale Prüfstelle Prävention" zuständig. Der einheitliche Prüfprozess basiert auf einer Kooperation von Betriebskrankenkassen, Ersatzkrankenkassen, Knappschaft, IKK classic, IKK Brandenburg und

Berlin und BIG direkt gesund. Durch die Beauftragung dieser Stelle wurden Prüfinhalte konsolidiert, so dass eine einheitliche Qualität des Angebotes von Präventionskursen für alle Versicherten sicher gestellt ist. Zugleich werden Verwaltungsabläufe für Anbieter, Versicherte und Krankenkassen vereinfacht und vereinheitlicht.

> *„Mittlerweile ist die Mehrzahl der gesetzlichen Krankenversicherungen mit über 50 Mio. Versicherten der Kooperationsgemeinschaft zur kassenartenübergreifenden Prüfung von Präventionsangeboten nach § 20 Abs. 1 SGB V beigetreten und die Zentrale Prüfstelle Prävention konnte in nur sechs Monaten über 35.000 Kurse bearbeiten."(Medizinischer Dienst des Spitzenverbandes Bund der Krankenkassen e. V (MDS) & GKV-Spitzenverband 2014, S. 27).*

In der Präventionskursdatenbank werden aktuell über 380.000 Präventionskurse von ca. 120.000 Anbietern in den zentralen Handlungsfeldern Bewegung, Ernährung, Stressbewältigung/Entspannung und Suchtmittelkonsum geführt: http://bkk.zentrale-pruefstelle-praevention.de/kurse/. Jeder zertifizierte Kurs erhält das Qualitätssiegel „Deutscher Standard Prävention". Anbieter von Präventionskursen müssen diese alle drei Jahre erneut zur Prüfung einreichen. Die Krankenkassen entscheiden auf der Grundlage dieser Präventionskursdatenbank über die Bezuschussung von Präventionskursen. Für Kurse, für kein Zertifikat erteilt wurde oder deren Zertifikat abgelaufen ist, werden keine Zuschüsse gewährt (Medizinischer Dienst des Spitzenverbandes Bund der Krankenkassen & GKV-Spitzenverband 2014, S. 27).

Die meisten Krankenkassen ermöglichen ihren Versicherten, sich über ihre Homepage in einer Datenbank darüber zu informieren, welche Gesundheitsangebote eine Zertifizierung der Krankenkassen erhalten haben und damit erstattungsfähig sind. Auch über Printmedien informieren und beraten die Krankenkassen ihre Versicherten regelmäßig über konkrete Angebote zur individuellen Gesundheitsförderung. In Einzelfällen lohnt sich auch das persönliche Gespräch mit der Krankenkasse, um die Kostenübernahme für einen individuell bevorzugten Gesundheitskurs im Vorhinein abzuklären. Ein noch nicht bekanntes Angebot wird so ggf. auch für andere Versicherte zugänglich.

Die Zugangswege sind idealerweise auf die jeweilige Zielgruppe angepasst. Die Gesundheitskurse werden überwiegend aufgrund einer Kommstruktur angeboten. Ein vielfältiges Angebot an Präventionskursen unterschiedlicher Anbieter eröffnet den Versicherten die Wahlfreiheit. Das Angebot richtet sich hierbei allerdings an der Nachfrage aus. Präventionskurse für die Bedürfnisse älterer Menschen sind oft nur schwer zu finden oder räumlich stark eingegrenzt, da sich aufgrund der relativ geringen Nachfrage kein spezifisches Gruppenprogramm mit vertretbaren Kursgebühren für die Anbieter lohnt. Es können aber auch Maßnahmen auf der Grundlage einer Bringstruktur gefördert werden. Dieses Vorgehen eignet sich besonders zur Erreichung sozial benachteiligter Zielgruppen und älterer, weniger mobiler Menschen. Organisation und Finanzierung von Veranstaltungen für Versicherte unterschiedlicher Krankenkassen sind jedoch ungleich schwieriger zu realisieren in einer flexiblen Kommstruktur, die Versicherten mehr Wahlmöglichkeiten eröffnet. Deshalb finden sich solche Ansätze eher in Verbindung mit einem Setting-Ansatz, der die Verhaltens- und Verhältnisprävention integriert.

Die Mehrzahl der Angebote zur individuellen Gesundheitsförderung sind Gruppenkurse. Die Krankenkassen ermöglichen Versicherten im Einzelfall aber auch individuelle Gesundheitscoachings, wenn damit das Ziel der Prävention nachhaltig erreicht werden kann. Allerdings setzt die Aufsichtsbehörde, das Bundesversicherungsamt, hier sehr enge Grenzen. Die obligate Abgrenzung von präventiven und rehabilitativen Maßnahmen ist in derart individuellen Ansätzen nicht immer ganz eindeutig. Die aufsichtsrechtliche Beurteilung der Zulässigkeit einer Präventionsmaßnahme richtet sich dabei nicht nach dem individuellen Nutzen und der Wirksamkeit der Maßnahme für die Gesundheit des Versicherten, sondern nach der Höhe der Ausgaben für diese Maßnahme und der gesetzlich vorgeschriebenen, klaren Abgrenzung zu den anderen Leistungsarten.

Zulässige Präventionsmaßnahmen müssen außerdem in unmittelbarem Zusammenhang mit Gesundheitsrisiken oder Krankheitsfaktoren stehen. Allgemeine Beratungen zur Lebenshilfe und Maßnahmen zur Förderung der sozialen Interaktionsfähigkeit bzw. Teilhabe dürfen von den Krankenkassen nicht bezahlt werden, auch wenn diese nach dem ganzheitlichen Verständnis von Gesundheit förderlich wären. In jedem Fall lohnt es sich, das Präventionsangebot der Krankenkassen, das inzwischen auch viele Maßnahmen zur Stärkung der psychischen Gesundheit umfasst, genau zu studieren.

Da unsere moderne Welt gar nicht mehr ohne neue Medien, allen voran das Internet, vorstellbar ist, nutzen auch die Krankenkassen zunehmend diesen Weg für die Gesundheitsaufklärung und -förderung. Gesundheitsportale und Apps, E-Books und Clips informieren aktuell und unterhaltsam über Gesundheitsthemen und bieten teilweise sogar eine fortdauernde interaktive Betreuung durch einen so genannten E-Coach an. Die Programme ermöglichen den Zugang zur individuellen Gesundheitsförderung unabhängig von Ort und Zeit. In einzelnen Anwendungen wird durch die Mitwirkung von Ärzten fast schon eine telemedizinische Konsultation daraus. Ein Aspekt, der gerade auch für ältere, mobilitätseingeschränkte Menschen, von denen viele jedoch bereits vertraut mit dem Computer, Laptop und Smartphone sind, eine neue Möglichkeit darstellt, die eigene Gesundheit zu stärken. Beispiele für Gesundheitsportale sind:

- www.bkk-maennergesundheit.de
- www.bkk-frauengesundheit.de
- www.bkk-gesundesherz.de

12.1.3 Prävention in Lebenswelten

Gesundheitsförderung ist nicht allein eine Frage der persönlichen Lebensführung und des eigenen Gesundheitsbewusstseins. Die alltäglichen Lebens-, Lern- und Arbeitsbedingungen üben einen erheblichen Einfluss auf die gesundheitliche Entwicklung der Menschen aus und prägen gesundheitsbezogene Werte, Einstellungen und Verhaltensweisen. Deshalb sind für die gesundheitliche Entwicklung des Einzelnen primär solche Interventionen erfolgversprechend, die vor allem auf eine gesundheitsförderliche Gestaltung und Beeinflussung von Bedingungen in der jeweiligen Lebenswelt (Setting) gerichtet sind. Settings sind für die Gesundheit bedeutsame, abgrenzbare soziale Systeme, in denen Menschen große Teile ihrer Zeit verbringen wie z. B. KiTas, Schulen und Ausbildungseinrichtungen, Betriebe und Kommunen bzw. Stadtteile sowie Einrichtungen der (pflegerischen) Langzeitversorgung. Bei Leistungen nach dem Setting-Ansatz handelt es sich um primärpräventive und gesundheitsfördernde Interventionen, die sich im Sinne aufsuchender Information und Beratung an Lebenswelten richten und dabei sowohl die gesundheitlichen Rahmenbedingungen als auch gesundheitlichen Kompetenzen der Individuen weiterentwickeln (Verhaltens- und Verhältnisprävention). Mit den Setting-Ansätzen wird im besonderen Maße das Ziel der Verminderung sozial bedingter Ungleichheit von Gesundheitschancen verfolgt. Sozial benachteiligte Menschen sind oft höheren gesundheitlichen Belastungen ausgesetzt und verfügen gleichzeitig über geringere Bewältigungsressourcen bei höheren Zugangsbarrieren, z. B. aufgrund von sprachlichen und kulturellen Hemmnissen bei Menschen mit Migrationshintergrund.

Gesundheitsförderung nach dem Setting-Ansatz zielt darauf ab, unter möglichst direkter und kontinuierlicher Beteiligung der Betroffenen (*Partizipation*) die jeweiligen Gesundheitspotenziale/-risiken im Setting zu ermitteln und einen Prozess geplanter organisatorischer Veränderungen anzuregen und zu unterstützen. Gesundheit soll als Leitbild in Settings etabliert werden. Das schließt die Integration von Gesundheitsförderung, Bildung und Erziehung in die Prozesse des Alltags ein. Verknüpft mit dem Bemühen, Gesundheit als Organisationsprinzip in Settings zu integrieren, sollte die persönliche Handlungsfähigkeit des Einzelnen für die Gestaltung seiner gesundheitlichen Lebensbedingungen gestärkt werden und auch der Einzelne zu gesundheitsgerechtem Verhalten motiviert und befähigt werden (*Autonomie und Empowerment*). Der Setting-Ansatz ist geprägt von einer engen Verknüpfung von sowohl auf die Rahmenbedingungen (*Verhältnisse*) im Setting als auch auf das gesundheitsbezogene *Verhalten* der Einzelnen gerichteten Interventionen. Der Gesundheitsförderungsprozess ist im Sinne der möglichst langfristigen positiven Wirkungen als Lernzyklus zu konzipieren. Es sollen Prozesse initiiert werden, die unter aktiver Mitwirkung aller Beteiligten zu einer Verbesserung der gesundheitlichen Situation führen sollen.

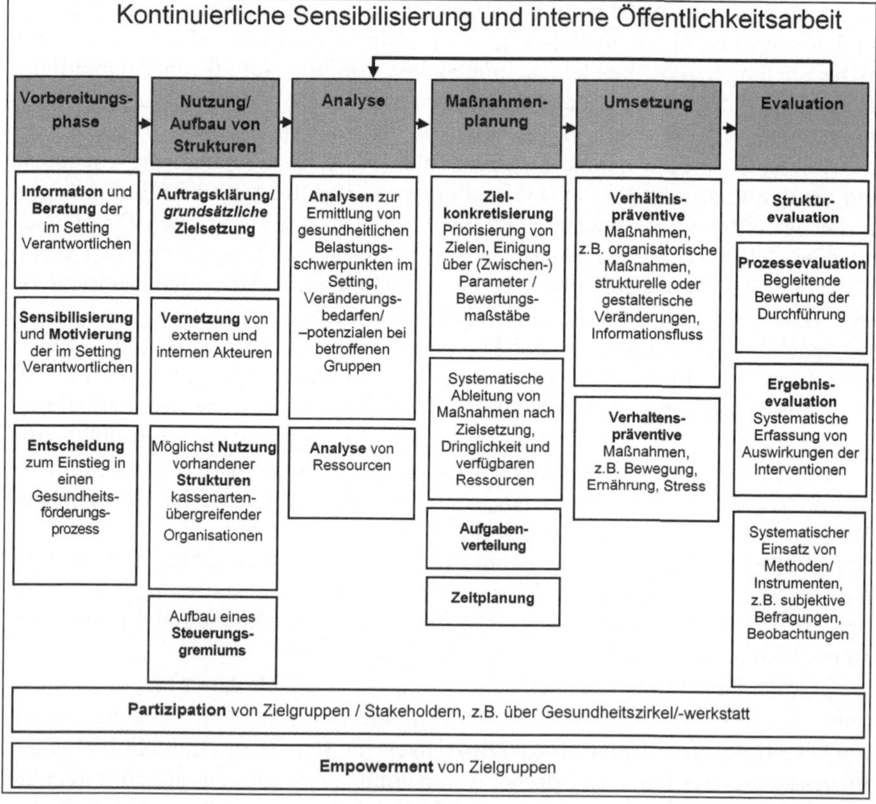

Abb. 12.2: Der Gesundheitsförderungsprozess im Setting-Ansatz (Quelle: GKV-Spitzenverband 2014)

Gesundheitsförderung in nichtbetrieblichen Lebenswelten stellt einen Prozess dar, der die Elemente *Bedarfsermittlung* einschließlich vorhandener Risiken und Potenziale, eine daraus abgeleitete *Zielbestimmung* und *Entwicklung von Vorschlägen und Maßnahmen* zur Verbesserung gesundheitsrelevanter Verhältnisse und Verhaltensweisen, die *Unterstützung von deren Umsetzung*, jeweils unter Beteiligung der im Setting befindlichen Menschen und den im Setting Verantwortlichen, umfasst. Bei einer nachhaltigen Etablierung von Gesundheitsförderung im Setting wiederholt sich dieser Prozess im Sinne eines Lernzyklus: An die Umsetzung schließt sich wiederum eine Analysephase an, in der die Ergebnisse der bereits durchgeführten Maßnahmen bewertet, darauf basierend weitere Maßnahmen erarbeitet und umgesetzt werden.

> *„Die Krankenkassen haben ihr lebensweltorientiertes Gesundheitsförderungsengagement in den letzten Jahren, insbesondere in KiTas und Schulen, ausgebaut, wie auch der vorliegende Präventionsbericht zeigt." (Medizinischer Dienst des Spitzenverbandes Bund der Krankenkassen & GKV-Spitzenverband 2014, S. 15)*

Im Jahr 2013 liefen rund 29.000 Präventionsprojekte im Setting mit denen 2,6 Mio. Menschen, 5% mehr als im Vorjahr, erreicht wurden. Zwischen den einzelnen Jahren ergeben sich im Berichtswesen jedoch starke Schwankungen, wenn z. B. größere Projekte abgeschlossen werden. Allerdings wurden nur in knapp 8% der Projekte Settings in Altenheimen oder Stadtteilen bzw. Kommunen durchgeführt. Betrachtet man die Altersstruktur sind lediglich 7% der Menschen, die über ein Setting-Projekt mit Präventionsmaßnahmen erreicht werden, 60 Jahre und älter. Die Krankenkassen initiieren, unterstützen und begleiten Setting-Projekte zeitlich befristet im Sinne einer Hilfe zur Selbsthilfe. Im Mittel beträgt die Laufzeit der von den Krankenkassen unterstützten Projekte rund 16 Monate. Die Mehrheit der Projekte ist für die Dauer eines Jahres und darüber hinaus ausgelegt. Eine längere Laufzeit als drei Jahre haben die wenigsten Projekte.

Innerhalb der Richtlinien für die Prävention besteht auch hier ein gewisser Gestaltungsspielraum für die Krankenkassen. Seit dem Jahr 2008 werden die Präventionsaktivitäten in den Handlungsfeldern betriebliche Gesundheitsförderung und im Setting-Ansatz an bundesweit gültigen Zielen ausgerichtet.

> *„Der letzte Präventionsbericht (2013) gab die Erfahrungen der ersten Zielperiode 2008 bis 2013 wieder. Es zeigte sich, dass der Zieleprozess geeignet ist, das Angebot an hochwertigen Präventions- und Gesundheitsförderungsmaßnahmen auszubauen. So gut wie alle Ziele konnten erreicht werden." (Medizinischer Dienst des Spitzenverbandes Bund der Krankenkassen & GKV-Spitzenverband 2014, S. 73).*

Auf der Agenda der Ziele im Setting-Ansatz für die Jahre 2013 bis 2018 stehen die Verhütung von Krankheiten des Kreislaufsystems in der Zielgruppe der Kinder und Jugendlichen sowie die Ausschöpfung der gesundheitsfördernden Potenziale in der Lebenswelt von Kindern und Jugendlichen. Dabei sollen sich die Interventionen an die verschiedenen Schulformen richten. Von der Fokussierung der Aktivitäten auf Kinder- und Jugendliche versprechen sich die Krankenkassen den höchsten Wirkungsgrad. Zum einen kann diese Zielgruppe über die gegebene Infrastruktur mit einem hohen Organisationsgrad gut erreicht und nachhaltig beeinflusst werden. Zum anderen nimmt die Wahrscheinlichkeit für chronische Erkrankungen wie Diabetes, Herz-Kreislauferkrankungen aber auch für psychische Erkrankungen deutlich erkennbar zu.

Die Krankenkassen initiieren, unterstützen und begleiten Präventions- und Gesundheitsförderungsprojekte in Lebenswelten zeitlich befristet im Sinne einer Hilfe zur Selbsthilfe. Für solche Projekte wird in der Regel erheblich mehr Geld benötigt, als den Krankenkassen für die Präventionsausgaben zugebilligt wird. Sie sind dabei nicht alleiniger Finanzierungsträger und kompensieren auch nicht einen eventuellen Rückzug anderer primär verantwortlicher Sozialversicherungsträger bzw. Akteure. Die originär zuständigen Träger müssen sich in ihren jeweiligen Kompetenzen und finanziellen wie personellen Ressourcen an der Prävention und Gesundheitsförderung beteiligen. Im Jahr 2013 haben Kooperationspartner in 72% der Projekte ihre Ressourcen eingebracht (Medizinischer Dienst des Spitzenverbandes Bund der Krankenkassen & GKV-Spitzenverband 2014, S. 60).

Auch ist es für den Erfolg einer solchen Maßnahme meistens unerlässlich, auf bestehenden sozialen Strukturen und Initiativen anzuknüpfen. Maßnahmen in Lebenswelten sollen möglichst in lebensphasenübergreifende kommunale Strategien eingebettet sein. In aller Regel werden Setting-Ansätze daher in Kooperation mit anderen Trägern der Sozialversicherung, z. B. der Bundesagentur für Arbeit, den Kommunen oder den Wohlfahrtsverbänden durchgeführt. Auch die Staatsregierung beteiligt sich im Rahmen ihrer gesundheits- und sozialpolitischen Verantwortung finanziell an solchen Projekten, wenn bestimmte Förderkriterien eingehalten werden.

12.1.4 Betriebliche Gesundheitsförderung

Ein weiteres bewährtes Handlungsfeld, vor allem für die Betriebskrankenkassen, ist die Betriebliche Gesundheitsförderung. Die Betriebliche Gesundheitsförderung umfasst genau genommen ein spezielles Setting, nämlich den Arbeitsort der Menschen und hat neben dem klassischen Arbeitsschutz und der berufsgenossenschaftlichen Unfallprävention in den letzten Jahren stark an Bedeutung gewonnen.

„Der Betrieb als spezielles Setting ist besonders geeignet, wenn es darum geht, Menschen mit Gesundheitsförderung zu erreichen. Die Angebote werden zielgenau auf die arbeitsbedingten Anforderungen und Belastungen der Beschäftigten abgestimmt." (Medizinischer Dienst des Spitzenverbandes Bund der Krankenkassen & GKV-Spitzenverband 2014, S. 36).

Die Betriebliche Gesundheitsförderung richtet sich - wie die individuelle Gesundheitsförderung - vorrangig auf die Verbesserung des allgemeinen Gesundheitszustandes unter besonderer Berücksichtigung der Möglichkeiten und Risiken, die das jeweilige Arbeitsumfeld mit sich bringt. Die Betriebe werden hierbei seit einigen Jahren auch steuerrechtlich begünstigt. Dadurch soll ein ökonomischer Anreiz geschaffen werden, sich aktiv der sozialen Verantwortung zu stellen. Vor dem Hintergrund eines zunehmenden Fachkräftemangels steigt das Interesse in Betriebe aller Größen aber auch schon deswegen, weil gerade ältere. erfahrene Mitarbeiter mit hohem Know-How möglichst lange im Produktionsprozess gehalten werden müssen. Bei zunehmenden Produktivitätsdruck im globalen Wettbewerb eine Herausforderung, denn Stress am Arbeitsplatz wirkt sich nachweislich negativ auf die Gesundheit der Mitarbeiter aus.

„Ziel der betrieblichen Gesundheitsförderung ist es, die Arbeitsplatzbedingungen zu verbessern und die Gesundheit und Resilienz der Mitarbeiter zu stärken. Dies gilt gleichermaßen für körperliche und psychische Arbeitsbelastungen." (Medizinischer Dienst des Spitzenverbandes Bund der Krankenkassen & GKV-Spitzenverband 2014, S. 36).

Größere Betriebe haben in der Regel ganze Abteilungen und Ressorts eingerichtet, die ein umfängliches Betriebliches Gesundheitsmanagement für die Belegschaft implementieren und durchführen. kleine und mittelgroße Unternehmen verfügen oft nicht über die nötigen personellen und fachlichen Ressourcen, um ein effektives Gesundheitsmanagement durchzuführen. Vielfach behilft man sich mit vereinzelten Maßnahmen und Kursen zu den Themen Ernährung, Work-Life-Balance und anderen. Die Krankenkassen sind auch hier ein idealer Ansprechpartner für die Arbeitgeber und deren Verbände. Viele Krankenkassen haben geschulte Spezialisten für betriebliches Gesundheitsmanagement, die bei der Analyse von Gesundheitsrisiken und –potenzialen beraten sowie mit spezifischen Konzepten ganze Themenwelten, z. B. an Gesundheitstagen, praktisch unterstützen. Gesundheitsaufklärung und Motivation für Vorsorge und Früherkennung lassen sich in der Arbeitswelt mit geeigneten Kommunikationskonzepten besonders nachhaltig vermitteln. Der Aufwand für eine erfolgreiche betriebliche Gesundheitsförderung rechnet sich für beide Seiten, Arbeitgeber und Krankenkasse.

> *„Der neue Report der Initiative Gesundheit und Arbeit (iga) gibt dazu einen Überblick – auf Basis von rund 2.400 Studien. Aus Unternehmenssicht besonders erfreulich: Betriebliche Gesundheitsförderung lohnt sich. Die krankheitsbedingten Fehlzeiten sinken um durchschnittlich ein Viertel. Das Kosten-Nutzen-Verhältnis (Return on Investment; ROI) ist überaus positiv: Mit jedem investierten Euro können im Ergebnis 2,70 Euro durch reduzierte Fehlzeiten eingespart werden."* *(Deutsche Gesetzliche Unfallversicherung e. V. et al.(DGUV), 2015; vgl. auch iga, 2015)*

Gemäß § 20a SGB V sollte betriebliche Gesundheitsförderung als Prozess und weniger als eine Reihe von Einzelmaßnahme gestaltet werden.

Betriebliche Gesundheitsförderung beginnt mit der Erhebung der gesundheitlichen Situation im Betrieb einschließlich der Risiken und Potenziale. Daraus werden Vorschläge zur Verbesserung der gesundheitlichen Situation entwickelt und anschließend deren Umsetzung unterstützt. In allen Phasen werden die Versicherten und Verantwortlichen im Betrieb eingebunden. Zur nachhaltigen Etablierung der betrieblichen Gesundheitsförderung werden nach der Umsetzung die Ergebnisse der durchgeführten Maßnahmen bewertet. Die Ergebnisse daraus fließen in die nächste Prozessphase ein.

Rund 10.000 Betriebe, davon 18% aus dem Gesundheits- und Sozialwesen, und 1,1 Mio. Betriebsangehörige wurden 2013 über die Betriebliche Gesundheitsförderung erreicht. Die Zahl der Unternehmen, deren betriebliche Gesundheitsförderung von den Krankenkassen unterstützt wurde stieg auf 21%. Interventionsstrategien, die verhältnis- und verhaltensorientierte Angebote kombinieren, überwiegen dabei mit 56%, da sie sich im betrieblichen Alltag als besonders effektiv erwiesen haben. 36% der Maßnahmen unterstützt die Mitarbeiter dabei, ihr Verhalten selbst entscheidend zu ändern. 8% der Maßnahmen legen den Schwerpunkt auf die gesundheitsförderliche Gestaltung des Arbeitsumfeldes (vgl. Medizinischer Dienst des Spitzenverbandes Bund der Krankenkassen & GKV-Spitzenverband, 2014).

Die Betriebsmediziner sollen künftig stärker in die betriebliche Gesundheitsförderung eingebunden werden. Die Impfquote könnte entscheidend erhöht werden, wenn Schutzimpfungen direkt am Arbeitsplatz durch den Werks- oder Betriebsarzt verabreicht werden dürften. Bislang dürfen Schutzimpfungen zu Lasten der Krankenkassen nur von niedergelassenen Vertragsärzten durchgeführt und abgerechnet werden. Auch für die Beteiligung an einfachen Screening-Maßnahmen ohne invasive Eingriffe, wie z. B. dem Darmkrebs-Screening auf okkultes Blut im Stuhl, verspricht die Mitwirkung der Betriebsärzte eine deutliche Steigerung. Besonders innovative Ansätze sehen den Werksarzt auch als Kooperationspartner in einem Tandem mit niedergelassenen Vertragsärzten, wenn es um die Prävention von Diabetes und Herz-Kreislauf-Erkrankungen geht. Eine enge Verknüpfung auf dieser Ebene ließe auch erwarten, dass die Risikofaktoren für chronische Erkrankungen reduziert und die Therapiecompliance bei vorhandenen chronischen Erkrankungen erhöht werden sowie der Mitarbeiter so seine Leistungsfähigkeit und Lebensqualität länger erhalten kann.

12.1.5 Psychische Gesundheit am Arbeitsplatz

Die moderne Leistungsgesellschaft schafft bekanntlich Stress in allen Lebenssituationen, allen voran am Arbeitsplatz. Arbeitsausfälle wegen psychischen Erkrankungen sind in den vergangenen Jahren rasant gestiegen. Oft kommt es aber infolge von psychischen Belastungen primär zu organischen Störungen, die gleichermaßen die Leistungsfähigkeit beeinträchtigen. Neben der arbeitsschutzrechtlichen Gefährdungsbeurteilung für psychische Belastungen ist die Sensibilisierung der Führungskräfte auf allen Ebenen unabdingbar. Auch bei psychischen Erkrankungen wie beispielsweise der Depression gilt der Grundsatz, dass eine frühzeitig erkannte Depression mit besseren Heilungschancen behandelt werden kann und der Betroffene schneller wieder in seinen Arbeitsalltag zurückfindet. Wird eine Depression nicht zur rechten Zeit richtig behandelt, steigt das Risiko eines Rückfalls mit drohender lebenslanger Chronifizierung.

Wegen der stark ansteigenden Fallzahlen haben die Betriebskrankenkassen zusammen mit dem Bundesministerium für Arbeit und Soziales das Projekt Psychische Gesundheit am Arbeitsplatz (PsyGA) ins Leben gerufen. Viele Betriebskrankenkassen unterstützen ihre Versicherten parallel dazu durch Maßnahmen der individuellen Gesundheitsförderung. Auch hier können E-Coaches diverser Anbieter am Arbeitsplatz präventiv eingesetzt werden, um mit Stressfaktoren und psychischen Belastungen besser umgehen zu können.

12.2 Ziele der Prävention und Gesundheitsförderung der Krankenkassen

In Prävention und Gesundheitsförderung sind gemeinsame Ziele notwendig, um die Aktivitäten und Leistungen unterschiedlicher Verantwortlicher auf prioritäre Felder (z. B. Risiken, Zielgruppen, Lebensbereiche, Maßnahmenarten) zu bündeln. Die GKV hat für ihre eigenen präventiven und gesundheitsfördernden Aktivitäten Präventions- und Gesundheitsförderungsziele auf epidemiologisch-gesundheitswissenschaftlicher Grundlage unter Berücksichtigung der Festlegungen von Ziele-Initiativen mit nationaler Bedeutung entwickelt (GKV-Spitzenverband 2014, S. 14). Die Ziele wurden unter Einbeziehung unabhängigen Sachverstandes definiert. Die Verständigung auf gemeinsame Präventions- und Gesundheitsförderungsziele hat zu einer Verstärkung darauf bezogener hochwertiger Präventions- und Gesundheitsförderungsmaßnahmen bei gleichzeitigem Erhalt der autonomen Handlungsmöglichkeiten der Krankenkassen vor Ort geführt (gesundheitsziele. de):

- Diabetes mellitus Typ 2: Erkrankungsrisiko senken, Erkrankte früh erkennen und behandeln (2003)
- Brustkrebs: Mortalität vermindern, Lebensqualität erhöhen (2003)
- Tabakkonsum reduzieren (2003; Aktualisierung 2015)
- Gesund aufwachsen: Lebenskompetenz, Bewegung, Ernährung (2003; Aktualisierung 2010)
- Gesundheitliche Kompetenz erhöhen, Patient(inn)ensouveränität stärken (2003; Aktualisierung 2011)
- Depressive Erkrankungen: verhindern, früh erkennen, nachhaltig behandeln (2006)
- Gesund älter werden (2012)
- Alkoholkonsum reduzieren (2015)

Die Ausrichtung der Aktivitäten an gemeinsamen Zielen hat sich bewährt und wird fortgeführt. Bei der Umsetzung der Präventions- und Gesundheitsförderungsziele strebt die GKV mit allen Organisationen und Gremien, die sich mit der Entwicklung und Umsetzung nationaler Präventions- und Gesundheitsziele beschäftigen, eine partnerschaftliche Zusammenarbeit im Sinne eines konzertierten Vorgehens an.

12.2.1 Primärprävention

Um die Präventionsziele auf die epidemiologisch bedeutsamsten Erkrankungen auszurichten, wurde eine Rangordnung der Krankheitsgruppen der Internationalen Statistischen Klassifikation der Krankheiten und verwandter Gesundheitsprobleme, ICD 10. Revision (ICD-10), auf Basis von acht Indikatoren erstellt. Die Rangplätze, die die einzelnen Krankheitsgruppen bei den verschiedenen Indikatoren einnehmen, wurden durch Addition zu einem „Gesamtrang" der jeweiligen Krankheitsgruppe im gesellschaftlichen Morbiditätsspektrum aggregiert. Die Rangordnung wurde zunächst unter Berücksichtigung der Daten aller GKV-Versicherten aufgestellt, um Ziele für die allgemeine *lebensweltbezogene* Prävention zu generieren, und ein zweites Mal für die GKV-Mitglieder im erwerbsfähigen Alter zur Bestimmung der *arbeitsweltbezogenen* Präventionsziele. Dieses Rangordnungsverfahren dient einer „integrierenden Priorisierung" zur Identifikation von Krankheiten mit besonderer epidemiologischer Bedeutung, da nur solche Krankheitsgruppen vordere Plätze belegen, die bei *mehreren* Indikatoren hohe Werte erzielen. Nach der Identifikation epidemiologisch bedeutsamer Erkrankungen wurde geprüft, ob zu ihrer Verhütung wirksame Präventionsmöglichkeiten in GKV-Zuständigkeit bzw. Teilzuständigkeit bestehen. Sofern dies der Fall war, wurden für die epidemiologisch besonders bedeutsamen Krankheiten Ober- und Teilziele formuliert. Das Oberziel benennt die zu verhütende Krankheit und die Hauptzielgruppen, die Teilziele enthalten Vorgaben für den Ausbau von Aktivitäten für diese Zielgruppen bzw. Lebensbereiche. Von einer Quantifizierung der anzustrebenden Steigerungen von Präventionsaktivitäten wurde abgesehen. Die Formulierung „Steigerung von Zahl und Anteil..." soll sicherstellen, dass nicht nur die in den Teilzielen genannten Aktivitäten gesteigert werden, sondern dass diese Steigerung auch über den allgemeinen Leistungsausbau insgesamt hinausgeht.

12.2.2 Gesundheitsförderung

Für die Bestimmung der Gesundheitsförderungsziele ist ein epidemiologisch fundiertes Auswahlverfahren wie bei den Zielen für Prävention nicht anwendbar, da es hier nicht um die Verhütung spezifischer Erkrankungen, sondern um die Stärkung allgemeiner (krankheitsunspezifischer) gesundheitlicher Ressourcen geht. In der Ottawa-Charta der Weltgesundheitsorganisation (WHO) von 1986 werden fünf hauptsächliche Handlungsfelder der Gesundheitsförderung genannt:

- Gesundheitsfördernde Gesamtpolitik
- Gesundheitsfördernde Lebenswelten
- Neuorientierung der Gesundheitsdienste
- Gesundheitsbezogene Gemeinschaftsaktionen
- Entwicklung persönlicher Kompetenzen

Für die GKV bilden hierbei insbesondere Maßnahmen in den Lebenswelten der Zielgruppen (*„Gesundheitsfördernde Lebenswelten"*) nach dem Setting-Ansatz eine wichtige Aufgabe. Die Gesundheitsförderungsziele wurden daher auf die gesundheitsfördernde Entwicklung von Lebenswelten definierter Zielgruppen ausgerichtet und mit operativen Teilzielen unterlegt.

Die Gesundheitsförderungsziele sind komplementär auf die Präventionsziele bezogen, insofern als sie zu einer Verschränkung krankheitsbezogener Präventionsanstrengungen mit der Förderung positiver gesundheitlicher Rahmenbedingungen in den *gleichen Lebensbereichen* (z.B. Betrieben und Schulen) beitragen sollen.

Die Umsetzung der Ziele wird kontinuierlich mit Hilfe des kassenartenübergreifenden GKV/MDS-Präventionsberichts dokumentiert und überprüft. Die Erkenntnisse hieraus werden auch in die Ziele-Initiativen mit nationaler Bedeutung zur Weiterentwicklung eingebracht.

12.3 Kriterien der Krankenkassen zur Förderung von Prävention und Gesundheitsförderung

Krankenkassen fördern Maßnahmen ausschließlich entsprechend den nachstehenden verbindlichen Kriterien. Die Schwerpunkte der Förderung und weitere Anforderungen können die Krankenkassen innerhalb dieser Kriterien weitgehend selbst festlegen; sie müssen nicht das gesamte Spektrum abdecken. Aus Gründen der Übersichtlichkeit sowie im Hinblick auf die praktische Umsetzung werden die einzelnen Handlungsfelder mit ihren Präventionsprinzipien getrennt dargestellt.

Alle von den Krankenkassen geförderten Maßnahmen müssen hohen Qualitätsmaßstäben genügen. Zur Sicherstellung einer hohen Effektivität (Ergebnisqualität) sind die Leistungen von Anbietern mit geeigneter fachlicher und pädagogischer Qualifikation (Strukturqualität), auf Basis erprobter und evaluierter Konzepte (Konzept- und Planungsqualität) und unter angemessenen organisatorischen Durchführungsbedingungen (Prozessqualität) zu erbringen. Insbesondere für sozial benachteiligte Zielgruppen sind die Maßnahmen möglichst niedrigschwellig zur Verfügung zu stellen.

Die Krankenkasse hat das Recht, die Einhaltung der Kriterien des GKV-Leitfadens in der geltenden Fassung auch vor Ort zu überprüfen. Doppelfinanzierungen von Maßnahmen sind auszuschließen.

12.3.1 Kriterien für die Strukturqualität (Anbieterqualifikation)

Für die Durchführung der Maßnahmen kommen unter Berücksichtigung der Ausführungen zu den einzelnen Präventionsprinzipien Anbieter mit folgenden Voraussetzungen in Betracht:

- Grundqualifikation: Staatlich anerkannter Berufs- oder Studienabschluss

im jeweiligen Fachgebiet (Handlungsfeld)
- Zusatzqualifikation: Spezifische, in der Fachwelt anerkannte Fortbildung
- Einweisung in das durchzuführende Programm (ist ggf. in der Grund- bzw. Zusatzqualifikation enthalten).

Ferner müssen Anbieter über pädagogische, methodische und didaktische Kompetenzen sowie Berufserfahrung verfügen. Insbesondere bei Maßnahmen, die sich an sozial Benachteiligte richten, sollen die Anbieter zusätzlich über sozialpädagogische Kompetenzen verfügen.

12.3.2 Kriterien für die Konzept- und Planungsqualität

Förderfähig sind ausschließlich Konzepte, die folgende Voraussetzungen erfüllen:

- Manual mit schriftlicher Fixierung von Aufbau, Zielen, Inhalten und Methoden
- Teilnehmerunterlagen
- konkrete Definition der adressierten Zielgruppe/n
- wissenschaftlicher Nachweis der Wirksamkeit.

Nachhaltige Wirkung entfalten Präventionsmaßnahmen nur dann, wenn die Versicherten die erlernten gesundheitsförderlichen Verhaltensweisen regelmäßig und dauerhaft in ihren Lebensalltag integrieren. Die Sicherung der Nachhaltigkeit ist im Konzept besonders zu berücksichtigen (z.B. Übungen zur selbstständigen Durchführung nach Maßnahmeende, Nachbetreuung nach Abschluss der Maßnahme, Kontaktvermittlung zu selbstfinanziert wahrgenommen Präventionsangeboten).

12.3.3 Kriterien für die Prozessqualität

Für die Durchführung der Maßnahmen gelten folgende Kriterien:

- *Gruppenberatung:* Zur Erhöhung der Wirtschaftlichkeit und zur Motivationsstärkung der Teilnehmer untereinander finden die Maßnahmen grundsätzlich in Gruppen angemessener Größe (maximal 15 Personen) statt
- *Zielgruppenhomogenität / Kontraindikationen:* Die Kursteilnehmer/innen gehören der ausgewiesenen Zielgruppe an; Kontraindikationen sind auszuschließen

- *Umfang / Frequenz:* Die Maßnahmen umfassen grundsätzlich mindestens 8 Einheiten von jeweils mindestens 45 Minuten Dauer in der Regel im wöchentlichen Rhythmus. Die maximale Dauer eines Kurses liegt bei 12 Einheiten à 90 Minuten Dauer. Maßnahmen mit längerer Laufzeit können als zwei Kurse gewertet werden. Bei Handlungsfelder übergreifenden Maßnahmen muss die Intervention zum primären Handlungsfeld mindestens 8 Einheiten à 45 Minuten mit aufeinander aufbauenden Einheiten umfassen

- *Räumlichkeiten:* Die Räumlichkeiten sind der Maßnahme und Gruppengröße angemessen.

Krankenkassen können im Ausnahmefall *für besondere Zielgruppen, die nicht regelmäßig an mehrwöchigen Kursen teilnehmen können*, die Maßnahmen auch als Kompaktangebote, verteilt auf mindestens zwei Tage, bei gleichem Gesamtumfang fördern. Kompaktangebote können wohnortnah oder wohnortfern durchgeführt werden. Zielgruppen für Kompaktangebote sind insbesondere berufstätige Versicherte mit Arbeitszeiten, die eine Regelmäßigkeit nicht zulassen, sowie Versicherte mit hoher zeitlicher Beanspruchung.

Bei wohnortfernen Kompaktangeboten beteiligen sich die Krankenkassen ausschließlich an den Kosten der Präventionskurse selbst, nicht an denen für Unterkunft, Verpflegung, Kurtaxe und andere Leistungen; diese Kosten sind von den Kosten der Maßnahme getrennt auszuweisen. Jegliche Quersubventionierung von Kosten für Unterkunft, Verpflegung, Kurtaxe und andere Leistungen ist untersagt. Die Kosten eines Kompaktangebotes dürfen die Kosten eines vergleichbaren kontinuierlichen Wohnort gebundenen Angebots nicht übersteigen. Kompaktkurse müssen immer vorab bei der Krankenkasse beantragt und vor Kursteilnahme von dieser genehmigt sein. Die Ausübung des Rechts der Krankenkasse, die Einhaltung der Kriterien des GKV-Leitfadens in der geltenden Fassung auch vor Ort zu überprüfen, muss mit vertretbarem Aufwand möglich sein.

12.3.4 Kriterien für die Ergebnisqualität

Die den geförderten Maßnahmen zu Grunde liegenden Programme müssen ihre prinzipielle Wirksamkeit bereits vorab wissenschaftlich nachgewiesen haben (s. Kriterien für die Konzept- und Planungsqualität). Für eine kontinuierliche Qualitätssicherung und -verbesserung im Routinebetrieb ist eine begleitende stichprobenartige Evaluation sinnvoll. Hierzu stehen den Krankenkassen erprobte Instrumente und Verfahren zur Verfügung. Anbieter müssen sich bereit erklären, sich an den von Krankenkassen und ihren Verbänden initiierten oder durchgeführten Evaluationsmaßnahmen zu beteiligen.

12.3.5 Kriterien für eine erleichterte Inanspruchnahme durch sozial benachteiligte Zielgruppen

Um sozial benachteiligten Personen – insbesondere Empfänger/innen von Sozialhilfe, Arbeitslosengeld I und II bzw. Grundsicherung – die Nutzung von Präventionsmaßnahmen des individuellen Ansatzes zu erleichtern, sollen die Krankenkassen für diesen Personenkreis nach vorheriger Prüfung und Genehmigung der Maßnahme die Kosten ganz oder teilweise direkt übernehmen (Vermeidung eines Eigenanteils und / oder von Vorleistungen der Versicherten). Hierzu sind regionale und / oder landesweite Vereinbarungen zwischen Krankenkassen und geeigneten Trägern (z. B. Träger der Grundsicherung / der Einrichtung) möglichst kassenarten-übergreifend notwendig. In diesen Vereinbarungen sind auch die Modalitäten der Kostenübernahme zu regeln (z. B. Befreiung der Zielgruppe von Vorleistungen, Ausschluss von Doppelfinanzierungen). Krankenkasseneigene Angebote, die sich speziell an sozial benachteiligte Personengruppen richten, sollen über geeignete Zugangswege zu diesen Zielgruppen gebracht werden.

12.3.6 Kriterien für Breitenwirksamkeit und Nachhaltigkeit

Krankenkassen fördern ausschließlich zeitlich befristete Maßnahmen (s. Kriterien für die Prozessqualität). Eine kontinuierliche Inanspruchnahme von Maßnahmen (Dauerangebote) kann von den Krankenkassen nicht finanziert werden. Die Teilnehmer der Maßnahmen sollen befähigt und motiviert werden, nach Abschluss der Intervention das erworbene Wissen bzw. die erworbenen Fertigkeiten / Übungen selbstständig anzuwenden und fortzuführen sowie in ihren (beruflichen) Alltag zu integrieren. Krankenkassen und Anbieter weisen daher die Versicherten / Teilnehmer auf ergänzende Angebote, z. B. von Sportvereinen, Volkshochschulen hin, die in Eigenverantwortung wahrgenommen werden können.

Zur Erhöhung der Breitenwirksamkeit der verfügbaren finanziellen Mittel ist ferner die Förderung durch die Krankenkassen auf maximal zwei Kurse pro Versichertem und Kalenderjahr begrenzt.

Die Übernahme bzw. Bezuschussung von Mitgliedschaftsbeiträgen in Sportvereinen, Fitnessstudios und ähnlichen Einrichtungen sowie die Gewährung finanzieller Anreize nach § 20 SGB V hierzu ist nicht zulässig. Gleiches gilt für die Verrechnung von aktuellen, früheren oder zukünftigen Mitgliedsbeiträgen mit Kursgebühren.

12.3.7 Ausschlusskriterien

Nicht förderfähig sind Maßnahmen, die

- von Anbietern durchgeführt werden, welche ein wirtschaftliches Interesse am Verkauf von Begleitprodukten (z. B. Diäten, Nahrungsergänzungs- oder homöopathische Mittel, Sportgeräte) besitzen
- nicht weltanschaulich neutral sind
- an eine bestehende oder zukünftige Mitgliedschaft gebunden sind
- sich an Kinder unter sechs Jahren richten
- auf Dauer angelegt sind.

12.4 Fazit und Ausblick

Für die Ausgaben für Leistungen nach §§ 20, 20a und 20b (primäre Prävention, betriebliche Gesundheitsförderung und Prävention arbeitsbedingter Gesundheitsgefahren) gilt ein Richtwert von insgesamt 3,17 € pro Kopf der Versicherten (2015). Von niedergelassenen Vertragsärzten erbrachte und abgerechnet Vorsorge- und Früherkennungsuntersuchungen sowie Schutzimpfungen werden nicht mitgerechnet, da sie nicht als Primärprävention im Sinne von § 20 SGB V gelten. Diese medizinischen Präventionsleistungen werden innerhalb der Alters- und Leistungsgrenzen grundsätzlich außerbudgetär vergütet und den Ausgaben der Krankenkassen für ärztliche Versorgung zugerechnet.

Im Jahr 2013 gaben die Krankenkassen für Primärprävention und Gesundheitsförderung (ohne Vorsorge und Früherkennung) insgesamt 267 Mio. EURO aus. Das entspricht einem Betrag von 3,82 € je Versicherten. Einige Krankenkassen investierten also deutlich mehr als den gesetzlich verankerten Orientierungswert für Präventionsausgaben, der im selben Jahr 3,01 € betrug. Die Ausgaben der Krankenkassen stiegen damit im Jahr 2013 um 12% gegenüber dem Vorjahr (Medizinischer Dienst des Spitzenverbandes Bund der Krankenkassen & GKV-Spitzenverband 2014, S. 6). Davon wurden 54 Mio. EURO für Maßnahmen in Betrieben (+18%) und 30 Mio. EURO für das Engagement in den Lebenswelten des Setting-Ansatzes aufgewendet (+7%). Mit 183 Mio. EURO entfällt jedoch der Großteil der Ausgaben, nämlich knapp 70% auf die individuelle Gesundheitsförderung durch Präventionskurse. Das entspricht einer Steigerung zum Vorjahr von 11%.

Die aktuelle Gesetzesausrichtung sieht eine Erhöhung dieses Richtwertes auf 7 EURO je Versicherten und die Festlegung von Mindestbeträgen für die Leistungen zur betrieblichen Gesundheitsförderung und für Leistungen zur Prävention in Lebenswelten in Höhe von jeweils 2 EURO vor. Die Krankenkassen würden dadurch in ihrer Gestaltungsfreiheit stark reglementiert. Die Festlegung von Mindestbeträgen gewährleistet zudem nicht, dass jeder einzelne EURO die jeweils beste Verwendung findet, weil ein Projekt unter diesen Bedingungen finanziert werden müsste, obwohl eine andere Maßnahme eine deutlich höheren Nutzen für die Versicherten bringen würde. Auch innerhalb der Koalition besteht kein Konsens über die künftige Rolle der Privaten Krankenversicherung, die sich bis dato nicht an der Finanzierung der gesamtgesellschaftlichen Aufgabe der Prävention in Lebenswelten beteiligt. Die Finanzierung von Setting-Ansätzen, die allem voran zum Ausgleich sozialer Ungleichheiten beitragen sollen, obliegt damit weiterhin der Solidargemeinschaft der Gesetzlichen Krankenversicherung.

Die Krankenkassen beurteilen vor allem die neu einzuführende Finanzierung der Bundeszentrale für gesundheitliche Aufklärung (BzGA) in Höhe von 0,50 EURO je Versichertem kritisch. Diese soll ab 2016 die Krankenkassen im Auftrag des GKV-SV bei der Erbringung von Leistungen zur Prävention in Lebenswelten unterstützen. Hierfür hat sich aber aus Sicht der Krankenkassen die Kooperation mit Kommunen und Wohlfahrtsverbänden bewährt, die sozialräumliche Ansätze verfolgen. Diese regionalen Projekte erscheinen im Bezug auf ihre Nachhaltigkeit erfolgversprechender als nationale Präventionskampagnen, die von der BzGA konzipiert werden. Die gesundheitspolitische Sprecherin der SPD-Fraktion sieht darin sogar eine Gefahr des Missbrauchs von Versichertengeldern.

Der Gesetzgeber moniert durch die gesetzliche Änderung des Finanzrahmens indirekt, dass die Ausgaben der Krankenkassen bis dato zu gering gewesen seien. Hierbei ist aber der Finanzrahmen der Gesetzlichen Krankenkassen als Ganzes zu betrachten. Mit Einführung des morbiditätsorientiertem Risikostrukturausgleich (Morbi-RSA)haben die Krankenkassen ihre Beitragsautonomie weitestgehend verloren. Die Beitragszahlungen der Versicherten werden in einen gemeinsamen Topf geleitet und dann nach einem komplexen statistischen Verfahren wieder auf die Krankenkassen verteilt. Die Crux an diesem Verteilungsmodell ist, dass die Krankenkasse mit den meisten „Kranken" gemessen an einem definierten Katalog von Diagnosen das meiste Geld erhält – unabhängig vom tatsächlichen Versorgungsaufwand für diese Versicherten, denn diese Ausgaben sind zuvor in der Bildung eines Bundesdurchschnitts aufgegangen. Ausgaben einer Krankenkasse in den Handlungsfeldern Prävention und Gesundheitsförderung werden dabei gar nicht berücksichtigt. Fördert eine Krankenkasse also in besonderem Maße die Gesundheit ihrer Versicherten, stellt sie sich in diesem Zuweisungssystem auf Basis von Krankheiten eigentlich schlechter. Langfristig betrachtet eröffnet sich dennoch die Perspektive, dass sowohl die Krankenkassen als auch ihre Versicherten von Gesundheitsförderungs- und Präventionsmaßnahmen profitieren können – durch längerfristig geringere Krankheitskosten, geringere Krankheitsraten und Arbeitsausfällen, die Abmilderung von Krisen und eine insgesamt höhere Lebensqualität.

Literatur

BKK Dachverband (2015). Kursdatenbank. [Internet] http://bkk.zentrale-pruefstelle-praevention.de/kurse/ [22.08.2015].

Deutsche Gesetzliche Unfallversicherung e. V. (DGUV) (2015). Gemeinsame Pressemitteilung von BKK Dachverband e. V., Deutscher Gesetzlicher Unfallversicherung (DGUV), AOK-Bundesverband und Verband der Ersatzkassen e. V. (vdek). vom 31.03.2015. [Internet]. http://www.dguv.de/de/mediencenter/pm/Pressearchiv/2015/quartal_1/details_q1_102019.jsp [24.08.2015].

Deutscher Bundestag. Drucksache 18/4282 vom 11.03.2015. Gesetzesentwurf der Bundesregierung. Entwurf eines Gesetzes zur Stärkung der Gesundheitsförderung und der Prävention (Präventionsgesetz – PräVG). [Internet]. http://www.bmg.bund.de/fileadmin/dateien/Downloads/P/Praeventionsgesetz/141217_Gesetzentwurf_Praeventionsgesetz.pdf [07.08.2015].

Felix Burda Stiftung (2011). Vorteil Vorsorge. Die Rolle der betrieblichen Gesundheitsvorsorge für die Zukunftsfähigkeit des Wirtschaftsstandortes Deutschland. Booz & Company Inc.

GKV-Spitzenverband (Hrsg.) (2014). Leitfaden Prävention. Handlungsfelder und Kriterien des GKV-Spitzenverbandes zur Umsetzung der §§ 20 und 20a SGB V vom 21. Juni 2000 in der Fassung vom 10. Dezember 2014. In Zusammenarbeit mit den Verbänden der Krankenkassen auf Bundesebene. Berlin: GKV-Spitzenverband.

Initiative Gesundheit und Arbeit – iga (2015). Führungskräfte sensibilisieren und Gesundheit fördern. Report – No. 29. Berlin: BKK DV, DGUV, AOK-BV, vdek.

Medizinischer Dienst des Spitzenverbandes Bund der Krankenkassen e. V (MDS) & GKV-Spitzenverband. (Hrsg.) (2014). Präventionsbericht 2014. Leistungen der gesetzlichen Krankenversicherung: Primärprävention und betriebliche Gesundheitsförderung. Berichtsjahr 2013. Korschenbroich: das druckhaus print und neue medien.

Medizinischer Dienst des Spitzenverbandes Bund der Krankenkassen e. V (2015). Vorbeugen ist besser als heilen. http://www.mds-ev.de/Praevention.htm [21.08.2015].

Weltgesundheitsorganisation. Regionalbüro für Europa (1986). Ottawa Charter for Health Promotion. [Internet http://www.euro.who.int/__data/assets/pdf_file/0006/129534/Ottawa_Charter_G.pdf?ua=1 [25.08.2015].

13 Präventive Praxis- und Politikansätze in Europa

Hannele Häkkinen

Die Bevölkerung in Europa wird älter. Viele Ältere wünschen sich, möglichst lange zu Hause wohnen bleiben zu können. Deswegen ist es wichtig, dass man mehr Gewicht auf Prävention legt. In diesem Kapitel wird zuerst dargestellt, was die Europäische Union in der Sache unternimmt und dann über einige Praxisbeispiele in Europa berichtet.

13.1 Europäische Initiativen und Programme

Die Europäische Union beruht auf rechtstaatlichen Grundsätzen. Das bedeutet, dass jede Tätigkeit der EU auf Verträgen beruht, die von allen EU-Mitgliedstaaten auf freiwilliger und demokratischer Basis angenommen wurden.

Ihr Gründungsvertrag verpflichtet die Europäische Union dazu, den Schutz der Gesundheit ihrer Bürgerinnen und Bürger in allen Politikbereichen zu berücksichtigen und zusammen mit den EU-Mitgliedstaaten die öffentliche Gesundheit zu verbessern, Krankheiten zu verhindern und Gefahrenquellen für die physische und psychische Gesundheit zu beseitigen (Europäische Union, 2010, Artikel 168).

Das Altern ist für die europäischen Gesellschaften eine der größten sozialen und wirtschaftlichen Herausforderungen des 21. Jahrhunderts. Dieses Thema betrifft alle EU-Länder und wird sich auf nahezu alle Politikfelder auswirken. Im Jahr 2025 werden mehr als 20 % der Europäerinnen und Europäer mindestens 65 Jahre alt sein. Vor allem der Anteil der über 80-Jährigen wird rasch ansteigen - von den jetzigen 5 % auf 12 % im Jahr 2060. Da ältere Menschen andere Anforderungen an die Gesundheitsversorgung stellen, müssen die Gesundheitssysteme angepasst werden. Nur so können sie eine angemessene Versorgung bieten und finanziell tragfähig bleiben (European Commission, 2014).

Die Europäische Union ergänzt die Sozial- und Gesundheitsdienste der Mitgliedstaaten. Beispielsweise gibt sie zu diesen Themen verschiedene Publikationen heraus. Hinzu kommen die Schlussfolgerungen des Rates, Mitteilungen, Vergleiche der verschiedenen Dienste sowie Programme im Gesundheits- und Sozialbereich.

13.1.1   Die EU-Gesundheitsstrategie „Gemeinsam für die Gesundheit"

Die EU-Gesundheitsstrategie „Gemeinsam für die Gesundheit" ist Teil der allgemeinere Strategie „Europa 2020", die eine intelligente, nachhaltige und inklusive Wirtschaft zum Ziel hat, die wiederum Wachstum für alle erzeugt. Eine Grundvoraussetzung dafür ist eine gesunde Bevölkerung. Alle EU-Länder haben sich zur Verwirklichung der Europa 2020-Ziele verpflichtet und diese in nationale Ziele umgesetzt. Die gewünschten Wachstumseffekte können sich aber nur einstellen, wenn die individuellen Anstrengungen aller EU-Länder koordiniert und gebündelt werden.

Aus diesem Grund hat die Europäische Union einen jährlichen Zyklus für die Koordinierung der Wirtschaftspolitik eingerichtet, das „Europäische Semester". Jedes Jahr nimmt die Kommission eine eingehende Analyse der haushaltspolitischen, makroökonomischen und strukturellen Reformpläne der EU-Länder vor und gibt ihnen Empfehlungen für die nächsten 12 bis 18 Monate (Europäische Kommission, 2014a).

13.1.2   Drittes Gesundheitsprogramm (2014–2020)

Das dritte EU-Gesundheitsprogramm ist das wichtigste Instrument der Europäischen Kommission zur Umsetzung der EU-Gesundheitsstrategie. Seine Umsetzung erfolgt mit Hilfe jährlicher Arbeitspläne, in denen prioritäre Bereiche und die Kriterien für die zu finanzierenden Maßnahmen festgelegt sind.

Das Programm verfolgt vier übergeordnete Ziele:

(1) Gesundheitsförderung, Prävention von Krankheiten und Schaffung eines günstigen Umfelds für eine gesunde Lebensführung unter Berücksichtigung des Grundsatzes „Einbeziehung von Gesundheitsfragen in alle Politikbereiche"

(2) Schutz der EU-Bürger/-innen vor schwerwiegenden grenzübergreifenden Gesundheitsgefahren

(3) Beitrag zu innovativen, effizienten und nachhaltigen Gesundheitssystemen

(4) Erleichterung des Zugangs zu besserer und sichererer Gesundheitsversorgung für die EU-Bürger/-innen. (Europäische Kommission, 2014b)

13.1.3 Europäische Innovationspartnerschaft „Aktives und gesundes Altern"

Ziel des Pilotprogramms Europäische Innovationspartnerschaft „Aktives und gesundes Altern" ist es, „die durchschnittliche Zahl der gesunden Lebensjahre der Europäerinnen und Europäer bis zum Jahr 2020 um zwei Jahre zu erhöhen". Unter gesunden Lebensjahren versteht man die Zahl der Jahre, die eine Person eines bestimmten Alters erwartungsgemäß bei guter Gesundheit leben wird. Diese kann anhand des EU-Indikators „gesunde Lebensjahre" ermittelt werden, der die einfache Lebenserwartung (Mortalität) mit dem Gesundheitszustand (Behinderung) kombiniert.

Dazu soll

- die Gesundheit und Lebensqualität insbesondere älterer Menschen verbessert werden;
- die langfristige Nachhaltigkeit und Effizienz der Gesundheits- und Sozialfürsorgesysteme gewährleistet werden;
- die Wettbewerbsfähigkeit der EU durch die Erschließung neuer Märkte erhöht werden.

Da aktives und gesundes Altern eine Herausforderung für alle europäischen Länder darstellt, kann sich Europa hier als weltweiter Vorreiter profilieren, der zu innovativen Antworten auf diese Herausforderung fähig ist (Europäische Kommission, 2014c).

Im Jahr 2013 wurden 32 Städte und Regionen in ganz Europa für neue Ideen zur Unterstützung älterer Menschen ausgezeichnet. Die Preisträger haben innovative technische, soziale oder organisatorische Lösungen entwickelt (Europäische Kommission, 2013a).

13.1.4 Die Schlussfolgerungen des Rates über Ernährung und körperliche Bewegung

In seinen Schlussfolgerungen vom 20. Juni 2014 forderte der Rat die Mitgliedstaaten auf, den Themen gesunde Ernährung und regelmäßige körperliche Betätigung auch in den nächsten Jahren politische Priorität einzuräumen. Mehr als die Hälfte aller europäischen Erwachsenen ist übergewichtig oder fettleibig, Kinder übertreffen ihre Eltern noch, während zu viele ältere Menschen unterernährt sind. Es ist wichtig, körperliche Bewegung zu fördern, erfolgreiche Initiativen zur Verbesserung der Ernährungs- und Bewegungsgewohnheiten auszubauen und

Unterernährung bei älteren Menschen zu verhindern (Council of the European Union, 2014).

13.1.5 Sozialinvestitionen für Wachstum und sozialen Zusammenhalt

Das Paket für Sozialinvestitionen stellt einen integrierten Politikrahmen dar, der den sozialen, wirtschaftlichen und haushaltspolitischen Unterschieden zwischen den Mitgliedstaaten Rechnung trägt. Soziale Investitionen sind Investitionen in Menschen. Dabei geht es um Strategien, die es Menschen erlauben, ihre Fähigkeiten und Qualifikationen zu verbessern und sich uneingeschränkt am Arbeits- und Gesellschaftsleben zu beteiligen. Zu den zentralen Politikbereichen gehören hier Bildung, hochwertige Kinderbetreuung, Gesundheitsversorgung, Weiterbildung, Hilfe bei der Arbeitssuche und Wiedereingliederung (Europäische Kommission, 2013b).

Infolge der Wirtschaftskrise haben Arbeitslosigkeit, Armut und soziale Ausgrenzung neue Höchststände erreicht. Viele Menschen wurden aus dem Arbeitsmarkt und an den Rand der Gesellschaft gedrängt, und die öffentlichen Haushalte gerieten unter Druck. Dies gefährdet das Ziel der EU, bis 2020 mindestens 20 Millionen Menschen aus Armut und sozialer Ausgrenzung herauszuführen. Im Zuge des demografischen Wandels nimmt die Zahl der Erwerbstätigen in Europa ab,während der Anteil älterer Menschen an der Bevölkerung ansteigt. Die Regierungen der EU-Länder suchen nach Möglichkeiten, nachhaltige und angemessene Sozialschutzsysteme sicherzustellen (ebenda).

13.1.6 Abbau gesundheitlicher Ungleichheit in der EU

Im Bericht über gesundheitliche Ungleichheiten wird festgestellt, dass die Europäer im Durchschnitt verhältnismäßig lang und meist bei guter Gesundheit leben. Zwischen den einzelnen EU-Ländern bestehen jedoch erhebliche Unterschiede. Beispielsweise schwankt die Lebenserwartung bei der Geburt bei Männern EU-weit um 12 Jahre und bei Frauen um 8 Jahre. Menschen mit niedrigerem Bildungsstand, geringerer beruflicher Qualifikation und geringerem Einkommen sterben in der Regel früher und werden öfter krank (European Commission, 2013).

13.2 Präventive Hausbesuche in Europa

13.2.1 Geschichte und Ziele der präventiven Hausbesuche

Als präventive Hausbesuche kann man die Gesundheitsbesuche zu jungen Müttern in 1937 rechnen. Bei den Älteren hat man seit 1960 verschiedene Projekte gemacht. Die ersten Untersuchungen zur Etablierung und Folgenabschätzung präventiver Hausbesuche fanden 1984 im Rahmen des Rødovre-Projekt in Dänemark statt. Danach hat man Gesundheitsuntersuchungen für die über 75-Jährigen in England in 1990 gemacht. Dänemark hat die präventiven Hausbesuche bei Älteren gesetzlich geregelt: Im Jahr 1996 wurde in Dänemark das Gesetz über die präventiven Hausbesuche ausgearbeitet, wonach den Älteren zwei präventive Hausbesuche zustehen. Dem folgte Australien in 1998 mit dem Gesetz über die präventiven Hausbesuche. Es gab auch verschiedene Projekte in vielen Ländern. In Finnland wurden die präventiven Hausbesuche in 2010 im Gesetz über das Gesundheitswesen eingeführt (AgeForum, 2006, S. 5-9; Häkkinen & Holma, 2004, S. 79-84).

Zu den Zielen der präventiven Hausbesuche zählen die Folgenden: die eigenen Ressourcen und Netzwerke der Älteren unterstützen, soziale Unterstützung anbieten, Funktionsfähigkeit erhalten, Lebensqualität und Wohlbefinden verbessern, Sicherheit unterstützen (z.B. Sturzprophylaxe, Brandalarm), Krankheiten durch Prävention früherkennen, die Älteren in ihren Bedürfnissen unterstützen, über Teilnahme an Aktivitäten informieren bzw. dazu leiten sowie über die Dienstleistungen der Gemeinde und der Freiwilligenorganisationen informieren.

13.2.2 Präventive Hausbesuche in Dänemark

In den 1980 Jahren hat die dänische Old Age Commission beschlossen, in einigen Modellversuchen das Konzept präventiver Hausbesuche bei älteren Menschen auszuprobieren. Das Ziel war, die Funktionsfähigkeit der Älteren zu erhalten und neue Strategien zu einem aktiven und selbständigen Leben der Älteren beizutragen. In den 1990ern haben viele Gemeinden präventive Hausbesuche angeboten. Das Gesetz über die präventiven Hausbesuche wurde in 2010 insofern geändert, dass den dänischen Älteren heute ein jährlicher Hausbesuch angeboten wird (AgeForum, 2006; Bekendtgørelse af lov om social service 2014, § 79).

Gewöhnlich werden die Hausbesuche von Krankenschwestern durchgeführt, gelegentlich auch von Physiotherapeuten. Hausärzte machen selten präventive Hausbesuche, obwohl dies im Arztkontrakt aufgelistet ist. –Etwa 60 % der Älteren nehmen dieses für sie auf freiwilliger Basis in Anspruch zu nehmende Angebot. Während des Hausbesuches wird keine Gesundheitsuntersuchung durchgeführt. Die Gemeinden entscheiden selbst über den Inhalt der Hausbesuche, darüber, welche Personen die Älteren besuchen und schließlich auch über die Organisationsform der präventiven Arbeit (AgeForum, 2006, S. 11-12).

Forschungsbasiert hat der Arzt Mikkel Vass in seiner Doktorarbeit (2010) die Wirkung von präventiven Hausbesuchen auf Funktionsfähigkeit der Älteren untersucht. Die Studie wurde über drei Jahre in 34 Gemeinden - darunter 17 Interventions- bzw. 17 Kontrollgemeinden - durchgeführt. Zudem wurde die Inanspruchnahme von Sozial- und Gesundheitsdienstleistungen der 75- und 80-Jährigen untersucht (Vass, 2010, S. 20).

Resultate waren, dass die Abnahme der Funktionsfähigkeit verhindert werden kann, dass die Schulung von Professionellen wichtig ist und dabei insbesondere multidisziplinäre Aspekte enthalten sein sollten, dass die Schulung kontinuierlich erfolgen muss und dass die lokale Gesundheitskultur respektiert werden sollte. Außerdem waren die präventiven Hausbesuche kostenneutral (Vass, 2010, S. 21-24). Als Resultate gelten auch die folgenden Empfehlungen über die Anleitung an diejenigen, die Hausbesuche machen: Sei aufmerksam, wenn der alte Mensch müde ist (Risiko), konzentriere dich auf die persönlichen, physischen, sozialen und psychologischen Aktivitäten der Älteren (Ressourcen) und erinnere dich an den Arzt (Gesundheit). Ebenso auch die Empfehlungen für Ärzte: Nehme jede Kontaktaufnahme nach dem präventiven Hausbesuch ernst, denke zweimal, bevor du sagst „Es ist das Alter" und ziehe jeden der folgenden Aspekte in deiner klinischen Praxis in betracht: Krankheit, Depression, Demenz, Medikamente und Trinken.

In Dänemark hat die Stadt Kopenhagen ein Projekt mit thematischen Gruppentreffen initiiert, in dessen Rahmen Gesundheitsförderung für 75-80-Jährige angeboten wurde. Die Gruppen hatten folgende Themen: Bewegung, Ernährung, Prävention von Stürzen, neue Technologie und Medikamente Ergänzt worden sind diese Gruppentreffen, durch das Angebot von daran anschließenden präventiven Hausbesuchen. Das Ziel des Projektes war, dass die präventive Arbeit in die normale Sozialarbeit integriert wird. Dabei ist die Schulung der Fachkräfte und multidisziplinäre Zusammenarbeit sehr wichtig. Durch dieses Konzept, bei dem die Gesundheitsförderung bei den Gruppentreffen zunächst mehreren Älteren zugleich angeboten wird, lassen sich zudem Kosten sparen.

Lene Otto hat die präventiven Hausbesuche als Teil der Implementation des Aktiven und Gesunden Alterns erforscht. In Dänemark ist die Prävention sehr auf Funktionsfähigkeit der Älteren fokussiert. Das Gespräch während der präventiven Hausbesuche folgt den Themen Gesundheit, Autonomie und Körpererfahrungen. Vielen Älteren wird oftmals erst durch die von den Krankenschwestern gemachten Hausbesuche und die dabei angebotene Unterstützung und Beratung bewusst, was physische Aktivität für sie noch bedeuten kann und versuchen dann, ihre Ressourcen und Fähigkeiten dazu weiter nutzen (Otto, 2013).

13.2.3 Präventive Hausbesuche in Schweden

In Schweden hat man Anfang 2000 diverse Modellprojekte durchgeführt, die der Staat finanziert hat. Klas-Göran Sahlén hat in seiner Doktorarbeit untersucht, ob die präventiven Hausbesuche Kosten sparen könnten. Im Rahmen der Studie haben Krankenschwestern und Sozialarbeiterinnen über einen Zeitraum von zwei Jahren zweimal jährlich präventive Hausbesuche bei 75-95-Jährigen vitalen Älteren gemacht. Jeder Hausbesuch hatte ein Thema: physische Aktivität, Prävention von Stürzen, gesunde Ernährung, Diabetes, Haushaltshilfe, Hausnotruf sowie andere Unterstützungsformen (Sahlén, 2009, S. 3).

Laut Sahlén waren diejenigen, die präventive Hausbesuche erhalten haben, gesünder und hatten weniger Pflegebedarf als diejenigen, die nicht besucht worden sind. Die Hausbesuche waren kosteneffektiv: Diejenigen, die Hausbesuche erhalten hatten, hatten weniger Haushaltshilfe und Krankenhausaufenthalte. Zudem hat es sich als wichtig erwiesen, eine vertrauensvolle Basis zwischen den Älteren und den Mitarbeitern zu schaffen.

Schließlich sollte das Team gemäß Sahléns Ergebnissen soziale und medizinische Fragen gleichwertig behandeln (Sahlén, 2009; Sahlen et al., 2008).

Was zeigen Follow-up-Interviews in Schweden? Präventive Hausbesuche in Schweden waren an diejenigen gerichtet, die über 80 Jahre waren. Die Hausbesuche wurden von Krankenschwestern, Physiotherapeuten, Sozialarbeitern oder Ergotherapeuten durchgeführt. Danach hat man ein 1½ - 2- stündiges Follow-up-Interview mit denjenigen, die ohne fremde Hilfe zu Hause lebten und deren Kognition gut war, durchgeführt. 17 Personen wurden interviewt.

Die Älteren haben folgende Erfahrungen mitgeteilt: „Der Hausbesuch hat mich und meine Würde herausgestellt; jemand war an mir interessiert und hat Zeit mit mir verbracht; der Hausbesuch brachte das Gefühl von Sicherheit". Weiter: „Ich weiß, wen ich kontaktieren soll, wenn ich Hilfe brauche. Es war positiv, dass das Informationsbüchlein persönlich übergeben wurde". Und schließlich: „Der Hausbesuch hat mich angeregt, etwas für meine Zukunft zu tun, motiviert über die Zukunft nachzudenken und mich für die Herausforderungen des Alterns vorzubereiten".

Aber auch folgende Erfahrungen wurden festgestellt: „Der Hausbesuch war nicht passend für mich"; oder der Besuch war zu anstrengend für schwache Ältere bzw. diese waren nicht bereit für die kommenden Herausforderungen. Einige wollten keinen Hausbesuch, weil sie sich so gesund fühlten (Behm et al., 2013).

Charlotte Löfqvist et al. schlagen vor, dass als Basis während der präventiven Hausbesuche strukturierte Fragen gestellt werden sollen. Ein Teil der Fragen (allgemeine Fragen) soll für alle gleich,ein Teil der Fragen dagegen sollen, wenn ein Gesundheitsrisiko vorhanden ist, spezifische Follow-up-Fragen sein. Außerdem sollen Informationen über die Dienstleistungen im Sozial- und Gesundheitswesen der Gemeinde gegeben werden (Löfqvist et al., 2012).

13.2.4   Präventive Hausbesuche in Finnland

In Finnland hat es Modellprojekte zu präventiven Hausbesuchen schon vor mehr als zehn Jahren gegeben. Im Gesetz über das Gesundheitswesen (2010) und danach im Altenservicegesetz (2012) gibt es Artikel über die sogenannten Wohlbefinden fördernden Dienstleistungen, die an Personen ab 63 Jahren gerichtet sind. Das Altenservicegesetz hat einen strengen Fokus auf Prävention, Rehabilitation, selbständiges Leben und Hauskrankenpflege. Die Kommunen müssen Gesundheitsuntersuchungen, Beratungen und präventive Hausbesuche anbieten, die das Wohlbefinden, die Gesundheit, die Funktionsfähigkeit und selbständiges Leben der älteren Generation ermöglichen. Der Fokus soll auch auf die Personen gerichtet sein, die das Risiko der Pflegebedürftigkeit bzw. einen hohen Bedarf an Serviceleistungen aufweisen (Altenservicegesetz, 2012).

Die Anleitung und die Fragebögen des Verbandes der Städte, Gemeinden und Regionen Finnlands dazu sind im 2013 erneuert worden. Die präventiven Hausbesuche beinhalten freiwillige Tests, um die Funktionsfähigkeit der Älteren zu messen (Holma & Häkkinen, 2013, S.14-52).

Krankenschwestern oder Sozialarbeiter machen präventive Hausbesuche bei Personen, die keine Dienstleistungen der Gemeinde in Anspruch nehmn. Die Adressaten sind 75-80-Jährige. Seit neuestem werden insbesondere ältere Menschen besucht, die einer Risikogruppe angehören. Dies sind demenzerkrankte Menschen, allein lebende Ältere, Ältere mit Unterernährung oder schlechter Funktionsfähigkeit, Ältere, die umgezogen sind oder solche, die wiederholt hospitalisiert sind (Häkkinen & Holma, 2004).

Während des Hausbesuches stellen die Mitarbeiter Fragen über die Aktivitäten des täglichen Lebens, stellen die Ressourcen der Älteren in den Vordergrund, informieren über die Dienstleistungen in der Gemeinde und erarbeiten zusammen mit der älteren Person einen Wohlfahrtsplan. Dieser ist zukunftsorientiert. Das Gespräch ist im Mittelpunkt, dabei ist das Vertrauen sehr wichtig. Damit kann der ältere Mensch später leichter Kontakt mit der Gemeinde aufnehmen, wenn er Hilfe oder Auskunft braucht (Holma & Häkkinen, 2013, S.14;52).

13.2.5 Präventive Hausbesuche in Deutschland

Seit mehreren Jahren werden in Deutschland präventive Hausbesuche im Rahmen von Modellprojekten (z.B. Hamburg, München, Berlin) erprobt. „Die Ziele reichen von Risikoreduktion hinsichtlich definierter Krankheiten über eine Vermeidung von Pflegeheim- und Krankenhausaufnahmen, Verbesserungen des funktionalen Status bis hin zur Steigerung allgemeinen Wohlbefindens und der Lebensqualität" (Deckenbach, 2013, S. 3).

Eine Machbarkeitsstudie der Universität München zeigt, dass sich auch bei älteren Menschen präventive Hausbesuche sowohl gesundheitlich als auch finanziell auszahlen. Grundlage für die präventiven Hausbesuche in der Machbarkeitsstudie bildet ein multidimensionales geriatrisches Assessment, mit dem in einer strukturierten Erhebung medizinische, funktionelle, psychische und soziale Probleme oder Schwachstellen der älteren Menschen dargestellt und darüber hinaus auch die Ressourcen und die Umgebungssituation mit erfasst werden (Meyer & Schiel, 2006).

Das Ziel des Münchner Modellprojekts *Präventive Hausbesuche* war es, „allen Seniorinnen und Senioren über 75 Jahren und Menschen mit Migrationshintergrund über 65 Jahren in den Modellregionen ohne weitere Vorbedingungen diese Form von Unterstützung aktiv anzubieten". Ein Drittel der besuchten Personen nutzte das Angebot im engeren Sinne „präventiv", d.h. dass sie keine konkreten Anliegen äußerten. Zwei Drittel der besuchten Personen äußerten einen konkreten Informations- und Unterstützungsbedarf (Dill et al. 2014, S. 91-92).

Laut den Autoren ist eine wesentliche Voraussetzung für die präventiven Hausbesuche, in den Beratungsgesprächen ausreichend Zeit für den Aufbau einer vertrauenswollen Beziehung zwischen Besuchten und den Fachkräften zu haben. Weitere Voraussetzungen sind die fachliche Qualität des Angebots, das Engagement und die hohe Fachkompetenz der Fachkräfte (ebenda, 92-93).

13.2.6 Präventive Hausbesuche in Österreich

Die Studie „Präventive Seniorenberatung in Tirol im Rahmen präventiver Hausbesuche" wurde 2013 durchgeführt. Das Ziel war, durch diplomierte Pflegepersonen den funktionalen Gesundheitszustand inklusive Hilfs- und Betreuungsbedarf bei 70+ jährigen, zu Hause lebenden Menschen zu erfassen. Ausgehend von erkannten Defiziten und Ressourcen erfolgten Beratungen und Informationen zur Unterstützung von deren Selbstversorgungs- und Selbstpflegekompetenz. Von allen Beratungs- und Informationsthemen war der Bedarf an Informationen zu Angeboten sozialer Dienste der Stadt und zum Pflegegeld am höchsten. Ebenso die gezielte Beratung zur Sturzprophylaxe. Die Älteren waren sehr zufrieden mit den Beratungen (Them, Schulc, 2013, S. 5-6, 99-101).

13.2.7 Neue Trends präventiver Hausbesuche

Die erste neue Tendenz, die bei präventiven Hausbesuchen beobachtet werden kann, ist es, den Fokus auf Risikogruppen zu legen: Witwen, Menschen, die gestürzt sind, Personen mit Unterernährung bzw. Demenz, Ältere nach dem Krankenhausbesuch sowie pflegende Angehörige.

Zweitens haben sich Prävention und Gesundheitsförderung als sehr wichtig erwiesen. Die präventiven Hausbesuche können die allgemeine Prävention und Gesundheitsförderung kombinieren. Dies bedeutet, dass man mit dem älteren Menschen über gesunde Lebensstile und speziell bei chronisch kranken Menschen präventive Ansätze (Funktionsfähigkeit erhalten, Demenzprophylaxe) diskutiert bzw. dass man die schwachen Älteren identifiziert (Kivipelto et al., 2013).

13.3 Fazit und Ausblick

Die neueste Meta-Analyse zeigt, dass die Resultate der verschiedenen Untersuchungen zu präventiven Hausbesuchen widersprüchlich sind. Es sind keine klaren Ergebnisse für oder gegen den Nutzen von präventiven Hausbesuchen zu erkennen. Jedoch ist festzuhalten: die Funktionsfähigkeit der über 80jährigen ist besser geworden, es gibt weniger Altenheimtage und Stürze. Allerdings kann man nicht sagen, ob damit eine spätere Einlieferung ins Altenheim tatsächlich erreicht werden kann oder nicht. Bislang hat man in diesem Zusammenhang wenige oder keine Reduktion der Mortalität oder Morbidität festgestellt (Grant et al., 2014).

Literatur

AgeForum (2006). Older people and preventive home visits. Tryk Team Svendborg A/S.

Altenservicegesetz (2012). Act on Supporting the Functional Capacity of the Older Population and on Social and Health Care Services for Older Persons No. 980/2012, Finnland.

Behm, L., Dahlin I. & Synneve; Z. L. (2013). Preventive home visits and health – experiences among very old people. BMC Public Health 2013:13:378.

Bekendtgørelse af lov om social service, LBK nr 1093 af 05/09/2013 (2014).Retrieved from: https://www.retsinformation.dk/Forms/R0710.aspx?id=158071#Afs2

Council of the European Union (2014). Council conclusions on nutrition and physical activity. Employment, Social Policy, health and consumer Affairs. Council meeting, Luxembourg, 20 June 2014. Retrieved from: http://www.consilium.europa.eu/uedocs/cms_data/docs/pressdata/en/lsa/143285.pdf

Deckenbach, B. (2013). Präventive Hausbesuche. Entwicklung eines methodisch fundierten Dienstleistungskonzepts für Präventive Hausbesuche. IGES Institut GmbH. Berlin.

Dill, H. & Gmür, W. (unter Mitarbeit von Kandler, J.) (2014). Präventive Hausbesuche für ältere Münchnerinnen und Münchner. Abschlussbericht zum Modellprojekt. Institut für Praxisforschung und Projektberatung. München.

Europäische Kommission (2014a). Europa 2020. Zur Tat schreiten: Europäisches Semester. Retrieved from:http://ec.europa.eu/europe2020/making-it-happen/index_de.htm

Europäische Kommission (2014b). Drittes Gesundheitsprogramm (2014–2020). Retrieved from: http://ec.europa.eu/health/programme/policy/index_de.htm

Europäische Kommission (2014c). Retrieved from: http://ec.europa.eu/health/ageing/innovation/index_de.htm

Europäische Kommission (2013a). Aktivität und Gesundheit im Alter: Städte und Regionen in der EU erhalten Sterne für exzellente Projekte. Pressemitteilung 2.7.2013.Retrieved from: http://europa.eu/rapid/press-release_IP-13-633_de.htm

Europäische Kommission (2013b). Mitteilung der Kommission 20.2.2013: Sozialinvestitionen für Wachstum und sozialen Zusammenhalt – einschließlich Durchführung des Europäischen Sozialfonds 2014 2020. Retrieved from: http://eur-lex.europa.eu/legal-content/DE/ALL/?uri=CELEX:52013DC0083

Europäische Union (2010). Konsolidierte Verträge, Charta der Grundrechte. Artikel 168, Gesundheitswesen, Seiten 122-124. Printed in Belgium.

European Commission (2014). The 2015 Ageing Report: Underlying Assumptions and Projection Methodologies. Retrieved from: http://ec.europa.eu/economy_finance/publications/european_economy/2014/pdf/ee8_en.pdf

European Commission (2013). Report on health inequalities in the European Union. Commission staff working document. SWD(2013) 328 final.

Gesetz über das Gesundheitswesen (2010). Health Care Act No. 1326/2010, Finnland.

Grant, S., Parsons, A., Burton, J., Montgomery, P., Underhill, K. & Mayo Wilson, E. (2014). Home Visits for Prevention of Impairment and Death in Older Adults: A Systematic Review. Campbell Systematic Reviews 2014:3.

Holma, T. & Häkkinen, H. (2013). Kotikäynnit edistävät ikääntyneiden hyvinvointia. Kuntalehti 2013:14:52.

Häkkinen, H. & Holma, T. (2004). Ehkäisevä kotikäynti - tuki vanhuksen kotona selviytymiselle. Hakapaino Oy. Helsinki 2004.

Kivipelto, M. Et al. (2013). The Finnish Geriatric Intervention Study to Prevent Cognitive Impairment and Disability (FINGER): Study design and progress. In Alzheimer's & Dementia 9 (2013) 657–665.

Löfqvist, C., Eriksson, S., Svensson, T. & Iwarsson, S. (2012). First Steps towards Evidence-Based Preventive Home Visits: Experiences Gathered in a Swedish Municipality. Journal of Aging Research, Volume 2012. Retrieved from: http://dx.doi.org/10.1155/2012/352942

Meyer, M. & Schiel, A. (2006). Nutzen und Wirksamkeit der Prävention als neues Aufgabenfeld professioneller Pflege: eine internationale Literaturanalyse (Seiten 59-80) in Hasseler, Martina; Meyer, Martha (2006). Prävention und Gesundheitsförderung, neue Aufgaben für die Pflege. Berliner Schriften. Evangelische Fachhochschule Berlin. Schlütersche Verlagsgesellschaft mbH & Co. KG. Hannover.

Otto, L. (2013). Negotiating a healthy body in old age: preventive home visits and biopolitics. International Journal of Ageing and Later Life, 2013, Volume 8(1), pp. 111-135.

Sahlén, K.-G. (2009). An ounce of prevention is worth a pound of cure – Preventive home visits among seniors. Umeå University Medical Dissertations New Series No 1278/2009. Epidemiology and Public Health Sciences, Department of Public Health and Clinical Medicine. Print & Media. Umeå.

Sahlén, K.-G., Löfgren, C., Hellner, B. M. & Lindholm, L. (2008). Preventive home visits to older people are cost-effective. Scandinavian Journal of Public Health 2008:36:265-271.

Them, C. & Schulc, E. (2013). Präventive Seniorenberatung in Tirol im Rahmen von präventiven Hausbesuchen. Endbericht. Institut für Pflegewissenschaft der UMIT. Im Auftrag der Abteilung für Soziales des Landes Tirol.

Vass, M. (2010). Prevention of functional decline in older people. The Danish randomised intervention trial on preventive home visits. Faculty of Health Sciences, University of Copenhagen. Det Samfundsvidenskabelige Fakultets ReproCenter.

Autorinnen und Autoren

Baumann, Urs: Studium der Naturwissenschaften zunächst in Basel und Zürich, danach Studium der Psychologie in Freiburg i. Br. mit anschließender Promotion und Habilitation in demselben Fachgebiet. Von 1969 bis 1970 Assistent am Psychologischen Institut der Universität Zürich. Im Anschluss daran sechs Jahre (Ober)Assistent in der Psychiatrischen Universitätsklinik Burghölzli Zürich. Von 1976 bis 1982 C4-Professur am Institut für Psychologie der Universität Kiel. Hernach Universitätsprofessor am Institut/Fachbereich für Psychologie der Universität Salzburg (Schwerpunkte: Klinische Psychologie, Psychotherapie, Gesundheitspsychologie, Gerontopsychologie). Begründer und Leiter (seit Juni 2012) der SeniorInnen-Universität Uni 55-PLUS an der Paris Lodron Universität Salzburg. Zahlreiche Ehrungen und Forschungspreise. Diverse Tätigkeiten in wissenschaftlichen Gremien, Kommissionen und Organisationen (u.a. Präsident der Deutschen Gesellschaft für Psychologie; Dekan der Naturwissenschaftlichen Fakultät der Universität Salzburg). Über 300 wissenschaftliche Publikationen zur Klinischen Psychologie, Diagnostischen Psychologie, Methodik und Gerontopsychologie.

Fraunhofer, Andreas: M. A., ist Pflegewissenschaftler und Referent an der Hochschule für angewandte Wissenschaften München. Dort ist er für die Entwicklung von drei Studienangeboten im Fachbereich der Pflege- und Sozialwissenschaften im Projekt „Offene Hochschule Oberbayern (OHO)" verantwortlich. Die Ziele seiner Forschungsschwerpunkte sind es, die Akademisierung der Pflege zu forcieren und dem Pflegemangel aktiv zu begegnen. Derzeit schließt Fraunhofer seine Dissertation mit dem Titel „Atmosphärische Inseln – eine Kartographie des Wohnens im Altenheim" ab.

Götz, Irene: Professorin am Institut für Volkskunde/Europäische Ethnologie der LMU München. Dr. Götz studierte in Freiburg sowie München und habilitierte sich in Berlin (HU); sie lehrt derzeit Europäische Ethnologie an der Ludwig-Maximilians-Universität München. Seit ihrer Dissertation über „Unternehmenskultur" (Waxmann 1997) ist Arbeitsethnografie neben der Nationalismusforschung ihr zentrales Forschungsfeld. Sie publizierte u.a. Artikel und Sammelbände zu „Arbeit in neuen Zeiten" (=Münchner ethnographische Schriften 9, Utz Verlag 2010), „Prekär arbeiten, prekär leben" (Campus Verlag 2009), „Mobilität und Mobilisierung"(= Arbeit und Alltag 1, Campus Verlag 2010) und zu den Konzepten Fordismus/Postfordismus (2013, s.o). Seit 2015 leitet sie ein DFG-Forschungsprojekt zu „Prekärem Ruhestand. Arbeit und Lebensführung von Frauen im Rentenalter."

Häkkinen, Hannele: diplomierte Krankenschwester und Magister in Gesundheitswissenschaften (Universität Kuopio) sowie Lehrerin für Sozial- und Gesundheitsberufe (School of Vocational Teacher Education, Helsinki). Nach unterschiedlichen beruflichen Positionen im Gesundheitssektor Abteilungsleiterin im Universitätskrankenhaus Zürich und Assistentin an der Universität Kuopio. Häkkinen ist derzeit Senior Adviser in der Abteilung Soziales und Gesundheit beim Verband der Städte, Gemeinden und Regionen Finnlands und Leiterin des Brüsseler Büros des Verbandes der Städte, Gemeinden und Regionen Finnlands. Ihre Arbeitsschwerpunkte sind: Dienstleistungen im Alter, Präventive Hausbesuche, EU-Themen im Sozial- und Gesundheitswesen, grenzüberschreitende Gesundheitsdienstleistungen, Soziale Sicherheit für Ausländer und Migranten, Sicherheitsfragen im Sozial- und Gesundheitswesen inkl. Prävention des gewalttätigen Extremismus.

Keupp, Heiner: Studium der Psychologie und Soziologie in Frankfurt am Main, Erlangen und München. Diplom, Promotion und Habilitation in Psychologie, 1978–2008 Professor für Sozial- und Gemeindepsychologie an der Universität München. Aktuell Gastprofessuren an den Universitäten in Krems, Klagenfurt und Bozen. Beteiligt am Curriculum Klinische und Gesundheitspsychologie der Gesellschaft für kritische Psychologinnen und Psychologen (GkPP) seit Beginn. Kommissionsvorsitzender für den 13. Kinder- und Jugendbericht der deutschen Bundesregierung zur Gesundheitsförderung und Prävention (2007–2009). Arbeitsinteressen: soziale Netzwerke, gemeindenahe Versorgung, Gesundheitsförderung, Jugendforschung, individuelle und kollektive Identitäten in der Reflexiven Moderne, Bürgerschaftliches Engagement und Missbrauch in pädagogischen und kirchlichen Institutionen (Kloster Ettal, Stift Kremsmünster). Zahlreiche Buchveröffentlichungen und Fachpublikationen (u.a. Selbstsorge. Zur Selbsthilfe befähigen, 2012; Freiheit und Selbstbestimmung in Lernprozessen ermöglichen, 2012; Capability: Verwirklichungschancen zur positiven Jugendentwicklung, 2012; Heraus aus der Ohnmachtsfalle. Psychologische Einmischungen, 2013).

Kopp, Hans: Diplom-Sozialpädagoge mit langjähriger Berufserfahrung in der präventiven Seniorenhilfe und Angehörigenberatung, 6 Jahre Leiter einer Pflegeeinrichtung; seit 2001 Fachreferent für stationäre Seniorenbetreuung; seit 2011 Referatsleitung Seniorenpflege und Prokurist bei der AWO München gemeinnützige Betriebs-GmbH; Mitglied des Landesfachausschusses Altenhilfe der AWO Bayern. Fachliche Schwerpunkte: Leistungsrecht Pflege, Gerontopsychiatrie, Ärztliche Versorgung im Heim.

Kruse, Andreas: Ordinarius für Gerontologie und Direktor des Instituts für Gerontologie an der Universität Heidelberg (seit 1997). Studium der Psychologie, Musik, Philosophie und Psychopathologie an den Universitäten Aachen, Bonn und Köln; Promotion in Psychologie (Universität Bonn); Habilitation in Psychologie (Universität Heidelberg); 1993–1997 Lehrstuhl für Entwicklungspsychologie und Gründungsdirektor des Instituts für Psychologie an der Universität Greifswald; Gastprofessuren an den Universitäten Jerusalem, Kopenhagen und Lund; Vorsitzender der Altenberichtskommission der Bundesregierung; Mitglied der Synode der EKD; ehemaliges Mitglied der vom Generalsekretär der Vereinten Nationen, Kofi Annan, konstituierten, 15-köpfigen Expertenkommission zur Erstellung des International Plan of Action on Ageing. 2010 erhielt Kruse die Ehrendoktorwürde der Universität Osnabrück. Forschungsschwerpunkte u.a. Gerontopsychosomatik, Lebensqualität, Rehabilitation und Pflege bei Demenz, transkultureller Vergleich der Altersbilder. Kruse ist Autor zahlreicher Fachpublikationen. Ausgewählte Publikationen: Kreativität im Alter (Heidelberg 2011), Lebensqualität bei Demenz? Zur Bewältigung einer Grenzsituation menschlichen Lebens (Heidelberg 2010), Alter (Freiburg 2007).

Lehnert, Katrin: Dr. Katrin Lehnert studierte in Berlin (HU) Europäische Ethnologie und Hispanistik, sie promovierte am Institut für Europäische Ethnologie der LMU München über Arbeitsmobilität und die Genealogie des sächsisch-böhmischen Grenzregimes im 19. Jahrhundert. Wichtigste Veröffentlichungen: Weder sesshaft noch migrantisch. Ländliche Arbeitsmobilität im 19. Jahrhundert (Arbeit und Alltag). Frankfurt a.M./New York: Campus 2015 (forthcoming); »Arbeit, nein danke«!? Das Bild des Sozialschmarotzers im aktivierenden Sozialstaat (Münchner ethnographische Schriften 3). München: Utz 2009.

Ludewig, Kerstin: Studium der Betriebswirtschaftslehre an der Universität Bayreuth mit Abschluss als Diplom-Kauffrau. Fortbildung im Bereich Gesundheitsmanagement am mibeg Institut Köln sowie im Bereich Krankenkassenökonomie an der BKK Akademie und der European Business School. Zunächst Netzbeauftragte bei der Kassenärztlichen Vereinigung Bayern, Bezirksstelle München. Danach Referentin für Praxisnetze bei der ARGE IGV-PN der Betriebskrankenkassen in Bayern und Referentin für Praxisnetze und Integrierte Versorgung beim BKK Landesverband Bayern. Im Anschluss Leiterin der Abteilung Versorgungsmanagement beim BKK Landesverband Bayern mit den Fachbereichen Versorgungsverträge, Disease Management Programme, Prävention und Selbsthilfe sowie Marketing. Seit 2015 Leiterin der Abteilung Stationäre Versorgung, Pflegeversicherung beim BKK Landesverband Bayern.

Marotzki, Ulrike: Diplompsychologin und ausgebildete Ergotherapeutin. Marotzki hat eine Professur für Ergotherapie an der Hochschule für angewandte Wissenschaft und Kunst (HAWK) Hildesheim/Holzminden/Göttingen inne. Am Standort Hildesheim leitet sie den Masterstudiengangs Ergotherapie, Logopädie, Physiotherapie und das Interdisziplinäre Forschungskolloquium der Gesundheitsfachberufe (IFG). Ihre Forschungsschwerpunkte liegen in folgenden Bereichen: Herausforderungen des demographischen Wandels für eine älter werdende Bevölkerung, Partizipative Forschung sowie qualitative Methodenentwicklung.

Plischke, Herbert: Professor an der Fakultät für Angewandte Naturwissenschaften und Mechatronik der Hochschule München mit dem Fachgebiet „Licht und Gesundheit". Plischke studierte Elektrotechnik an der Hochschule München mit anschließender Tätigkeit in der Medizintechnik. Folgend studierte er Medizin an der Universität München. Nach Klinikzeiten in der Inneren Medizin und der Anästhesie leitete er von 2004 bis 2011 das Generation Research Program (GRP) der Universität München. Das GRP hat eine langjährige Praxis in der Durchführung von wissenschaftlichen Studien bezüglich der Technikinteraktion und der Wirkung von Licht auf den (älteren) Menschen. Plischke ist Mitglied im Normungsausschuss DIN FNL 27 „Licht und Gesundheit", Fellow im Netzwerk „Ageing Research" der Universität Heidelberg und Beirat im Institut für Qualitätssicherung in der Pflege. Der derzeitige Forschungsschwerpunkt ist die Messung von Lichtwirkungen auf den Menschen.

Pohlmann, Stefan: Professor für Gerontologie an der Hochschule München. Er leitet an der Fakultät für angewandte Sozialwissenschaften die Forschungsabteilung für interdisziplinäre Gerontologie. Pohlmann hat an der Westfälischen Wilhelms-Universität in Münster Psychologie mit den Zusatzfächern Pädagogik und katholische Theologie studiert. Nach einer Tätigkeit als wissenschaftlicher Mitarbeiter promovierte er mit einem DFG-Stipendium am Graduiertenkolleg Kognitionswissenschaft der Universität Hamburg. An der Universität Vechta hat er nach seiner Habilitation die venia legendi für Gerontologie erhalten. Pohlmann leitete die bundesdeutschen Aktivitäten im Zuge der UNO-Programme des Weltaltenplans und des Internationalen Jahres der Senioren und war Mitglied der Sozialentwicklungskommission der Vereinten Nationen und der Task Force on Ageing der UNECE. Pohlmanns Forschungsschwerpunkte liegen in den Schnittstellenbereichen Alter, Gesundheit und Bildung. Er ist Autor zahlreicher einschlägiger Fachbücher (u.a. Sozialgerontologie – München 2011; Altern mit Zukunft – Wiesbaden; 2012; Gut beraten – Wiesbaden 2013; Gelingendes Alter(n) – Neu-Ulm 2014; Altershilfe – Neu-Ulm 2015) und wurde wiederholt für seine Arbeiten ausgezeichnet.

Pott, Elisabeth: war von 1986 bis 2015 Direktorin der Bundeszentrale für gesundheitliche Aufklärung (BZgA). Vorausgegangen waren ein erfolgreiches Medizinstudium in Bonn und Kiel von 1967 bis 1974 und eine Promotion in der Gerichtsmedizin 1976. Von 1976 bis 1977 folgte eine chirurgische Weiterbildung. Weitere Stationen waren 1978 Referentin im Bundesministerium für Arbeit und Sozialordnung mit dem Schwerpunkt Gesundheitsvorsorge und Früherkennung in der Gesetzlichen Krankenversicherung, 1981 Ärztin im öffentlichen Gesundheitswesen und ab 1981 Referatsleiterin im Niedersächsischen Sozialministerium für die Gesundheitsvorsorge und -fürsorge im ÖGD. Seit März 2007 ist sie Honorarprofessorin im Zentrum Öffentliche Gesundheitspflege an der Medizinischen Hochschule Hannover am Institut für Epidemiologie, Sozialmedizin und Gesundheitssystemforschung. Im Jahr 2015 wurde Pott zur Vorstandsvorsitzenden der Deutschen AIDS-Stiftung in Bonn.

Salzhuber, Jürgen: Diplom-Sozialpädagoge und Bankkaufmann. Vorsitzender der Arbeiterwohlfahrt München-Stadt und Mitglied im Landesvorstand der AWO Landesverband Bayern, mehrmaliger Sprecher der Arbeitsgemeinschaft Freier Wohlfahrtsverbände in München. Bereits während seiner Studienzeit gründete er im Jahr 1973 den Verein „Projekte für Jugend und Sozialarbeit e. V.", dessen Vorsitz er seitdem führt und der heute als „Projekteverein" bayernweit zum maßgeblichen Anbieter sozialer Dienstleistungen im Bereich psychischer Gesundheit gehört. Salzhuber war von 1983 bis 2012 Geschäftsführer der Arbeiterwohlfahrt München-Stadt und der dazugehörigen GmbHs der AWO M-group.

Schoenauer, Hermann: Prof. Dr. h. c., Studium der Theologie in Erlangen und Diplom-Pädagogik in Bamberg. Zunächst Pfarrer in München und in Mittelfranken. Von 1987 bis 1990 Konrektor und Abteilungsdirektor für Krankenhauswesen des Evang.-Luth. Diakoniewerkes Neuendettelsau. Darauf folgend Rektor und Vorstandsvorsitzender des Evang.-Luth. Diakoniewerkes Neuendettelsau. Vorsitzender diverser Stiftungsvorstände und Geschäftsführer von SCM Senioren Catering München GmbH. Zahlreiche Auszeichnungen u.a. der Bayerische Verdienstorden und das Verdienstkreuz 1. Klasse der Bundesrepublik Deutschland.

Weiß, Kathrin: M. Sc. und Ergotherapeutin. Promovendin an der Otto-von-Guericke-Universität Magdeburg. Ihr beruflicher Werdegang umfasst Tätigkeiten in der Neurologie, Pädiatrie, Geriatrie und als Dozentin in der Aus- und Fortbildung von Gesundheitsberufen. Weiß ist wissenschaftliche Mitarbeiterin an der Hochschule für angewandte Wissenschaft und Kunst (HAWK) Hildesheim/ Holzminden/Göttingen im Forschungsprojekt „SooBa-für Senior/inn/en on- und offline-Beratung arrangieren". Ihre Arbeitsschwerpunkte umfassen: Ältere Menschen, neue Medien, qualitative Forschung.

Windberger, Herta: Lehramtsstudium Geschichte/Sozialkunde und Mathematik an der Universität Salzburg (Abschluss des Diplomstudiums mit Magistra 1990). Einjährige Lehrtätigkeit im Rahmen des Unterrichtspraktikums (1993/94). Seit 1994 in verschiedenen Verwaltungs- und Organisationseinheiten des Rektorates an der Paris Lodron Universität Salzburg tätig, v.a. für den Bereich Lehre und Studium. Seit 2012 Leitung des Büros der SeniorInnen-Universität Uni 55-PLUS der Universität Salzburg.

Wolf, Robert: Krankenkassenbetriebswirt und Sozialversicherungsfachangestellter beim BKK Landesverband Bayern. Sein Arbeitsschwerpunkt liegt in der Bearbeitung versicherungsrechtlicher Angelegenheiten und der Klärung von Versicherungsverhältnissen. Er ist damit direkter Ansprechpartner für Versicherte. Wolf ist nebenamtlicher Dozent an den AOK-Fachschulen. Seine Fachthemen liegen im Leistungsbereich der BKK, Regress- und Erstattungsansprüche der Versicherungsnehmer, Finanzcontrolling, Organisationsentwicklung BKK, Internationales Consulting, DMP sowie Prävention und Selbsthilfe.